療癒身心靈，喚醒你本有的創造力、
直覺和內在力量（附24張圖例）

能量七密碼

THE ENERGY CODES

量子科學×能量醫學　國際知名專家
蘇．莫特醫師 Dr. Sue Morter——著
葉妍伶——譯

The 7-Step System to Awaken Your Spirit, Heal Your Body, and Live Your Best Life

免責聲明

本書含有作者的意見與想法，目的是針對書中所提到的主題提供有幫助且資訊豐富的素材。本書販售時很清楚作者和出版社不會參與醫療、健康或本書提到的個人專業服務。讀者在採納書中任何建議和推論之前，應該先諮詢專業醫護人員。

本書作者與出版社特別聲明不爲讀者直接或間接使用與運用本書內容所導致的責任、損失、風險負責。

書中部分人名和人物特徵已經過修改。

名家讚譽

「我終於找到了一本書，能闡述所有靈性書籍文獻中神祕的智慧與形而上的洞見，還化爲我們能實際運用的知識。蘇．莫特醫師所撰寫的《能量七密碼》提供了簡單到嚇死人卻又無比實用的說明，把所有的眞相轉化爲操作手冊，讓大家眞的可以隔夜就翻轉人生。靈性知識是一回事，靈性工具又是另一回事。對那些準備好、也願意建立新人生的人，工具都在這裡了。作者筆觸銳利，力量強大超凡。」——尼爾．唐納．沃許（Neale Donald Walsch），《與神對話》作者

「在人類健康與意識成長轉型的過程中，蘇．莫特醫師的《能量七密碼》建立了新的境界，透過跨學科的方式進行療癒。蘇．莫特醫師結合了瑜伽的運動藝術和刺激能量的吐納法、深奧的信念和開拓心胸的靜心法，帶領讀者進入最美好的療癒體驗——提升心智讓大家

發現眞實的自我與使命。」——詹姆士・雷德菲（James Redfield），《聖境預言書》作者

「蘇・莫特醫師是最振奮人心且眞實的醫療人員，她用眞正全人的醫療觀點，專注於身體裡互相連結且蓬勃有力的能量系統，包括靈魂的使命、靈魂的角色，還有利用運動的力量去徹底改變能量。每天看看《能量七密碼》的七大原則，獲得一份有效的處方，就能活得光彩、健康與和諧。」——琳恩・麥塔格特（Lynne McTaggart），《療癒場：探索意識、宇宙能量場與超自然現象》《念力的祕密：叫喚自己的內在力量》《八的力量：地表最強小型念力療癒場》等書作者

「《能量七密碼》提供了深入的洞見與強效又實用的技巧，出色地結合科學與靈性的世界，這兩個世界原本就交錯在一起，而本書讓讀者看到我們的實相與偉大。我強烈建議各位閱讀蘇・莫特醫師的傑作，她會在書中協助引導你活得更圓滿充實，表現你眞實的潛能。」——傑克・坎菲爾（Jack Canfield），《心靈雞湯》《成功法則》系列叢書共同作者與《從現況到目的地》作者

「優秀出色又平易近人，《能量七密碼》裡面裝滿了深入又強大的原則和實踐方式，好用又切身，可以轉變人生。蘇・莫特醫師不但特別開明也富有遠見，連結了天堂和人間，

並邀請我們充分地發揮創造者的角色。我非常推薦這本書。」——艾妮塔．穆札尼（Anita Moorjani），《死過一次才學會愛》作者

「在這本強大又精采的書中，蘇．莫特醫師在科學、靈性與個人眞實轉變的境界之間搭起橋梁。她多年的研究、調查和實踐會永遠改變你和你的人生。當你運用這些實用、有效並經過驗證的工具時，你就能療癒你的身、心和實相。我愛這本書！」——喬．迪斯本札醫師（Dr. Joe Dispenza），《啓動你的內在療癒力，創造自己的人生奇蹟》《未來預演》作者

「很簡單，蘇．莫特是行家。你若有榮幸成爲她的患者，或是在聽她授課的時候就會感受到她眞誠的心得，還有她整合了神聖的眞相並具體實踐。她在書中熟練地結合了靈性與科學，足以改變人生。蘇醫師將她多年的研究與經驗灌入這本力量強大的著作中，比任何人都能協助你轉變。你現在手中就握有一把強效的鑰匙，可以開啓眞正的轉變。請善用。」——麥可．柏納德．貝奎斯（Michael Bernard Beckwith），天堂之愛國際靈性中心（Agape International Spiritual Center）創辦人

「偶爾，會有這麼一本眞實、清晰、天才的書可以有效改變你的人生。《能量七密碼》就是這樣的書。這是使用者手冊，可以讓你更清楚你究竟是誰，並創造持續的幸福、健康與

奇蹟的人生。」——瑪西・許莫芙（Marci Shimoff），《快樂不必理由》《給女人的心靈雞湯》作者

「這本書會讓你知道爲什麼以熱情擁抱你的能量本質——有靈魂的自己——是這輩子最重要的事。非讀不可！」——珍妮特・布蕾・艾特伍德（Janet Bray Attwood），《熱情測試》（*The Passion Test*）作者

推薦序

療癒的奇蹟

吉兒·泰勒博士（Jill Bolte Taylor, PhD）

我時不時會碰到其他生命旅人，我們的經歷和信念竟能發出強烈的共鳴，讓我忍不住跳上跳下開口歌唱。我第一次見到蘇醫師時不只想唱歌，簡直快樂得想跳舞。不論是心智對人生的影響或生命的真義，我們的理解都非常相近，能與她對視相談，眞是其樂無窮。

二〇〇八年，我在TED演講，題目是〈你腦內的兩個世界〉（*My Stroke of Insight*）。這部影片在網路上迅速爆紅，引發數百萬人共鳴，不只是因爲我是經歷嚴重腦出血後又痊癒的哈佛腦科學家，更因爲我在這過程中從神經學的角度察知了科學與心靈的關聯。

微生物學之父路易·巴斯德（Louis Pasteur）說，機會是留給準備好的人。我就是那個對的人，擁有相符的學經歷，能從腦中風的經驗中獲得最多啓示。這麼說來，蘇醫師就是最適合從能量醫學、靜心、領悟和身心覺察的獨特體驗中凝聚智慧的人。

蘇醫師的父親是米爾頓·西奧多·莫特醫師（Dr. M. T. Morter Jr.），他是一位受人敬重的脊骨神經科醫師，生前不斷追求並提出尖端先進的見解，奠下生物能量學這門科學領域的基礎。他開發了生物能量同步療法（BioEnergetic Synchronization Technique, B.E.S.T）的專利技術來刺激身體的自然療癒力。對他來說，這份對生物能量訓練的追求既符合直覺，也具臨床實證。

蘇醫師耳濡目染，生物能量學早已成爲她的生活方式，是一種覺醒與深刻的知曉。蘇醫師既受過傳統脊骨神經科教育，又有數萬小時以上的臨床經驗，儼然成爲新興量子醫學領域裡的佼佼者。這是我的第一手觀察，因爲蘇醫師協助我重新平衡受傷的大腦而得以痊癒。經過數次療程後，我覺得我像是中風後十七年來第一次回到家。

我們的社會要求所有發展中的科學都必須接受現況的挑戰與測試，但傳統科學必須用科學方法執行，這表示測試結果應該呈線性發展且要能夠被複製。然而，無法以科學解釋的療癒奇蹟每天都在發生，因爲我們身處的世界並不依照線性規則運作。

活在這個時代很幸運，當前的神經科學家正運用創新的方法，協助我們去了解非線性醫療模式成功案例背後的生物機轉。

那場演講的最後，我告訴大家我中風之後努力復健，因爲我看到了不同的世界，那裡的人都很美麗、平和、慈善、友愛——他們知道自己每個當下都可以選擇要做什麼樣的人。蘇醫師就是這樣的人，她的人生使命就是要幫助大家成爲這樣的人。用我的話來說，平靜就在一念之間。當我們有意識地選擇讓整個大腦一起運作，就有能力體會深刻的內在平靜。蘇醫師將在以下的篇章介紹她的技巧，訓練你獲得內心的平靜。我永遠感激她爲全人類帶來這份禮物。

願你享受人生的旅程！

（本文作者爲哈佛腦神經科學家、「哈佛腦庫」代言人、暢銷書《奇蹟》作者，曾榮獲二〇〇八年《時代》雜誌全世界百大影響力人物）

Contents

名家讚譽　003

推薦序　療癒的奇蹟　吉兒・泰勒博士　007

前　言　解開能量七密碼，活出生命眞相　013

第1部　全新的觀察方式：量子翻轉

第一章　覺醒：從痛苦轉爲狂喜　028

第二章　你就是人生的創造者　061

第三章　隱形的你：生物能量基礎　092

第2部　全新的存在方式：能量七密碼

第四章　錨定密碼：讓靈魂回到體內　128
第五章　感受密碼：靈魂的語言　162
第六章　淨化密碼：潛意識的療癒力　195
第七章　心的密碼：人生的萬靈丹　228
第八章　吐納密碼：生命本身的力量　255
第九章　人體化學密碼：體現靈魂的煉金術　291
第十章　靈魂密碼：能量合一之所在　325

第3部　全新的生活方式：體現靈魂的人生

第十一章　量子翻轉，一天一次　360
第十二章　覺醒模式正面的人生：以充滿靈魂的方式生活　384

前言
解開能量七密碼，活出生命真相

我閉著眼睛坐在幽暗的宴會廳裡，身旁有數百名與會者一起靜心，這時我忽然發現自己輕飄飄浮在空中，被光環繞，熾熱到覺得自己像是一團光線織成的火球。我感受到自己綿綿無盡。我可以看到三百六十度環景的每個方向都有明亮的光線，比我在沙漠中見過最晴朗的天光還要明亮十倍。我不覺得自己有一副身體，卻覺得自己是一束清晰的光線。我的心靈之眼所見無限，我知道我就是那道光。我就是宇宙，我也是宇宙蘊含的萬物。這道燦爛的光輝包圍了一切，滲透了我的存在，這就是我。我可以看到地球在我下方，就像顆彈珠，我的每次呼吸都讓光化爲愛，流過我，進入地球。我的能量綿綿不絕，和萬物融爲一體。

沒錯，這個體驗顚覆了我的世界！

我的意識覺醒之旅

我從小就聽父母在餐桌上討論能量：一切都是能量，我們每個人都由能量構成。我父親是優秀的脊骨神經科醫師，他的研究廣受國際認同，他是脊骨神經領域的傳奇、「能量醫學」的先驅。我在他的影響下長大，總是希望待在他身邊，時時尋求他的認同與肯定。稍長些，我在父親的診所和他共事，也參加他主持的知名研討會。原本我只觀察父親的工作，後來變成一同打拚的夥伴。在我獲得脊骨神經科執照後，和他在一起度過了許多有意義的時光。我們打從心底想為人類付出，每當發現能幫助更多人的新能量療法，便十分雀躍興奮。

儘管我如此熟悉能量的概念，卻從不知道它是如此遼闊無邊。在這次親身經歷後，我所認知的真實改變了。當下，我就知道這才是真正的我：我就是這股智性的純粹能量——熾烈明亮、充滿活力。安詳平靜。永恆。超越時空。盈滿智慧。我的存在不容質疑，也不費力氣。我無所缺、無所求。我非常完整、完全。這是一個完美無瑕的狀態，我知道這就是我的家。它比任何真實更真確，我只想留在這裡。

這和我過去的人生經驗截然不同。我曾數度陷入痛苦折磨，即便在狀態最好時都像是要登上陡峭的山巔。一切都好費力。每一天，我都打從心底認為自己被送上了戰場。身為孩子的我為了要處理這種感受，變得很害羞、怯懦，每個轉角都會讓我相當害怕、沒有安全感。

我連續兩年夏天都在場邊旁觀壘球隊，因爲我很害怕上場會「做錯」；等我眞的上場揮棒時，我擊出了全壘打。我認爲這表示在踏出第一步之前應該要多觀察、學習，否則就可能會失敗。國高中時，我凡事打安全牌，所有的成就都高於預期，因爲我只做「對」的事，這樣我才會覺得很安全，並且獲得別人的認同，成爲大家眼中的「好人」。我參加啦啦隊和校隊，成績很好，在全國戲劇比賽中獲頒「最佳女演員」，還被票選爲全校「人氣王」與「未來最可能成功」的學生。儘管我如此努力，也獲得了那麼多肯定，卻始終害怕自己不夠好。事實上，大部分的日子裡，我都戰戰兢兢、如履薄冰。

到了三十多歲，因爲完美主義和過度付出，我自認是好醫師、好公民、好朋友，卻感到疲憊不堪。儘管我獲得了專業與財務上的成功，卻少了愛、喜悅、圓滿和眞實的自我感受。我的身體也嘗到了苦頭，尤其是每天嚴重的偏頭痛，讓我一起床就頭痛欲裂，幾乎沒辦法上班。我發現自己愈來愈納悶：**我的人生眞的就是這樣嗎？**

有一天，我的內在斷線了。雖然我的世界觀裡從來沒有上帝，但那時候我很絕望，願意捨棄舊有的做法，尋求協助。那個晚上，我離開房間走入陽台，抬頭望著天空，用逼問的口氣說：「你倒是給我說清楚啊，我怎麼會這麼茫然！」

就在我承認自己無法掌控人生的那一刻，出現了變化。我感覺自己更輕盈，人生開始好轉。一連串巧合接二連三出現——有人邀我去靜心營討論意識與啓發，有人介紹書籍給我，或教我怎麼以完全不同的方式來面對人生。我參加了這些靜心課，覺醒立刻改變了我對於眞實的觀點。不久後，我就在宴會廳有了那次深刻的體驗，讓我從此脫離委屈與掙扎，不再時時陷入痛苦與磨難。

我想你一定也經歷過不少掙扎與麻煩，身心俱疲到了臨界點，所以你能體會我的經歷。或許你曾心碎，找不到永恆的愛情；或許深受病痛、壓力、貧窮所苦，經常感到失望或絕望。受苦的方式太多了：自尊低落、憤怒、悲傷、怨恨、懊悔；無力放下過去，無法活在當下；愧疚、遺憾；無法創造出眞心熱愛的生活；或是源自焦慮、憂鬱、失落、虐待；又或是因爲我們失去了眞實的自我感受。

我很確定你曾經歷過這些感受，因爲我們都經歷過。這**就是**現代人的狀況……但其實，**不是這樣的！**事實上，人類正在演化，即將突破這個困境，我們正面臨轉捩點，人類的意識就要有所突破了。我們常自覺渺小、痛苦、不安全，但這種觀點並非唯一的選擇。我們內在還有另一個選擇——我們其實生來就具備另一個視角，可以透過全般意識活出我們眞實的偉大。

透過「能量七密碼」，我會教你如何有系統地切換到這個視角，帶給人生更多收穫。我會讓你看到更快樂、更成功的自己，此時此地就爲你所用——就像我那天在宴會廳裡體驗到的自己。我所認識的那個自己，每一寸都是眞實的我……也是眞實的你。因爲這不只是我的眞相，也是你的眞相，那就是眞實的我們。

最棒的是，我們不只能時時自發地在靜心時觀照這個眞相，還能伴隨每日的醒臥作息，放心而持續地**活出這個眞相**——能量七密碼就是我的承諾。能量七密碼不是要讓你學著怎麼偶爾出竅，雖然聽起來那可能很有趣，但能量七密碼的力量遠大於此。你會在練習的時候做出改變，進而讓你的世界裡每個面向都大幅提升進步。你將用能量七密碼讓所有問題全都消失。

很難相信嗎？聽起來奇妙到難以置信嗎？我保證這都是眞的。當你透過能量七密碼所得到的視角去生活，你的生命就變得有意義；不僅如此，你的人生也會變得圓滿。使命感與熱情就是你生活的燃料。你的健康會大幅改善；症狀消失了；你會覺得活力十足、生氣勃勃。你會擁有一套簡單又有效的工具來面對所有病痛。你會感覺頭腦清晰、正面積極、充滿力量，並能深刻連結自我與接下來的每一天。你的內在狀態會一直感覺到自我價值與給自己的愛。你可以活出完整的自己，而不是只讓理性、被制約的大腦帶著你過日子。你會根據最深沉的內在智慧做決定，而你隨時都可以汲取內在的智慧。你的所作所爲皆是精采的冒險，而你就是旅程中最主要的創造力量。你就是人生的創造者，有意識地實踐你眞心所愛的目標。人生很神奇，充滿奇蹟、驚喜與信任。

我很清楚，因爲我每天都在過這樣的生活，而且已經協助數千人學會這樣過生活。自從我二〇〇一年在宴會廳意識覺醒之後，便立刻體驗到不同。我忽然有能力解決生活中困擾已久的問題；事實上，我不再把問題當作是問題了。我可以輕易理解每一項挑戰都是要讓我覺醒、進化——臻於至善。我的人生變得更快樂、更健康，遠超過我過去的所有認知。我體驗到自然痊癒的奇蹟：偏頭痛消失；脊椎側彎打從出生就一直困擾著我，但我的脊椎在幾個月之內開始修正——現在完全沒問題了；接下來幾年內，像是兩次壓迫性骨折（兩條手臂各一次）還有嚴重扭傷腳踝，都能迅速康復，不需要靠傳統患肢固定的方式。我不再因爲完美主義而綁手綁腳，反而能和生命共同協作，打從心底感到輕鬆自在。我不再來去匆匆。我相信時機的變化。我不再覺得必須向每個人證明自己的能耐，反而發現單純存在的美好。成功不是我的目標，圓滿才是；但生活一圓滿，成功好像自然就會發生。

我不需要努力招攬生意，病患數就逐漸增加，疑難雜症的挑戰也消失了。患者痊癒後不斷推薦親朋好友前來。我不須外求，就有好員工找上門。州長辦公室邀請我加入印第安納州脊骨神經科醫師鑑定考試委員會，我也收到其他專業會議的演講邀請。我的生活自然輕鬆地不斷拓展。

這些正面改變讓我很興奮，也很想一次又一次回到那超凡出神的體驗。不僅如此，我想學習如何**安住**在那裡。我的任務就是學會怎麼進入那個領域——不只是爲了我自己，更是爲了讓其他人也能體會到眞實本質，並得到無窮無盡的收穫。接下來那幾年，我把我的生活變成行動實驗室，有了許多發現，並開始分享我的發現。沒多久，參與的人都開始看到驚人的成果。我知道我在進行一件大事，甚至是一場革命——事實上，對我來說，這就是在實踐人類的使命！

從人類出現在地球的那一天開始，我們就在尋找不同的方式來面對自己眞實、無盡的本質（也就是「**有靈魂的自己**」），並試圖穿越那渺小、受到限制、心懷恐懼並且被痛苦約束的自我（即我們的**自尊**，或稱爲**防禦性格**）。很多人一輩子都靠防禦性格過活。當我開始和其他人合作（早期的方法後來漸漸演變爲書中和大家分享的步驟），他們漸漸找到了自己的突破方式，我知道我走在對的路上，尋找鑰匙，釋放我們所有人的潛能。大家開始分享靜心的過程不只是放鬆身心，集中精神進入平和的狀態，而是會開始體驗到廣闊的眞相，透過內在之眼「看」這個世界，並且能汲取內心深處的智慧——儘管他們過去並不曉得自身蘊藏了如此的智慧。他們告訴我，他們不再執著於言詞爭論，而能夠用更高的視角看到新的解決方法，讓困境中的每個人都受惠。他們發現自己更能去愛、更慈悲，更願意原諒，身體與情緒也逐漸復原、痊癒。

我發現我們的本質時正在靜心，通常只有修爲高深的瑜伽大師才能進入這個領域，但我知道我們**都**應該要生活在那個層次——我們所有人**都**應該要能發現那個領域，只要我們知道怎麼找。

解構能量七密碼

幸好，我的超凡體驗在身心留下了不可磨滅的印象。當我回到宴會廳那天的身體裡，我還鉅細彌遺記得每一個細節、體內的所有感覺，我知道要再度體驗就是要重建當時我身體和意識的狀態：我集中精神的方式、緩慢而刻意的呼吸、強烈感覺到以核心為中心、奉獻的心情，還有一股親密、溫柔、關愛的感受，這全都是謎團的線索。我不斷回想並仔細檢視那個經驗中的每個小細節，試著去重建，觀察自己的意識能不能回到那個狀態。

接下來幾個晚上，我都花許多時間靜心，有時甚至徹夜靜心，白天則諮詢病患與客戶，落實我在超凡出神時學到的一切。每一次練習，不管有沒有進入同樣的意識狀態，我都詳細記錄身心的感受與變化，直到又能隨心所欲超凡出神為止。

一場又一場的研討會、一位接一位病患累積下來，我解構了能量七密碼，讓我和其他人都能運用我們眞正的本質。在這個過程中，一系列改變生命的法則和練習出現了。我把這套方法拆解成幾個步驟，去蕪存菁，留下最有效的方法，讓我們都能活出有靈魂的自己。而因爲這些步驟和察覺、定心與顯現體內的能量有關，我將這套練習稱爲「能量七密碼」。之後，我從研究中發現古老的典籍與現代科學都證實了我所發現的道理。能量七密碼很全面、完整，最棒的是，每個人都能輕易上手。

我們有覺醒的能力，可以體驗更高層次的自己，也有能力活出潛能，享受體能最佳的生活。事實上，我們人生的使命就是要做到這一點。**了解**、**體驗**並**活出**我們的神性（不只是在靜心的時候，而是在日常生活中），就能每天生活在人間天堂裡。

你需要的知識就在你手中，我已經用淺白的文字爲你在書中描述了能量七密碼的步驟。

這套系統改變了我和數萬人的生命，我很確定這套方法也能改變你的人生。

發現你的偉大

你會發現，我想和你分享的不在於我求學期間學會了如何診斷問題、解決問題，而是什麼**適合**你——什麼才是眞實的、對的。當我們的注意力放在病症或預防時，總是在想哪裡有問題、該怎麼處理。我要傳遞的訊息不一樣。你必須先理解你到底是誰，是由什麼所組成的。沒錯，這本書會讓你知道你能夠如何恢復身體、心智和情緒的健康，更棒的是，這本書也會讓你知道你要怎麼擁抱自身的美好，並了解到你根本一點問題也沒有，這才是最深奧的眞相。我希望你也能從很深刻的層次體驗到這一點，並學著表現出來，每天都能活出自己的偉大。

這比任何外在成就都來得重要，不管是贏得什麼獎盃、打破什麼紀錄、獲得更多財富、減重瘦身或職場升遷。這一項內在成就比一切更重要：**喚醒你的眞實本質**。聽起來或許很不可思議，但這項工作就在人類意識的最前線。能量七密碼確實很尖端！

然而能量七密碼並不是一門新知識，能量七密碼是聖經、古蘭經、猶太聖經、印度奧義書和許多古代典籍的基礎。全世界各地的文化數千年來都在追尋同樣的問題，我們總會在人生某個階段開始想探究我們是誰、為什麼會來到這裡。

能量療法也可追溯到人類最古老的紀錄。古代埃及象形符號就描述了利用能量來調理身體或治療疾病。古代的基督徒把「雙手貼在身體上」創造出奇蹟般的療效。早在五千多年前，古印度將人類的潛能與發展記錄成文，稱為《吠陀》，其中便記載了體內流動的能量，以及提高振動的頻率可以加速康復，並且喚醒更高層次的意識。這些行為不是想像出來的「魔法」，事實上，這些文獻都奠基於**「我們都是能量體」**的眞相。

現在，科學研究證實了古代醫者早已明白的道理。科學證實了人類能量場的存在，這個能量場就和我們的身體髮膚一樣眞實、敏感，而且會劇烈影響我們的物理現實。例如，我們發現了ＤＮＡ其實是透過能量場接受指令去行動。在史丹佛大學醫學院教授布魯斯．立普頓（Dr. Bruce Lipton）的研究中，我們也發現了**細胞壁表面**傳來的刺激會啓動基因，造成生物有機體的變化，但過去大家都以爲啓動基因密碼的是細胞核。這表示細胞環境傳來的訊息（包括我們的思想和情緒狀態），都會在細胞表面產生能量流動，決定了這個細胞接下來要做什麼。這項發現貢獻卓越，開啓了一門新的學科：表觀遺傳學。這表示比起基因遺傳，環境對人們的健康安樂更爲重要。這個環境就是由我們每個人思想與行爲的能量所構成，思想和行爲會產生化學分子並造成化學分子移動，進而啓動ＤＮＡ與細胞功能；換句話說，我們所想、所做的事會影響我們的能量，我們可以創造療癒的可能！

看到這些新突破，儲存與維護能量流的重要性就更顯而易見了。如果我們想要掌握眞正的潛能，就必須打造大腦與身體中的迴路，才能有意識地以能量體的形態生活。當我們這麼做，就能全面療癒自己，並像大師那樣創造出偉大的人生體驗。

我不需要科學來告訴我這是眞的；不過，因爲我從小在重視科學的家庭長大，如果有一件事能獲得科學支持，那我心中被制約的科學家就會很高興能有這些科學證據來驗證我的經驗。科學實證可以幫我的大腦追上我的心、我的直覺和與生俱來的深奧智慧。

幸好，現在科學很進步，可以縮短距離，讓可見的物質世界愈來愈接近不可見的直覺、意象與心靈世界。這麼一來，每個人都有機會可以在通曉道理之前就先體驗並信任這個道理！

眼前的問題是：我們要花多少時間才願意把追求自己的眞實本質當作人生要務，並開始追尋？我們什麼時候才會明白，其實透曉生命的眞實本質並以本質生活才是人生中最重要的事？答案往往是我們要在痛到無法承受以後才會開始尋找方法，探尋人生是不是還有更多意義。但我想問，何不現在就開始活出最眞實的自己？爲何要等待？現在就開始的話，你接下來的日子都能歡慶你這輩子最高的成就了。本書會引領你一步一步完成這個目標。

書裡寫了什麼？

在第一部〈全新的觀察方式：量子翻轉〉中，你會建立起基礎，就能成功地從現在被恐懼所限制的生活方式，轉變爲眞正的自己，活出完整、充滿創意、不受限制的自己。這個部分會打下根基，讓你能和自己互動，也能和外在世界互動，這樣你就能運用無窮的潛力，創造出眞正想要的生活。了解第一部的內容之後，你就準備好要邁向有靈魂的自己、展開第二部的學習。

在第二部〈全新的存在方式：能量七密碼〉中，你將學會七個能量密碼，開啓你內在需要的電路，活出有靈魂的自己。能量七密碼是一套完整的系統，可以修復不平衡的狀況，喚醒你眞實的偉大，最重要的是，讓你過上神奇的生活。簡單直白來說，這七個密碼會讓你知道如何體現眞實的你，創造出你眞正熱愛的人生。

以能量作爲醫療方式，你可能是第一次探索，或者已經很熟悉這個領域。不管你是哪一類型的讀者，能量七密碼的革命性方法會提供獨特的洞見和程序，不只改變你的人生，也會影響你周遭的每個人。

在第三部〈全新的生活方式：心想事成〉中，我們會討論要如何將能量七密碼整合到日常生活當中，也會讓你知道這個嶄新的生活方式最終將如何放大你的存在感，以及你對這個世界的貢獻。

本書是一套強大的轉化工具，理論來自量子物理、神經生物學與能量療法，我費了很多工夫才讓這套方法可供讀者自行操作運用。從見證的結果看來，你可以是完全嶄新的自己（更健康、更快樂、擁有更多能力），只要幾個月，甚至幾週，就能從現在開始感受變化——只要你應用在書中學到的知識！不管你用哪種方式生活，日子都會過去，所以我要邀請你眞正擁抱這項功課——我保證未來的你會很感激現在這個決定。

準備好要開始了嗎？很好，來吧！

作者網站資源說明

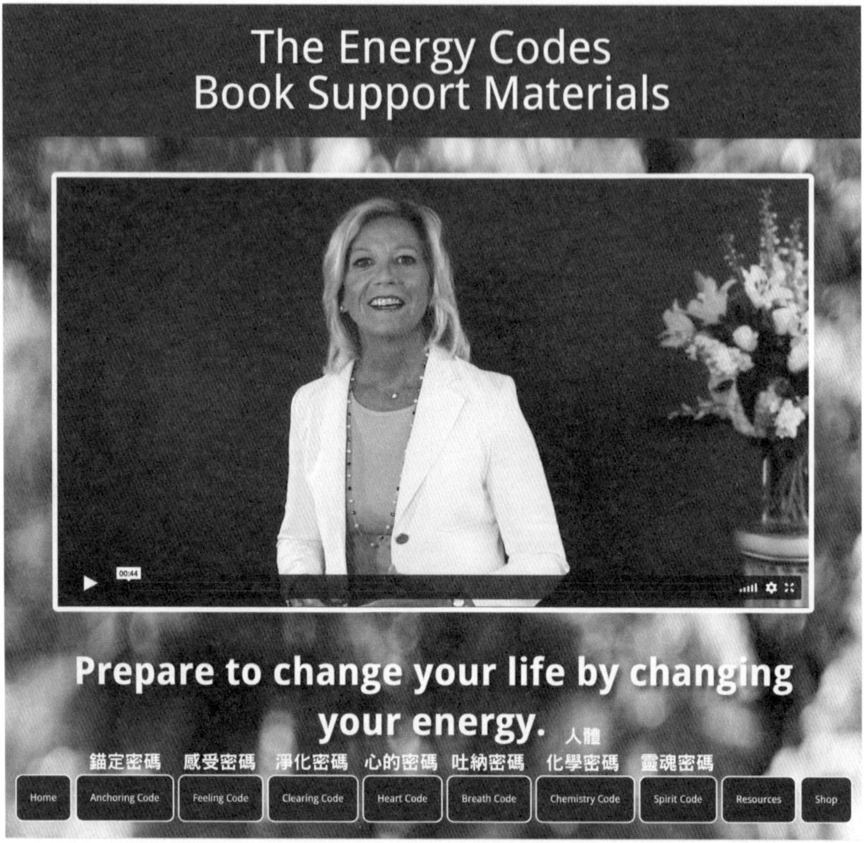

作者在官網提供了豐富的資源可供參考。進入網站頁面https://drsuemorter.com/encrgycodesbook/ 點選各密碼的按鈕，就能在該密碼頁面上看到相關的練習影片與瑜伽動作示範。

第1部

全新的觀察方式：量子翻轉

第一章

覺醒：從痛苦轉為狂喜

「一切都是能量……包括這張講桌。」我經常在演講時這麼說，然後用筆敲敲木質的桌面。當這兩樣固體相碰發出聲響，我可以看到有些觀眾的腦筋通了。

我的演講裡最重要（同時對許多與會者來說最驚人）的訊息，就是在身體這個具象有形的形態之下，人類都是純粹的、智性的、有意識的能量——就跟宇宙萬物一樣。

我們通常不覺得腳底踏的地板、使用的設備或是我們遇見的人都由能量構成，但其實這一切都是能量。更重要的是：**我們**每個人都是能量。人類五感所察覺到的物質世界其實就是能量經過壓縮後，變得密集到讓我們得以觸碰。我們把壓縮過的能量稱爲**物質**，但實際上這就和光波、聲波、腦波或其他種能量一樣。

能量七密碼改變了我的人生

我父親是能量醫學界的先鋒，當他的女兒就表示我從小聽到、也看到很多事情，能證實我們的本質就是能量。我的父親莫特醫師在長遠的職業生涯中擔任過兩所脊骨神經學院的院長，他也是研究員與教育家，和全世界數十萬名病患與醫療人員攜手，永遠走在醫學突破的最前線。儘管我接收到的資訊已經相當震撼了，我和父親共事多年期間的所見所聞還是沒辦法讓我做足準備，見識到身爲**能量體**究竟是什麼意思，又有什麼意涵。直到我深刻體驗到，原來我就是能量，我才以最深切的方式了解到我究竟是誰、我究竟是什麼——進而發現我們**所有人眞正的本質**。

我們都是**能量**。我們的身軀、心智、想法，都是能量。我們的血肉和骨骼也是能量。我們是純粹由能量組成的立體生物，而對這個眞相了解的程度，決定了我們是生活在痛苦中，還是狂喜中。

在我覺醒之後，我發現父親的研究中並沒有提到我們究竟是誰、到底是什麼。學習從純粹意識的層次去宰控自己，並從不可見的「靈性」能量層次由內而外來探索人生，對我來說很新鮮，因此我向古代東方傳統與修習過內功的大師請益，尋找答案。最後，我離開了家族企業，走上自己的道路，傳授我所實踐與體驗的深奧眞相。我以爲父親能夠理解。他說他懂，畢竟，他剛開始從事醫護工作時也做過一樣的事，他也從家族中開拓出新路。我離開家的時候他很失望，而且我有些決定得不到他的認同，但整體來說，我們兩人就像是硬幣的兩面，都在治癒世界各地的人，並帶給眾人力量。

父親往生那年，我五十一歲。他離開人世時，我在他身邊握著他的手。我不希望他離開，他是我的偶像、我的英雄、我的導師。他所開發出來的基本技巧，我每天都還持續在運用。我們共享了那麼多東西，就算當時我倆已經不再並肩工作。我簡直無法想像沒有他的人生。

父親過世前對我說：「我打從心底愛妳。」

我輕聲對他說：「爸，我也愛你。」

他去世之後過了兩週，我在科羅拉多主持一場三天的女性營隊。還有二十分鐘就要上台，展開營隊的第一堂課，這時我收到了哥哥泰德寄來的電子郵件，內容很簡單，「這是爸的遺囑。」我母親多年前就過世了，所以他們夫妻的遺產要怎麼分配都寫在我父親的遺囑中。

我讀完後倒抽了一口氣。我父母的房子出售後所得會按比例讓我繼承一部分，而其他所有地產都只給我的兩個哥哥。

他不愛我了嗎？我納悶著。**我做錯了什麼，爲什麼會被他排除在外？**我摸索著身旁的椅子撐住自己，淚水盈眶。好幾分鐘過去了，我只能坐在那裡搖頭。**怎麼會這樣？**我覺得天崩地裂。等一下我要怎麼上台講課？

我並不需要、也不想要這筆錢或這些物質的東西，不過無法得到我母親的茶具和畫作確實打擊很大。那不是重點，重點是父親在遺囑裡將我排除在外，我無法想像比這更決絕的行爲了。我們一起工作、一起發現、一起成就。我的青春都用來爭取他的認同和注意，後來我還花了很多年，不遠千里替他授課，有時還必須放下自己的工作。此時，我覺得他撤回了所有的支持，不再認同我這個人和我所做的一切。那股痛苦很深刻，簡直無法承受。

「蘇醫師，準備好了嗎？」有個聲音把我拉回房間，提醒我即將要上台。**我現在怎麼能替其他人上課**？我又問自己。然後我想起了我的工作，還有我傳授的眞理。我得振作——恢復我的思緒、情緒，還有最重要的能量。我得重新整合自己「粉碎四散」的能量，才能感到完整，得以繼續我在這世上的使命。我立刻運用過去十五年來的發現，把我教導別人的道理應用在自己身上。

我用了「能量七密碼」。

首先，我的身體靜了下來，安全感與平和感洗滌我全身上下。我的思緒也靜了下來，穩穩降落在踏實的自我意識上，就像一團溫暖的光球在我體內愈來愈大、愈來愈亮。霎時間，我知道自己沒有被這意外的轉折傷害。一切都會好起來。我從經驗中知道幾分鐘前似乎毀天滅地的事，未來會在更廣闊、更完整的脈絡中幫助我。

最主要的是，我又能感受到父親愛我的眞相了。我可以看得出來，最終，這份遺囑的安排不是一種背叛。我可以把他的安排當成是愛的禮物，會在最完美的時間讓我知道裡面包了什麼。

新的視角接手之後，我臉上綻放了笑容。我從內心深處感受到力量和能量。我等不及要上台，一年之內我有超過兩百五十天都在做這件事：將我們令人讚嘆的發現分享給大家，讓更多人知道**自己究竟是誰**，並且在有意識地透過這種觀點來生活之後，我們如何能奇蹟地轉變生命的每個面向。

那一週隨著日子過去，我持續運用能量七密碼，保持冷靜、關愛，體驗每一個當下。接下來那幾週和那幾個月，只要浮現關於我父親遺囑的負面想法或情緒，我就會再度使用能量七密碼，不只是處理負面的想法和情緒，更從中獲益。我更能諒解身涉其中的每一個人，最終理解這個安排背後更深遠的意義（我會在後面的篇章和大家分享）。

此時，我必須說，如果這件事發生在我年輕一點的時候（在我靈性突破之前，或發展出能量七密碼之前），結果會非常非常不同。我會把父親的選擇理解成「我哪裡有問題？」或是「我做錯了什麼？」，然後陷入質疑自我的漩渦裡。我可能會覺得很憤怒、很受傷，或許因此遠離家人，可能還會毀了我們之間的關係。因爲我的職業和父親緊密相連，我或許還會拋下畢生的職志。我很確定那對我來說會是一條痛苦又委屈的道路。

我怎麼知道？因爲任何人在還沒有體驗到生命本質之前，當我們碰到難關，就會覺得自己不夠好，似乎自己有什麼缺陷、錯誤、問題。若不知道其實我們很完美、完整、完全，若不認識「有靈魂的自己」，我們就只能走「我不夠好」的舊套路，不曉得還有其他選擇。

人類的問題並不在於不完美、有缺陷或有問題，我們的問題在於**相信**自己不完美、有缺陷或有問題。這個根深柢固的誤解形成了所有問題的基礎，導致我們無法發揮全力、深感痛苦。這項誤解會把禮物變成負擔，把愛變成得不到回報的需求，把難關變成畢生的折磨。

幸好，我們不必再繼續活在這種誤解中。我們不必一直告訴自己我們是誰，還有生命中有哪些是「眞的」。我們可以找回自己的偉大，實現自己的偉大，並且接納自己就是強大的能量體，然後從這裡開創新局。

只要我們記得我們都是**能量體**，能量就是一切的關鍵。

活在痛苦或狂喜中

我在靜心過程中不由自主轉化爲「光束」，這個體驗讓我看到了眞相：我的本質就是能量體，我再也無法忽視或否定這個眞相。當我化成明亮的光束漂浮在空中，我進入了另一個實相。我覺醒後用不同的方式觀察人生，也看到了我自己在裡面。感覺就好像我在潛水，從面罩後面觀察一切，我知道當下所體驗的水下世界比岸上的生活更眞實、更眞切。那感覺就像是我已經在那裡待了一輩子，永遠都不會離開。我在那裡感覺就像回到家一樣，比我過去的任何一個「家」都更自在。我這輩子大部分時間都覺得很害怕，但那時候，我不但不害怕，還忽然覺得自己非常的**完整**。我不需要去哪裡，不需要做什麼，我就能絕對地存在，與萬物合一。

這種全面包圍我的完整感受，和我以往體驗到的自己截然不同。我在父親的研討會中和他合作時，確實找到了使命與意義，卻一直深受偏頭痛與疲倦感所苦，連續多年都需要在午休時小睡。我隨時做好準備，去預防衝突、修補問題，並且滿足每一個人。人際關係通常需要費心經營，但我總是能「讓一切順利」，即便這表示有的時候我必須違心。從脊骨神經科學院畢業之後，我成立了自己的診所，在外獲得了成功，內心卻少了眞正的滿足與深刻的喜悅。簡單來說，我很委屈。不是因爲我做錯了什麼，而是因爲我沒有順從自己眞實的本質去生活。

當我們受委屈，並不是因爲我們有缺陷或是不值得過好日子，而是因爲我們想要解決問題、減輕痛苦、克服挑戰，卻用當初產生這些痛苦、挑戰與問題的方式來處理。這些問題是怎麼來的呢？都是因爲我們的思維和防禦性格。

防禦性格的痛苦視角

在認知到自己是能量或靈魂之前，我們都相信每個人就是一具身體，有自己的想法。光是這個**對於身分的誤解**就導致了許多說不出的委屈，這是生命中所有問題的核心。

爲什麼？因爲這個觀點讓我們看不到自己眞實的本質，會覺得少了什麼，所以我們認知到自己**有**缺失、有問題、有錯誤，然後我們會把所有的時間和精力都用來彌補那個不足的感覺，我成長的過程和剛執業那幾年就是這樣。壓力、失能、疾病都是這種誤解的副產品。我們覺得少了什麼，就會努力去證明自己是對的或是我們值得過好日子；我們會想要去彌補錯誤。我們如果還不曉得自己就是能量，就無法感覺到自己生來就圓滿、幸福。爲了在人生航行時獲得方向感，大腦就開始編故事，敘述著我們哪裡**有**缺失、有問題、有錯誤。

這些想法和主張就會在能量的層次影響我們（因爲我們**就是**能量）。思考的力量會影響我們的實相，這些內心劇場也一樣。當大腦看不到其實我們和宇宙交織在一起，萬物原本就都合而爲一，就會開始寫故事，說我們多麼孤單、孤立，我們看到的自己都孤單無依。因此我們感覺很孤立，覺得不安全。我們以爲自己需要被保護才能存在於這個世界，便隨時提防威脅，掃描著外在世界，看看有哪些地方還沒有得到接納、認同，還沒有獲得足夠的愛——我們以爲要這樣才能夠安身立命。我們沒有從自身的欲望出發，積極追求我們所愛的人生，而是一直在想辦法求生。

這個奠基在恐懼之上、以求生爲中心的個性，往往被稱爲自尊或錯誤的自我意識，但我稱之爲防禦性格。不管你叫它什麼，這種防備心強烈的人生觀會限制我們，導致我們不願嘗試，因爲「安全」最重要。這讓我們的人際關係都有條件，讓我們失衡，不時產生壓力，最後大幅消耗我們的體力、心力和情緒。

除此之外，防禦性格參與了一場沒有勝算的戰爭，因爲它以爲問題就在**我們**身上，整場戰爭都是基於這個毀滅性的信念。儘管我們都有方法來處理這種心態，甚至還能扭轉這個觀念，但所有人都無法脫離這痛苦的視角，因爲人類就是這個樣子……可是，實情並非如此！

所幸，能量七密碼最深刻的作用就是整合防禦性格與我們眞實的本質——有靈魂的自己；整合之後就能提供幾乎無限潛能，可以療癒生活的每個面向。我們在改寫規則、扭轉局勢，揚棄只能靠防禦性格過活的舊觀念。我們要進化成全新的人種，用更完整的方式去活、去愛、去存在。

人間天堂：進化爲有靈魂的自己

當我們把自己視爲純粹、偉大的能量體，旅程就會自動展開，讓我們體驗圓滿的人生。就是那麼簡單。

原本我們的大腦創造了許多以恐懼爲基礎的故事，在我們知道自己就是能量體之後，就能跳脫這些恐懼劇場來生活，我們都有選擇，可以用**另一種**方式生活——發自我們的本質，活出有靈魂的自己，用這個視角看世界。我們不再專注於外在事物，不斷觀察周遭環境有沒有任何危險或威脅；我們將注意力轉向內，注意內在或周遭的能量，**讓這股能量顯示一切的**

眞僞。當我們這麼做，人生就能順風順水，愛與拓展的機會將自然流露，我們只需要挺身而出、大聲說好，讓機會迎面而來。我們充滿愛，也充滿力量。我們會知道自己與萬物合一，也能感受到自己與萬物合一，不再空虛。壓力和煩惱不復存在，因爲我們知道，生命中的一切遭遇最終都是爲了讓我們更幸福、更宏觀，不須懷疑。

我所描述的這個平和安詳、神奇奧妙的狀態來自親身經歷。我喚醒有靈魂的自己、展開生命旅程，就是在我決定隨遇而安、順勢而爲之後，一旦覺醒就再也回不去了。我感覺身體在發光；我的大腦只想要沉醉在那個狀態裡，不想去分析；我獲得了全新的視角，看到了我們眞實的本質與身分。儘管我當時還沒整合我的體驗（事實上，我本來覺得有點暈頭轉向，還被帶到附近的房間躺下來休息），我知道我所認知的眞相從此改變。後來證實了我的觀察是對的，在那次體驗之後，我的生活出現了許多精采的發展，一點也不誇張！

那晚我回到家後，進入了狂喜的狀態，完全不想離開。接下來那幾天，當我的頭離開枕頭時，會覺得自己似乎忽然回神，有一種直升機就在我頭頂盤旋、準備起飛的感覺。就好像我接收了超高頻率的能量，我的身體和心智都搞不清楚狀況。然後，當我躺下來或開始靜心時，就會立刻沉浸在難以想像的超凡境界。我的腦海中出現斑斕絢麗的各種色彩、形狀，不同的次元也在我腦海中開啓——那是我見過最美麗的景象。接下來許多藤蔓花樣同時綻放，讓我接收到許多訊息，看到不同的眞相。一切都如此宏大、明亮、純潔！我在狂喜中，那就是梵文和瑜伽修行者所說的「三昧」境界，我一點也不想離開！

連續好幾天，我躺在床上，單純體驗著自己成爲一股純粹的、天堂般的能量。我的防禦性格開始和有靈魂的自己結合，我感受到腦中和心中的自由，感受到身體鬆弛下來，深沉又美好。我花了很多時間體驗這奇妙的感受，因爲認知到我們都是宇宙中的存在而敬畏不已。這個過程並不只是一瞬間。這難以捉摸的能量展開過程只是第一步，接下來我才逐漸理解到身爲能量體，活出有靈魂的自己**是什麼意思**。

過了大約一週，我已經整合了足夠的超高頻能量，可以自然地站坐行走。即便如此，臥室以外的世界感覺好喧囂。我變得異常敏感，能夠注意到日常生活中的任何細微聲響，像是背景裡的廣播和電視，還有迅速移動的人事物——匆匆經過我身邊的行人、急駛而過的車輛，甚至是餐廳裡團團轉的服務生。剛開始，我的身體很輕盈，幾乎察覺不到。後來，隨著時間過去，我開始能有意識地更持續定心於體內，產生了一股不可思議的力量。

即便如此，回到原本的日常生活還是一大挑戰。我覺得自己在「兩個世界中來回」，不知道如何正常運作。我再也沒辦法看著對方的臉、辨識他們的肢體語言、信任他們所說的話了。我開始看到他們在表象**之下**所展現的能量。有些訊息自動在我面前透露，感覺更眞實、更正確。我的注意力被拉到實相的另一個層次，過去我完全無法察覺，就算是幼年較敏銳時也沒有這種觀察力。

☼ 我的選擇：接受內在的認知與導引

我大約六歲的時候，有天在河床上玩，陽光照耀著小溪水面上的陣陣漣漪。蝌蚪在淺水區嬉戲，夏日的空氣完美靜謐。我看著我的手在水面上，周圍有淡淡金光，朝四面八方散發。我在那個年紀時，經常可以看到每個人身上不同顏色的能量氣場——例如，我爸爸在治療病患或教學時會散發能量，我媽媽在畫畫時也會，還有學校操場上的其他小朋友。我以爲這很正常，大家都看得到。

然而好幾次當我提到我所見的氣場，聽其他人說他們沒看過這景象，得到很痛苦的經驗之後，我開始害怕別人覺得我很奇怪，並且否定我；到了八歲左右，我乾脆關閉了我的能力。可是，在我二、三十歲時，我又憶起了那美好的經驗，很嚮往能重新再見到人們的氣場，但我已經辦不到了。我懷疑這一切是不是我「編」的，就像很多小朋友都會捏造故事一樣。

當我進入能量場之後，我不但又能像小時候一樣**看**到衆人的能量，還可以**感覺**到。這一直都是眞的，只是我說服了自己，所以我才看不到！

我又再度發現自己能察覺別人察覺不到的現象，也再次因爲這項能力感到不安，特別是因爲我常常沒辦法解釋我看到了什麼、感覺到了什麼。我把我看到或察覺到的訊息拿來問病患，他們卻不承認我提出的現象。他們的能量模式顯示出難受的情緒，像是悲傷、恐懼或憤怒，在我看來很明顯，可是他們都說「我很好」「我沒事」。

只是這回我不再隱藏我的觀察了，我會堅持到底。然後我發現病患本來不曉得我在說什麼，卻在複診時說我的觀察才是對的，只是他們一直沒發現。例如瑟西兒來就診時，我發現她的能量很弱，便問起她的狀況，當時她說她的感情很順利，後來回到診間卻說她一直在否認，其實她和先生之間有很嚴重的問題。當我發現布萊恩周邊的能量正在消失，他也說他沒事，不介意因爲工作必須出差，後來卻說他發現自己該換工作了。這種情況多不勝數，很多人會回頭告訴我，他們不曉得自己的心結，但在門診結束後「燈就亮了」。

我可以觀察並感覺到一個人能量場的擾動，而那個人甚至都還沒察覺。我經常因爲觀察到缺損的能量場而開口關心病患，點醒他們，這才發現了潛藏的問題，像是幼年遭受性侵的創傷或不健康的行爲模式。只要病患的意識點亮了，照亮更大的格局，就能解決這些問題。我注意到我的洞察紛紛得到證實，就像是別人的意識只能察覺到表象，在那之下還有一層細微的眞相，需要時間和細心，那層眞相才會更明顯。

其他改變有點難處理，像是我愈來愈能感知自己的能量場。有時當我在和別人說話，我會感覺到並看到自己身邊的能量場，接著忽然感覺到我的能量覆蓋了其他人的能量，但其實我們之間還有點距離。我會不由自主往後退，這樣我的能量才不會太強勢，但那些人就會往前進，縮短我們的距離。這讓人很苦惱！感覺就好像我們在彼此的能量場「裡面」，因爲我們的能量完全疊在一起。我會一直往後退，然後他們一直靠過來，最後我們就在會議室裡或人行道上前後「舞動」（後來我發現能量場本來就會重疊，除非神經系統發展出敏銳的感受〔或稱為「迴路」〕來察覺，否則我們不會發現，大部分人都覺得人和人之間的空隙「沒有什麼」。但能量場其實就是社會最基礎的建構方式，讓我們彼此相連）。

這種全新的存在方式剛開始會有點尷尬，我和世界的每一次互動都在說**「我回來了」**。**眞實的我**回來了。我小時候雖然經歷過很特別、很神祕的時刻，但現在的我感覺更自在、更沉著。我不分日夜、不需理由就能感受到喜悅、溫暖、閒適。我呼吸的方式不一樣了，比以往更深沉。我知道一切都很好，過去工作或人生所經歷的痛苦都會變得不同——好像有些「答案」已經呼之欲出。

同時我也知道這個全新的、放大的、**眞實的**自我必須學著如何在持續面對的矛盾衝突中找到方向——怎麼做出「理性」的決策，又同時順從內心所知，不只是為了我自己，更是為了讓我能夠當個好醫生、好朋友和許多社群領袖的好閨密。舉例來說，很多時候我看得出有些大型都會區社群的領袖有操守問題，這項情報能讓我做出最好的決策而不致為難，也不會讓我覺得自己是叛徒。有時我和別人說話時，可以清楚看到他們挖洞給自己跳，只是為了保護或防守那個「比較狹隘」的自己，好像他們潛意識中很堅持要用那個虛假的身分生活，靠小題大作和悲情痛苦地活下去。

簡單來說，我現在所能看見的眞相——我們其實都是完整而強大的能量體——不一定符合別人對自己的觀察，或他們生活的方式。我發現自己站在交叉路口上選擇：我該順著眞相走嗎？要生活在狂喜中，還是回到自欺欺人、否認眞相的痛苦生活裡？我在人生中所累積的一切，我的友誼、事業、感情好像都會成爲賭注，但我可以清楚看出這個新的眞相比一切都還重要。這是我的眞相，我決定要走下去。

漸漸地，我順著內心浮現的能量訊息，選擇了狂喜——有時我的選擇超越了邏輯或別人眼中的眞實。有些顧問強烈建議我在臨床醫療過程中納入特定的儀器或手法，或是宣稱那是「醫療科技的最新突破」，但如果我覺得這項建議不太對勁，就能輕鬆選擇說「不了，謝謝」，然後過了幾個月或幾年，就有報導證實那項儀器並沒有宣稱的效果。有些會議看起來好像是很棒的機會，可是如果能量流沒有鼓勵我，我就會婉拒這類邀請，隨後會發現參與那個商業行爲或機會的人有操守問題，儘管有時可能要等好幾年才會水落石出。

恩典引導著我的人生，讓我覺得備受保佑。有時我只是特別注意到一個特定的方向，接下來（通常是幾個小時或幾天之內）就會有個很棒的機會邀請我去那個地方（參加紀錄片錄影或在重要的會議演講），而我根本完全不需要費力去安排。還有數不清有多少次，當我想和一個很久沒聯絡的人搭上線，我會打電話或傳簡訊給對方，然後馬上就收到對方回訊那天正好有個問題要問我，或是想跟我分享看法，然後我就出現了！

我的生活變得很奇妙，用輕鬆不費力又充滿喜樂的方式自然開展，過去那種讓我癱瘓的不安全感、內在衝突和自我質疑都消失了。我終於能站在高點，接收決策的頻率，不需要想太多。我只是順從看見的能量，感受到起心動念，當下我就知道自己眞正的選擇是什麼；然後，奇蹟般地，這些瞬時動的念永遠都是對的。各種事件的發展都證明了我的直覺比我受過教育且重視邏輯判斷的大腦還會做選擇。不管是成立新公司、辦公室搬遷或釋放掉和我理念不合的合作關係，這些決定現在都變得很簡單，都來自我內心深處。流過我身體的能量成了我的指南針，隨著時間過去，我不再需要外在意見來認可我的決定了。

用這種絕對的內在認知與導引來過生活，給我的不只是自由解放而已。我不再努力奔走、協調安排，違背我的意志去調整生活，我讓生活來帶領我——一條正確的道路就自然出現，在我面前展開了。有一股更高深的智慧超越了我受過教育但受到制約的大腦。

當我順應內在逐漸明朗的眞相，人生的新方向於焉展開。我感覺到有一股力量帶領我去開設更多能量療癒課程。我在自己的診所候診室開課，這些課馬上就額滿，學員多到只能站著上課。我也定期開設靜心課，和病患與學員分享自己在靜心過程中的體驗。

能量解碼

有天晚上在靜心的狀態中，我發現一道能量直接從我的脊椎中央，環繞在我的下骨盆。這時候，我的大腦中心「亮了起來」，讓我全然感受當下，有一種通曉一切的感覺席捲全身。接下來的那堂課，我引導所有學員進行類似的過程。當他們依照我的順序靜心時，我觀察他們的能量場如何回應。我看得出來我的分享協助了很多人喚醒自己調整或掌握能量場的能力，在生活中創造出更多改變。接下來的那堂課，他們紛紛說起兩堂課之間有哪些新進展。

一週又一週、一個月又一個月之後，他們都經歷了眞正的轉變。例如邦妮終於在優柔寡斷許久之後，發現她其實可以辭掉工作。妮可在修習多年後有了突破，終於進入深沉放鬆的靜心狀態。寇特妮終於能在靜心時放下防備，讓能量流過全身，終結了持續二十年的偏頭痛。能有這些成果，都是因爲他們持續練習用特定的模式吐納、放鬆大腦並透過引導來靜心。我持續觀察、做筆記並開始解碼。清楚的原則和做法逐漸浮現，最終成就了你在本書裡將學會的能量七密碼。

我還受邀到附近的醫院談我在診所裡分享和傳授的能量醫學工具，當時主流醫療根本還沒辦法接受這種主題。這些演講活動的迴響很熱烈，因此我收到愈來愈多邀請，規模愈來愈大。這一切都發生得很快，而且毫不費力，全都是因爲我隨遇而安，對可見的能量大聲說好，讓這股能量與生俱來的智慧從我內在散發出來。我確實看到能量從一種處境流向另一種處境。

現在的我把所有處境都看成是宇宙的波動，在推著我朝偉大的自己前進。我把存在已久、毫無幫助的人脈化成了動力，並且在傷痛中找到愛的存在，甚至化解了原本疏離的關係。除了徹底治癒偏頭痛和脊椎側彎的問題，我還覺得自己比二十年前更年輕。我現在不但相信奇蹟，還經常看見奇蹟。既然我現在知道這些奇蹟的源頭在哪裡，也知道要怎麼進入源頭，我就能經常協助別人在生命中體驗奇蹟。

我們確實可以過著這種充滿恩典的生活，這其實是每個人與生俱來的權利。我們每個人和我們的生命其實原本就是**這樣設計**的。因此，既然這可以發生在我身上，也必定能發生在你身上。

事實是，醒悟到個人身分的變化（從原本依賴防禦性格求生到活出有靈魂的自己），**就是人生的終極目標**。當靈魂接觸意識，人類醒悟到眞相，我們就會明白平靜的眞義。這就是我們存在的意義——發現我們有靈魂、身為能量的本質，並且**以眞實的本質**在具象有形的軀體中**生活**。我們要來喚醒人性中的神性，感受人間天堂，活在萬物合一的空間裡。

我們此時此刻就能獲得這一切。要怎麼做？因爲事實上我們**已經是**有靈魂的自己了，我們可以自發地在十億分之一秒內體驗眞相，就像我那天的靜心過程一樣。眞相就在這裡，等待我們去發掘。我們並不需要到特別的地方做特別的事才能成爲有靈魂的自己。沒有證照，不需要跳火圈，只是……我們不曉得。我們不曉得自己眞實的本質，才會陷入防禦性格的狀態。

我將透過能量七密碼教你如何發現你很完美、很完整，喚醒你眞實的自己，明白你的偉大，並增加眞實自我在日常生活中的存在感。覺醒之後，你的人生就會有神奇的轉變，就和我一樣。

儘管有些人能自動從防禦性格轉變爲有靈魂的自己（像是我，或是很多人也曾經歷過類似的深刻變化），但對多數人來說，實踐有靈魂的自己要分成好幾個階段。不管你過去是否曾經**刻意**朝覺醒的目標練習，事實上你這輩子都在試著覺醒，因爲這就是我們來到人世間的目的。沒錯，你生命中所有遭遇都是爲了要喚醒你眞實的本質，因此，我認爲人生就是一場「覺醒專案」。

明白覺醒的過程之後，你就可以幫助自己有意識、有目標地以更快速、更輕鬆、更優雅的方式覺醒。我已經爲你建立了覺醒模式，當你能「看到」我們演化前的模樣和未來演化的方向，就可以幫助大腦完成這項改變，更充分地觀察並活出有靈魂的自己。

覺醒模式

覺醒模式反映出進化過程的三個意識層次，層次愈高就愈能發現及活出眞相。覺醒模式像硬幣一樣，有正反兩面。模式的背面（如圖1-1硬幣圖的數字面）又分成兩個階段，代表了防禦性格。當我們身處這個階段，是一直在求生的狀態，利用身體的預設反應，把所有精力都用來思考怎麼保護自己，擬定維安策略。當我們隨遇而安，不再依賴神經系統的反應或神經迴路，並打造出高能量的全新迴路，就走到了覺醒模式的正面（硬幣的人頭那一面），這時我們便能夠發揮創意和天賦，成爲生命的創造者。來到覺醒模式的正面，我們才能進駐能

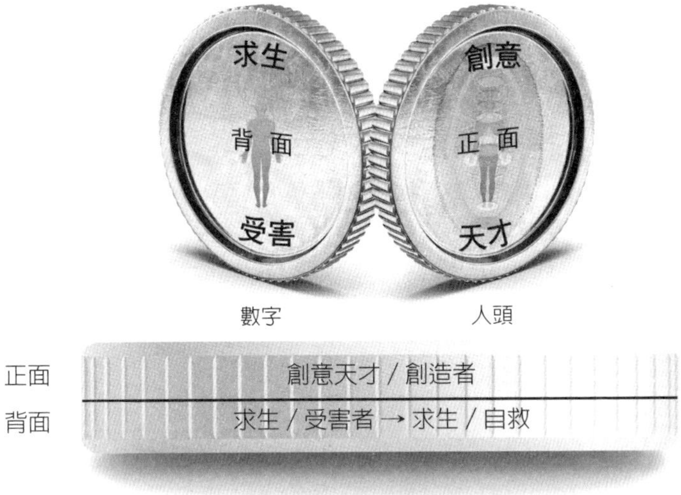

圖1-1，覺醒模式

量所處的位置，有意識且主動地透過有靈魂的自己去創造人生。

☼ 第一階段：受害者心態

覺醒模式背面的第一階段，在圖1-1的左下角，就是在求生時從受害者的角度看世界。簡單來說，這個階段裡的人覺得人生就是要接受一連串的遭遇，而且相信自己根本無力反擊。在這個階段，我們完全不知道自己有創造力和影響力，所以會有很強的宿命感，很會逆來順受。我們相信自己沒辦法做想做的事，因爲外頭的阻力並非我們所能掌控。事實上，我們可能在覺醒模式的背面住太久了，甚至不曉得原來自己不快樂，或其實人生可以不必這麼苦。我們只會一關又一關地過，以爲就只能這樣子活下去，因爲人生就是這麼苦。

例如，在第一階段裡，你可能會認爲你不快樂、不滿足是因爲出身貧困，或是沒機會上大學、結婚結得太早、沒有機會追求你的熱情或職業，或者沒有足夠的錢去做眞正想做的事（甚至你可能連想都想沒過你爲什麼會不快樂）。這個階段會有憤怒、恐懼、絕望、無助、沮喪、宿命、努力活下去等情緒。這階段的人的人生觀認爲「人生就是一關又一關，我沒辦法控制，人生就是這樣」——你或許沒有這樣講，但這個觀念自然推展到生活中，被你當成了人生的眞相。

第二階段：自救

這是現在大部分人所處的階段。他們的意識已經從第一階段往前進一大步了——可是還在覺醒模式的背面，因爲這些人仍舊是靠防禦性格在過活，**潛意識裡**還是覺得自己不夠好，並未透過有靈魂的自己了解自己眞實的力量和偉大。

在這個階段，我們不再接受命運悲慘論，而是覺醒後認爲我們活在痛苦中，但有可能不必活得那麼痛苦。我們不再是向命運低頭的受害者，覺得自己可以做點改變，可以更快樂、更健康、獲得更多尊重、完成更多成就，所以開始想著要做點什麼才能創造這些改變。

在這種思維裡，我們還是覺得人生（不管「好事」或「壞事」）都是生命設下的關卡，但至少我們相信自己可以做點什麼（不一定一輩子都能創造改變，但至少某些時間點可以）。我們發現自己經常能夠改善處境或解決問題——有可能在選擇特定的觀念和行動之後，就能掌控我們的遭遇。有了這種正確的思維，我們告訴自己吃得苦中苦，方為人上人，並且在過程中發現痛苦帶來的禮物和益處。這個階段裡的人經常想著：「雖然人生很苦，但吃苦就是吃補。」很多人都認為：「不如意，我就去解決問題，這些挫折不會打倒我的。」

我之所以稱這個階段為「自救」，是因為我們在這時會努力去修補自己或別人身上的錯誤、缺失或傷痕，努力過得更快樂。很多以應對技巧、心理治療、勵志成長為主題的書或課程都落在這個意識層次上——診斷問題之後，就忙著去修復。這個思維確實曾經幫助我減輕痛苦，並在我年輕時協助我達成目標，我非常感激，也很感謝這個思維幫助了我的許多患者。這比活在困境裡好太多了，而且這個觀念也幫助了我們許多年。不過，這還不是我們想要抵達的高層意識，而且這個觀念並不重視我們真正的能力。

不斷尋找、發現問題，並且砸資源去處理問題，只會讓我們更擅長解決問題，導致我們需要問題來解決，才能「了解我們的本質」。在這個階段，我們還是要靠痛苦來察覺喜樂與自身的完整。如此一來，我們永遠無法跳脫陷阱。從更深的層次來看，第二階段的我們其實還是覺得自己有所不足，只是有工具來彌補缺憾罷了。我們還是沒把自己當作能力強大的創造者，所以這種思維沒辦法幫我們往前進。

幸好，我們可以到另一個意識層次，超越「人生給我什麼材料，我就盡量做出好產品」的觀念。在覺醒模式的正面，我們可以體驗到自己真實的本質、能力和光芒。當我漂浮在地球上方，沐浴在自己的光華之中，我就**理解**了自己的本質——以及我們所有人的本質。對，包括你！

☼第三階段：創造者

覺醒模式的正面對人生有非常不同的詮釋。在這裡，我們可以透過有靈魂的自己成爲充滿創意的天才或創造者。你會發現人生中沒有所謂的逆境，也不需要吃得苦中苦才能成爲人上人，或是在黑暗中尋找一絲曙光，因爲人生打一開始就沒有什麼錯誤、缺失或傷痕。雖然說「黑暗中的一絲曙光」是個很美麗的概念，當我們被困在覺醒模式的背面時可以幫助我們，不過到了正面，我們知道人生中所有的挑戰都是爲了讓我們進階、升級。我們能夠察覺、感受並且認知到我們在靈魂的最高層次裡扮演了創造的角色。人生所有起伏都有目的，那就是爲了讓我們覺醒，察覺自己的偉大。沒錯，我們帶領著自己走在覺醒的過程中，較高等的我們在邀請凡間的我們進入覺醒的過程，體驗一直在尋找的完整自我。

從這個觀點來看，人生不斷爲我們往前、往外拓展，或許當下不覺得，但全世界無一例外。我們的防禦性格逐漸融解在這個眞相裡，因爲防禦性格也發現，如果生活中的挫折其實是要指引我們往更順暢的方向走，那就是有條更順暢的路。我經常在演講時問學員：「我們要怎麼知道好事會降臨？」答案是：「因爲好事一定會發生！」

我們不需要「在逆境中創造優勢」，因爲這表示有壞事發生了，而我們應該要努力把壞事變成好事。假設其實不管人生中碰到什麼狀況、發生什麼事，打一開始就不是壞事呢？當然，如果你碰到的處境愈痛苦，就愈難接受這個觀念。沒關係，我們在書中會繼續討論這個觀念，現在我只要你想想：如果你有能力看到你生命中的大小事之所以會發生，**其實都是爲了讓你更好**，那會怎麼樣？如果你知道你在這個過程裡也有分量，你可以喚醒**你自己**，察覺眞相，獲得更多自由與能力，那會怎麼樣？如果人生最痛苦的其實是你隱藏了最偉大的禮物，永遠無法得到，那會怎麼樣？這份醒悟會確實改變你在地球上的生命品質——而這就是你來到凡間的原因。

生命過程中發生的每一件事都是爲了讓你更好——如果你有能力用這個觀點來理解生命，就可以活在順流之中，和人生一同協作。你會看到幕後更宏觀的計畫，並更快在每個遺憾中看到你的收穫。例如，你會看到失去工作其實是爲了讓你找到眞正能實現自我的行業；你會發現讓你無法發揮實力的傷，其實是要教你憐憫並更深刻地了解自己；你會擁抱喪親之痛，因爲這讓你的心進入更深刻的領域，解鎖了原本無法到達的境地；你會發覺自己深刻感激生命與人生所有奧祕難解的安排。最終，你不會再把損失當成損失，你會看見，每次生命出題給你，不管多難，都會有更豐碩、更甜美的收穫。明白這點以後，你的委屈會大幅減少，甚至消失。

現在，請你想像自己能夠前往未來，已經學會如何協調你的身、心和能量場，所以這些重大課題都不會產生痛苦與委屈。這就是你在這本書裡會獲得的能力：你能夠有意識地運用**你的一切能力**，忽略防禦性格所描述的故事，所以每個人生經歷都有意義，帶領你一步一步深入了解自己的完整、眞實本質，並信任宇宙。

透過信任來詮釋生活中發生的遭遇（知道「一切都很好」而且每個遭遇都是爲了讓我們更好），那麼**在人生出題的當下**，我們就能夠省下精力，不必去原諒自己或造成困境的人。這就是有靈魂的自己才具備的觀點，這個階段裡的人會想著：「出現在我人生裡的每件事都是爲了讓我更好，所以我在更高等的意識裡創造了這個經歷，就是爲了讓我發現自己的偉大。」

開始在覺醒模式的正面生活

當我們從這種「一切都很好」的觀點出發，就碰到了覺醒模式正面的門檻。但覺醒不只是重塑我們的觀念就好了，光知道我們的本質或改變對生命本質的理解還不夠。對自己說一些燦爛的光的故事還不夠，還差得遠呢。

千年以來，許多傳統觀念都認爲人類是靈性的存在，來到地球或凡間經歷一遭。我想要提出一個不同的理解：其實我們是靈性的存在，來到具象有形的能量世界獲得**靈性**的體驗。

爲了體驗並徹底活出自己的眞實本質，我們一定要開始有意識地以能量體的方式生活在物質世界裡。

這表示我們不只要清楚知道我們就是能量或靈魂，還要**體現**出能量或靈魂的本質。我們一定要透過具象有形的身軀把抽象無形的能量帶入生命中，並認同自己就是那股能量。當我們這麼做，就能自動轉變爲有靈魂的自己，開始在覺醒模式的正面生活，而這個徹底、根本、忽然的轉變，就稱爲「量子翻轉」。

體現才能啓動量子翻轉，不能只有體悟

在量子物理學中，有個現象稱爲「量子翻轉」，意指原子（量子世界裡的基礎元素）可以立刻改變方向，不像其他物質必須先減速。你可以想像滾彈珠上坡，在線性物理學中，這顆彈珠上坡之後會慢下來，直到零動能，再下坡然後一路加速。在量子物理學的情境裡，這顆彈珠可以上坡之後直接下坡，不需要慢到幾乎停下來。在一瞬間，這顆彈珠幾乎是同時間往兩個方向進行——不必慢下來轉向，而是瞬間直接翻轉到新的方向！沒錯，原子可以在兩個動能相同的穩定狀態之間跳躍，不必經過零動能的狀態——這就是量子翻轉（見圖1-2）。

進入覺醒模式的正面並成爲有靈魂的自己就像這樣。那一瞬間，我們開始看到完全不同

的世界，然後根據新的觀點做選擇。

基本上，我們可以看到兩個不同的方向，**不管選哪種方向，都會創造出實相**。其中一個方向帶我們到覺醒模式的正面，另一個帶我們到背面。我們可以自由**選擇**，然後量子宇宙會完全支持我們的選擇。不管我們是不是前半輩子都在推著彈珠上坡，**我們的實相可以在選擇的瞬間改變**。而且，就像量子翻轉所證實的，我們不必靜止下來才能轉身！

量子翻轉的過程中，大腦必須很投入。這個方法和你過去研究過的方法的差異，在於我們採取完全不同的方式來使用大腦——要結合**身體**與靈魂。你會發現我的重點在**身體**。畢竟，雖然我們都是靈魂體，卻還是進入了這個三維的具象世界，並擁有了一副軀體。因此，要把自己從這個過度活躍、充滿恐懼的思維中解放出來，身體很重要，我們可以充分運用自己的身體，也應該在覺醒的過程中運用身體。你會發現，體現有靈魂的自己就要打造新的迴路——**身體裡的迴路**，這麼一來，有靈魂的自己的能量才能夠順暢流通。我們還要打造身體與大腦間的迴路，讓思想接收這股能量。

要活出有靈魂的自己就要靠迴路——有了感官迴路與溝通系統，就能夠察覺、錨定並啓動體內的能量，釋放我們眞實的本質。

這就好像我們每個人都是一座城市，而神經系統就是電網。沒有接上線的地方我們就「看」不到，這些區域的街燈要等到我們有意識地將能量帶過去才會發亮，接下來意識能量會流過去，我們就能用新的方式察覺到那裡怎麼了。

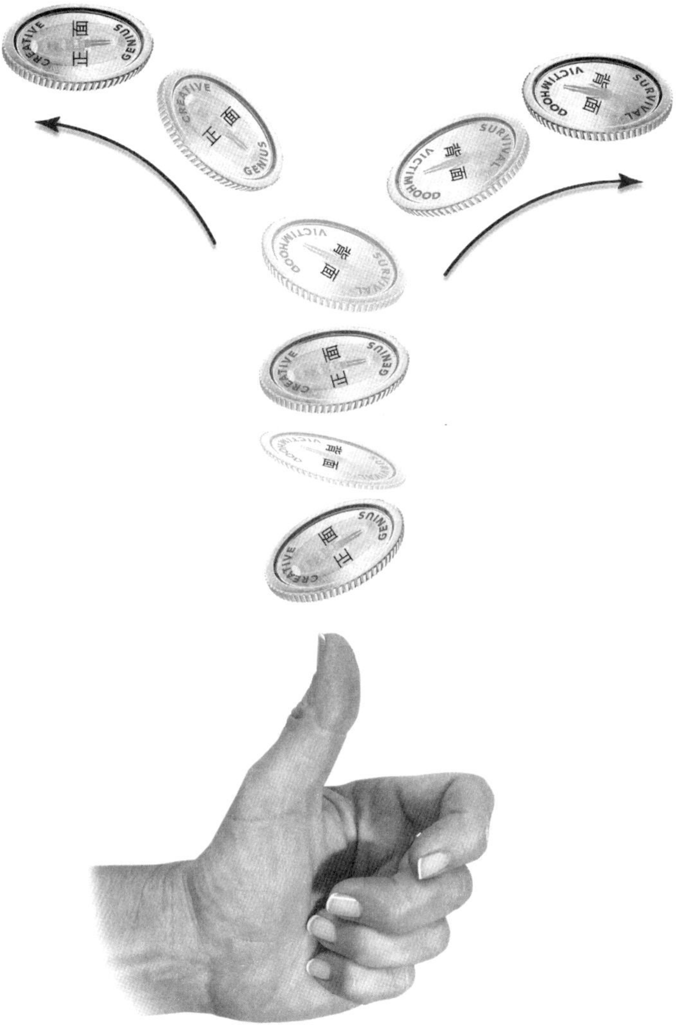

圖1-2，量子翻轉（同時間朝兩個方向移動）

能夠開燈或進入這個充滿光明的狀態，就表示我們回到了自己眞實的本質。靈魂**就是**光。身爲靈魂體，我們其實就是由超高頻能量**組成**，那就是光。今日的科學告訴我們，就連細胞在執行任務時都會發光。科學發現大腦和脊椎神經裡的神經元在傳送脈衝時會產生光子（光的微小粒子，會影響我們的原子結構），用光來溝通。光線通過組織裡的微管（細胞骨架的組成部分，遍布於細胞質中）啓動大腦的速度，比神經突觸還快。我們眞的是很驚人又充滿奇蹟的——能量體！

我們之所以不了解自己的神性，並不是因爲缺乏神性，而是因爲沒有正確的神經迴路可以**感知**這股神性。因爲少了這個迴路，我們的能力受到限制，無法體驗自己眞實的本質。要體現我們的完整（能認知、感受並活出來），我們必須要建立並啓動神經迴路才能「點燈」。我們就是要直接和能量系統合作，來建立迴路。

當我們眞的理解一切都是能量，包括我們自己也是能量，就會開始看到眞相，在這個具象有形的層次下，和人生進行更細緻的互動。在這裡，生命是流動的，一切都會改變和流動，因此最容易創造改變。在這裡，我們有最強大的力量可以創造出自己眞心喜愛的生活。

要獲得體驗人生的完整能力，關鍵就在於體現你就是能量。我們一定要體悟自己就是能量體的眞相，也要充分體現這個事實。接下來的幾章裡，你將學會體現能量之後要怎麼掌握直覺，透過直覺比運用理性判斷更能實踐你創造的人生。你會發現這方法不但有效、可靠，能夠創造出正面、持續的改變，也是最快的路徑，可以讓你在具象有形的軀體裡體驗你完整的能量。

有了這把鑰匙，你就能解鎖與生俱來的創造力，改變生活的每個面向——身體狀況、人際關係、自我感受、對這個星球的貢獻。若是少了這份認知，我們就會被困在狹隘的觀點裡，被掙扎、委屈、痛苦鎖死。

我們要怎麼啓動神經迴路以感受、錨定、開啓我們眞實的本質，活出有靈魂的自己？這就是能量七密碼能提供的效果。

什麼是能量七密碼？

能量七密碼是一系列你可以自行操作的練習，能夠促成你的量子翻轉——讓你離開困惑、疾病、疲倦和挫折，獲得喜悅、才華、健康、力量與創意。這些練習會教你怎麼建立全新的內在迴路，支持你身爲能量體的眞實本質。在體內重新建立自然的能量流之後，你就能從防禦性格轉變爲有靈魂的自己。

能量七密碼會給你一套工具，讓你打從自己的身、心、靈裡就清楚知道生命中的一切都是能量。你會在這個新的境界裡生活，遠離痛苦和各種小題大作的內心劇場。從這個豐富又深刻的觀點看生命將改變一切的意義，你接觸到的每樣東西，幾乎都會有新的意義。當你把意識帶入身體裡，就會發現能量七密碼非常踏實，能讓你從更高的意識層次感知一切，就像樹木的根扎得愈深，就能長得更高。

以能量體的身分生活，你就能體現你眞正的天賦，毫無質疑或猶豫。例如，能量七密碼的學員潔米現在就能夠從容地爲年邁的母親做決定，以前她總是很痛苦、掙扎。許多青少年運用能量七密碼找到自己在世界上的定位，終結了自毀的行爲，像是毒癮、飲食失調或自殘——有些人已經對生活麻木到必須要自殘才「有感覺」。但是當我們看到自己就是充滿創意的能量體，就是天生的領袖，不需要從衆或互相比較時，那股必須要融入或找到歸屬感的壓力就消失了。當你了解你就是創造者，這項新知識就會協助你體驗當下與耐心，過去你可能從未感受過，未來你就能以領袖之姿展開新生活，儘管你過去可能不知道自己有領袖氣質。

而且，練習能量七密碼的感覺非常好！我會引導你練習呼吸、靜心，和一些簡單又有效的動作，像是特定的瑜伽動作，讓你的能量能夠在身體裡和人生中流動。能量淤積會造成疼痛，或是讓你沒辦法看到最眞實的自己。能量流恢復之後，你就會馬上看到許多正面的改變，包括：情緒、生理、心理的失能狀況或疾病都獲得療癒、能量更強、更積極進取、思考更清晰；生活裡的每個面向都更好且互相平衡；還能觀照自己眞實的本質，活出神性的目標。你不再「思考」你的人生要怎麼前進，而會發現自己打從心底就很清楚要怎麼大步向前，好像「人生本來就應該這樣」而且接下來的發展都很順。

例如，瑪莉本來覺得沒辦法在她的工作中得到任何收穫，她身邊都是缺乏創見的人，每天開口閉口都是很小心眼或負面的話。她想要辭掉工作，追求另一個能夠支持她的職業，讓她成長、提升。在練習了能量七密碼之後，她發現在目前的職場裡她就能夠完成她的使命，而且每天上班過程中練習一次，就能深刻地獲得成就感。她現在知道她生命中發生的遭遇都是要協助她覺醒，這個觀點的變化改變了她對所見一切的詮釋，也改變了她的想法和做法。

靈魂就是力量，是自然最強大的力量——而你就是靈魂。能量七密碼不會把你變成不一樣的人，只會協助你展現出與生俱來的偉大，只是你還沒開啟你的潛力而已！

能量七密碼靠能量運作。我見過能量七密碼提升了其他以能量爲基礎的療法，效果加倍，例如針灸、脊骨復健、頭薦骨療法、整骨術、天使靈氣、指壓、結構整合法、反射療法、筋膜放鬆法和按摩等。我不但在自己的患者身上看到效果，我的學員當中有醫師、護理師、能量心理學家與能量診療師，他們也觀察到很好的效果。不過，我的目標**不只是**要提升你的健康和幸福，也當然不限於「修復」你生命中的缺憾或傷痕。能量七密碼會啓動量子翻轉，讓你獲得動能，進入覺醒模式的正面，經過覺醒之後有意識地以能量體的身分來生活，並且協助你維持新的生活方式。

換句話說，這本書不是要運用大腦來理解我們眞實的身分，也不只是要讓你獲得啓發，或療效。這本書要讓你**體現**你就是能量體，讓你**過著**創意天才的生活。這會徹底改變你的人生經歷，與你所開創的生活。

※
※
※

你的能量狀態會直接影響你的觀點和生命狀態。我很清楚這一點，因為我就是這樣生活的，我也可以清楚看到能量狀態如何影響其他人的生活。你也是。經過量子翻轉到覺醒模式的正面之後，活出有靈魂的自己不是靠大腦想想而已，這個過程中我們還打開了眼界，接受不同的眞實和全新的世界觀。我們在第一章已經有了很好的開始，接著到第二章繼續。

第二章
你就是人生的創造者

第一章讓你知道你就是能量，能量就是你眞實的本質，你其實就是能量體，同時也說明了你有多清楚自己就是能量，而且能**透過這項認知來生活**，就決定了你的生命中有多少痛苦或狂喜。我會在這一章裡證明這一切，讓你知道因爲你是能量體，所以只有你能創造人生體驗；當你能夠從能量的層次來理解人生，而不是把人生當作一齣又一齣內心劇場，你就能創造出你眞心喜愛的人生。

要從防禦性格量子翻轉到有靈魂的自己，就必須**先認出**有靈魂的自己。首先，你必須曉得你的生命故事之下其實是能量。爲了協助你打開心胸接納這深刻的眞相，並且讓你做好準備進行量子翻轉，我會和你分享我這一路上得到的觀察與基礎的眞理。我們到了第二部就會進行量子翻轉。

這世界上還有一個更龐大的眞相、更巨大的存在，而我們都是其中的一部分，只是很多人並不清楚。自古以來，這個道理就代代相傳，許多古老悠遠的文化都遵循這個道理在生活，可是現代的宗教、文化與社會結構把我們帶離了這個靈性的、能量的、人我相連的眞相。量子科學支持這個觀點，證明了每個人都彼此相連，而且我們也和地球、和這個具象世界相連。現在，我們的文化和靈性修行要追上量子科學，並以眞實的能量體身分**生活**，深刻了解到所有的存在都是能量。其實很多人就是缺少這份領悟，才會不斷地尋找！幸好，我們發現眞相並活出眞相的時刻已經到了。

這背後的學理很複雜，但我會講得很簡單。我已經把最重要的原則過濾爲「能量七密碼的五大眞相」。我花了很多年不斷尋找人類眞實的本質，發現我們就是能量體，這五大眞相對我幫助很大，希望它們也能協助你找到眞實的自己。

能量七密碼的五大眞相分別爲：

- 生命的目標就是要發現你的創造力。
- 你的人生就是你的作品，而且一直在拓展。
- 你就是人生的創造者。
- 你的人生反映了你的能量。
- 一切都是能量。

讓我們來仔細檢視這五大眞相。

眞相一：一切都是能量

宇宙中的一切都由能量組成，這些能量有不同的波長，以不同的頻率振動。純粹的光線頻率最高，包括不可見光和人類肉眼可見的光。音波也是一樣的能量，只是經過壓縮。同樣地，我們的思緒和情緒就是不同頻率的能量，其實物質也不過就是經過壓縮的能量。我們的「正面」想法就是比較開闊、敞開的能量，而「負面」的想法則是比較稠密濃厚的能量模式。我們稍後會學到如何運用這些能量模式來管理人生的結局。

物質的軀體由數不盡的各種能量所構成，體內的五大循環系統（呼吸、荷爾蒙、免疫、心血管和消化系統）就是能源光譜裡的不同頻率，而這五大系統的頻率又和每個器官的頻率不同。

身體裡有大大小小的能量場，不管是完整的有機體或細胞、組織、器官、腺體、系統，都有能量場；器官裡的分子、原子和次原子粒子，也都有各自的能量場。所以，世界的萬事萬物（包括看得見和看不見的事物）在本質上都是能量，以特定的頻率和波長在振動。

如果一切都是能量，便代表沒有一樣東西**不是**能量，也代表沒有任何東西能獨立存在。

物和物之間是切不斷的。如同我的同事、生物物理研究員詹姆士·歐旭曼博士（Dr. James Oschman）在《能量醫學》（*Energy Medicine: The Scientific Basis*）中所述，萬事萬物都存在於「有生命的矩陣」裡，一層又一層，彼此相連。在最眞實的層次裡，萬物都互相連結，形成一個聯合的能量場。

最讓我著迷的是，因爲這些單獨的能量層都透過溝通路徑連在一起，每一層都知道其他層在「做什麼」，我們就是一個聯合的能量系統。在本書中，我們將學會如何搭上萬物表象之下的頻率，覺醒後了解到我們和宇宙相連，而且我們就是宇宙的一部分，這一切都由細微的頻率所組成。

我們往往以爲每個人都是獨立的，每個活動都是獨立的，我們以爲自己的想法或行爲不會影響到其他人或其他事，然而眞相是：在這個矩陣、網絡或聯合的能量場裡，**萬物都相連，每件事都會影響其他事**。在最基礎的層次上，我們都是宇宙，不分你我。這代表我們每個人做的事**都會互相牽連**——我們在生命中某階段做的事會影響到人生的**其他階段**，也會影響到每個人和每件事。這也代表，儘管大腦想要相信每個人都是獨立的、孤零零的，但我們的資源其實比想像中更爲充裕。

科學多年來都在驗證萬物之間的連結。加州大學洛杉磯分校榮譽教授薇樂莉·杭特博士（Dr. Valerie Hunt）的研究影片，讓我在研究這個主題時有了最大的突破。她曾經在我父親的研討會播放這段影片——她利用克里安攝影技術（即電子攝影術）揭示了人類體內與周遭的生物能量場在體驗不同的想法和行動時，會有哪些變化和波動。例如，如果一個人吃下完整、健康、新鮮的食物（如蔬菜水果），那他的能量場就會很寬厚、堅固；當他吃下垃圾食物，他的能量場就弱到幾乎察覺不出來。當受試者的狗走進房間裡，他的能量場就變大了，而且狗狗在他身邊繞時，他的能量也會跟著狗。當一個人誦唸著梵咒「唵」，能量場會大十倍。這段影片顯示每個人的能量場都有特定的振動頻率，而這個頻率會根據我們內在的活動（思考、感受、行爲等）而改變，也會因爲我們接觸的外在環境而改變。這個發現經過持續研究已獲得證實與提升，電磁場療法裝置，如腦波圖和超導量子干涉儀等科技現在可以更仔細地觀察並量測能量，也就是宇宙萬物最基礎的元素。

能量會雙向影響或互動，也就是說我們的存在和能量會影響周遭，而周遭的能量也會影響我們。心數機構（HeartMath Institute）曾分享研究結果，指出人們可以透過情緒（體內不同的振動頻率）影響DNA（也是一種體內的振動頻率）。憤怒和仇恨會讓DNA分子縮短，愛、喜樂、關懷則會讓DNA分子延長。因此，情緒的振動頻率會直接影響我們的身體和健康。

俄國物理學家弗拉迪米爾．琵普寧博士（Vladimir Poponin）在一九九〇年代證實DNA的存在就足以影響周遭環境。他在眞空玻璃管中隨意射入一束雷射光子（具象世界中所有物質與能量的最小粒子），再把人類DNA樣本放入眞空管，光子竟然排列成DNA分子的螺旋狀，而且在DNA樣本移出後，這束雷射光子依然維持螺旋狀——顯示我們的存在就能夠影響這個世界。人類就是靠這種方式創造「實相」——千年來不斷影響光子排列。

因此，能量是持續在互相交流、互相影響的。一個能量場的振動會影響一切以相同頻率振動的事物。如果你在房間的兩端各放一把吉他，並調整頻率，那麼只要在其中一把吉他撥G弦，另一把吉他的G弦也會振動。人類也是如此，生活中的各個面向亦然。能量七密碼會協助你學會如何讓生活的每個面向都能協作，發揮你的天賦，讓所有系統互相支持，獲得眞正的平安、健康、幸福。

杭特博士率先發現我們的能量場變化會影響到健康，她認爲身體的問題都是從能量場開始的。她說：「目前，許多人類的疾病都還被標示爲『原因不明』；換句話說，疾病的成因無從判斷，因此唯一的治療方式就是減緩症狀。但生理的症狀之所以會出現，往往是源自能量場的擾動。如果能調整能量場，症狀就會消失，我們就會痊癒；如果直接治療症狀，壓力源還是會持續造成能量不協調，這才是問題的根源，那麼病症還是會回來。」

生物能量場決定了身體的狀況，甚至有證據指出人在受傷之前，能量場就會受到干擾，因此可以從能量場的擾動預測傷害——意思是當一個人的能量場受到擾動時，這個人可能會走不穩，結果踩空，傷了腳踝，那麼其實這些「意外」也不是隨機發生的事件。

這些科學發現只不過是證明了我這一輩子心底蘊藏的眞相——而你心底可能也清楚。

總之，一切都以能量相連。我們所選擇的思想和情緒會直接影響DNA和細胞功能，而我們的DNA會影響周遭的世界，所以我們會影響我們所存在的實相。我們靠著思想與情緒所發出的振動頻率**創造**了這個世界的實相。很不可思議，對吧？不過，當你獲得最深刻的理解之後，這一切都很合理了。

眞相二：你的人生反映了你的能量

人生反映了我們的意識；換句話說，我們在尋找什麼，就會找到什麼。我在觀察病患和他們的症狀與態度時，得到了深刻的心得。

在我能主動察覺到表象之下的細微能量所透露的眞相之後，觀察別人的能量場讓我很著迷，我喜歡看他們的能量場如何隨著生活作息而變化。我觀察病患，看他們的症狀是否符合我所注意到的能量場擾動。我每天看診十小時，會見到五十至六十名病患，所以我可以有效收集龐大的有用資訊。

我所觀察與感受到的一切，都證實了我們每個人都是擁有高智能且會互相回應的能量，依照我們的想法和情緒以不同的頻率振動。例如，我可以看到別人因爲我們討論的話題而熱血澎湃，她的能量變得明亮有活力；如果有人討論起「自己非做不可的事」，他的能量就變得很渺小微弱。我也能看得出來別人是不是很緊張，或者說了一些違心之論，因爲他的能量場會「搖晃」。我不再從別人的肢體語言或語調來收集資訊，而是眞正看到他們能量場的頻牽變化，看到了顏色與波動的改變。

經驗漸增之後，我開始注意到能量的幾個特色。例如，一個覺得自己很委屈的人自認爲被困在逆境裡動彈不得，他認爲自己無法改變人生或關係，那他的能量場就很薄，大約只能環繞他的身體五十公分，就往外散逸；如果是一個對自己充滿信心，也決定要有所成就、願意採取行動的人，那他的能量場會很厚實，可以環繞自己好幾公尺。我還注意到了第三種模式（雖然較不常見）：通常快樂、喜悅、心胸開朗、靈感豐沛的人，他們的能量系統很強大，而且會一直流動。這些人的能量場以身體核心爲中心往外發散，有時會比房內的天花板還高，而且會覆蓋身邊的其他人。我就好像可以看穿別人的身體，直視他們的眞實本質，並且看到他們用哪種人生觀在過日子。

我反覆觀察這三種模式，就更清楚能量模式的光譜，還有每個人對應的人生觀，因此才發現了「覺醒模式」。不管一個人的能量是往外散逸、只能罩住自己，或是很完整、從核心出發往外流動，這些能量似乎都直接反映出這個人是生活在覺醒模式的正面或背面（後來我才發現對某些人來說，能量場會**決定**他們是生活在覺醒模式的正面或背面）。換句話說，他們的能量場愈集中在核心，就愈清楚自己的眞實本質與能力。

這項突破讓我很雀躍，因爲這讓我更清楚要怎麼從防禦性格轉化爲有靈魂的自己。若我們都能**有意識**地將能量模式從散亂薄弱調整爲厚實集中，便能夠**有意識**地建立神經迴路來體驗有靈魂的自己。

散逸的能量無法平順流動或發揮強大的力量。想像一下，如果在流速很快的小溪裡丟一大把石頭會怎樣？溪水會朝四面八方飛濺，甚至在溪流的水道之外留下水坑。水都噴出去了，溪流整體的動能自然就被削弱了。一部分的溪水會緩慢流過障礙物，在溪流中形成小水窪，而無法流暢地通過。阻礙水流的石頭就像能量場裡的「包袱」「泥流」或「淤塞」，全部加在一起，這些小石頭就形成了「干擾」，那是能量流變緩而淤積的副產品，導致能量無法維持足夠的動能，來保持身體健康或活力，因為這灘水缺少了迴路。如果有迴路，能量就通暢了。

要逆轉頹勢，就要求助於自然。我們的能量就像水銀，一種像水一樣的液態金屬。你可以想像自己回到了理化教室，你的水銀試管掉了，這時水銀會變成小水珠往四面八方散開；不過，當你把水銀珠聚在一起，就會合併成一灘大水銀。就像水銀一樣，我們的能量**想要**找回自己，會通力合作拼出「最好的自己」。

現在你可以想像液態水銀形成一道洪流，不斷地吸收小珠子。我們的能量場本來就會這麼做，只不過它也需要有一條可以遵循的路徑（就像水銀珠需要往正確的方向推一下）。你會學著怎麼創造這些路徑或迴路，並感受與指揮你的能量場回到集中的能量流（第三章介紹身體能量系統時會詳談）。

當我們受到創傷、批評、驚嚇或被拒絕時，能量就會往外「飛濺」或散逸。人生不如意的時候，我們可能會有意識或無意識地感到受挫。當我們碰到無法理解的事情（讓人不知所措、驚慌害怕、心煩意亂），或者無法接受、無法消化某件事，我們的能量就會往外濺灑。如果小溪忽然被傾倒了砂石，水流就無法流過；我們的大腦也一樣會停下來，能量就不通了。這些被拒絕的、不情願的反應通常會化爲思緒和情緒，造成能量淤積或體內的低頻。而因爲我們的能量就是人生的範本，這些淤積就會造成意識阻塞或失能，呈現在具象有形的世界中。這種情況就像是能量流裡的「石頭」，水流一碰到就往外濺（這樣理解比較容易），然而如果我們還未喚醒有靈魂的自己，這就會是我們意識中的盲點。當我們運用能量七密碼的工具，將注意力集中在這

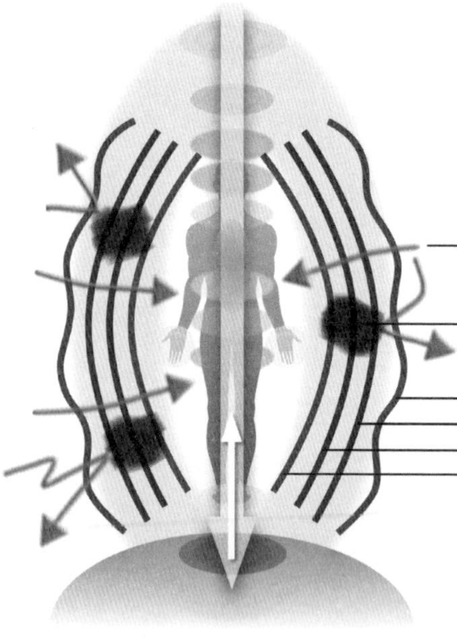

圖2-1，人體能量圖

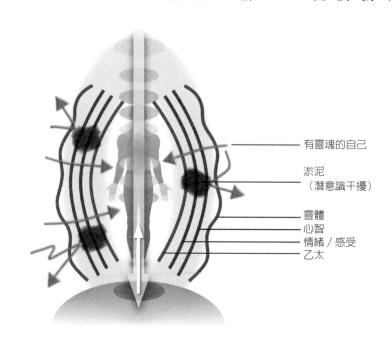

些盲點上，就可以將散逸的自己導回到主流，形成完整的能量場。

我的「人體能量圖」（圖2-1）簡要說明了我在醫治病患時所見到的能量場。我相信這張圖可以幫助你更了解能量的概念。

☼人體能量圖

人體內有許多不同的能量頻帶，各有不同的振動頻率。爲了更有效學習，我們會討論基礎的五層，從最外圍慢慢進入到體內，分別是：

一、**靈體**：我們的本質或純粹的能量。
二、**心智**：包括我們的思想和信念等。
三、**情緒與感受**：我們所感知或感受到的頻率。
四、**乙太樣板**：脈輪所在的位置。
五、**身軀**：我們在地球上的載具。

在瑜伽哲學中，這五層可以對應到《鷓鴣氏奧義書》中所描述的軀殼（kosha）。我開始研究能量時還不曉得印度教的傳統結構，幾年後才欣喜地發現原來古代典籍驗證了我的發現和我開發的療法。

這些能量一層比一層更厚實（或更濃縮），波長更短，且每一層都會影響下一層。請注意，第一層（純粹的能量體或靈體）貫穿了每一層，最終會影響我們整個系統。就算是厚實的肉身也不過是經過壓縮的靈體，因此，當我們喚醒靈體的能量，整個系統都會受到影響。這會啓動身體不由自主的轉變，以及奇蹟般的療癒，我們過去可能都讀過或聽說過類似的案例，這就是爲什麼我們要學習直接與精微的能量協作，讓能量自主。

在這張圖中，可以看到我們的目標是要讓表層、較高頻率的意識能量（我們眞實的本質，即有靈魂的自己）完全甦醒，進入我們的肉體，在核心創造出意識能量。這就是「體現」，指我們可以將自己的本質和神性完全壓縮成更精巧的形式，直至成爲具象，然後我們就能**活出**有靈魂的自己。能量擾動、包袱或淤積（可能因爲挫折或拒絕而發生在精神或情緒層，導致我們無法理解或接納人生的遭遇），會讓純粹的本質能量無法走完旅程。當我們的大腦無法理解我們的眞實本質時，能量就會淤塞。

這些包袱就代表我們還沒喚醒有靈魂的自己，這個「往外潑灑」的行爲**就是**防禦性格作祟。當能量愈往外散逸，系統便愈遲滯愚鈍，就會誤以爲要往外尋求自我肯定才能完整。這麼做只會造成恐懼和壓力。另一方面，當體內的能量愈完整統合（當你接納人生中發生的一切），不論外在局勢如何變化，你將愈能感受到自己完整無缺，愈能淡定、和諧、優雅地過日子。

始料未及的印度之旅

我的第一趟印度之旅就用很意外的方式讓我看到了眞相。就在我第一次覺醒之後，我便與剛認識的靜心團體老師分享自己的多維度經驗。我說我看到了色彩繽紛的另一個世界，不同於我們的世界，還看到我身體「裡面」的組織，也看到了自己的大腦在發亮，還經歷了不同的境界。我的視線可以穿透萬物，就好像每樣東西周圍的空氣都在物體的表面跳舞。

我還體驗到了所謂的「藍色珍珠」，也就是透過更高的意識層次來觀照現實。後來，這個靜心團的團長邀請了幾個人去拜訪她的印度家鄉，一個叫作布達巴地的小鎮，那也是印度心靈大師賽巴巴（Sathya Sai Baba）的家鄉，他在當地還有一座修道院。我開心接受了邀請，知道這趟橫跨地球半圈的冒險旅程中一定有碩大的收穫在等著我。

我出發的時候以爲可以利用我的醫療知識來幫助遇見的人，同時學習一些（我才剛踏入的）新領域知識。讓我意外的是，我以爲我能幫助的這群人擁有我不曾擁有的寶物。布達巴地多數的居民都沒有太値錢的資產，而且似乎**什麼都不想要**，可是每個人都有徹底開放的靈魂。

村民不管是在小店裡工作、走在街上準備去串門子，或是去採買生活用品，都散發出美麗、溫暖的光輝，他們充分活在當下，那眞是一道奇景。他們直接不閃躲的眼神接觸帶給我敞開心扉的連結，我在美國可能要數天或數週才能和人對上眼幾次，但是在印度，每個人就是這樣誠懇地互動。因此，他們不會因爲能量場裡有淤塞就陷入泥沼，儘管他們大可以心情不好。他們就是以靈性的存在過活，和自然共振。儘管外在物質世界有所欠缺，他們卻活得很平和安詳。我發覺他們的存在就是一份極大的禮物，和我出竅時所感受到的頻率一樣，只要我們記得怎麼進入更高層次，人人都能體驗得到。

有靈魂的自己不會有能量淤積。在我們眞實的狀態裡，大腦很清楚我們很完美、完整。當我們處於有靈魂的自己的能量模式中，我們會持續在生理、心理、情緒的層次感受到這股完整，這就是絕對的幸福。

不管干擾或淤積出現在哪一層，我們都會覺得生活受阻，或者「不對勁」。如果淤積在心智或情緒層，我們就會透過覺醒模式背面的人生觀來詮釋每一件事。我們會一直處於辯論狀態，總是覺得自己才對，這樣就可以和每個人保持距離，不必掏心掏肺。我們會很納悶爲什麼世界那麼不友善、不體貼；我們會覺得很受傷、很失望、很幻滅。我們會活在痛苦裡。既然某一層的干擾會影響到下面的每一層，那麼心智或情緒層的淤積就會造成身體不適，造成傷害、失調或疾病。這就是杭特博士在研究裡所說的，而這也證實了大腦和身體之間確實有連動關係。

認清我們的能量在**哪裡**散逸很重要，這是治療所有「問題」的關鍵。在第二部中，我會提供你工具，讓你發現能量散逸點，並導回散逸的能量，你就能體驗絕對的幸福。

不過，現在，我只希望你理解你的能量愈往外散，你的人生經驗就會愈困惑、愈痛苦；

相反地，你的能量愈集中，就能愈輕鬆、愈快樂地掌握人生。你愈能把散逸的能量導回核心，就擁有愈多力量。

我也希望你知道，你確實擁有整合能量的能力——你本來就擁有療癒的力量，可以解除能量的擾動，讓我們來看下一項眞相……

眞相三：你就是人生的創造者

有一天，我的病患凱倫和我在診間裡，準備要開始療程。她說她前一陣子出車禍，肩頸處極度疼痛難受。她原本壓力就很大，說自己「壓力已經大過頭了」。她描述車禍時，我看到她的能量往體外散逸，好像怎麼都留不住。她哭著說看到卡車迎面撞上時有多麼驚恐害怕，我溫柔地把手放在她的肩膀上——就在我碰到她的時候，她的能量場開始穩了一點。我一見狀就決定不再問診，請她在診療床上躺下。

我觀察她的能量卡在哪裡（從哪裡散逸，或停滯在哪裡），然後把我的手放在她的心口和肚子上。那裡的能量開始變化。當她的意念隨著我的手移動，這兩處的能量就逐漸強化了。她說覺得自己沉穩多了，我也目睹了她的能量系統逐漸穩定。當我放開手，請她回想車禍，她的能量又開始往外濺灑。我再請她回想我的手放在她的心口和肚子上，然後讓她自己去創造那種感覺。這時，她就有能力自己把能量收回核心了。

我們都有能力帶領或管理自己的能量在體內流動，也能夠讓能量更集中。這就是能量七密碼要教會大家的事。我們都會在不知不覺中造成能量散逸，可能是因爲飲食、想法、我們待人的方式或人際關係。我們的經驗也會影響能量，然後再創造出下一個經驗。經過這個反饋迴路，我們就會創造出自己的實相——所以，我們都是自己人生的創造者。這是擁抱自己最重要的觀點。當我們理解這個觀點，就能獲得無限的自由與力量。

這一切要怎麼運作？要了解這個道理，就要看看能量系統中的光子。這是量子世界裡已知的最小粒子，小到不含任何物質。你可以把光子想像成能量與物質之間的起點。光子可以被視爲能量，卻又能夠作爲粒子來測量。物質測試的結果顯示光子是物質；能量測試的結果也顯示光子是能量。光子會回應我們的期望與思想（不管是有意識或潛意識的思想都會）。

光子密度與量子核心

討論能量模式時，其實是在討論人體系統或生物場裡的光子排列。當我們說我們有能力引導或管理能量時，指的是我們有能力移動光子，從而影響電子——改變我們場內的電子排列方式。我們的身軀會反映出光子與電子的模式。

要改變光子與電子的排列，可以靠意志。你可能聽說過「專心致志」，其實背後的道理很簡單：你專心在哪件事情上，就會增加那裡的**光子密度**。換句話說，當我們把注意力或意識都集中在一件事上，我們的注意力就會在能量層重新排列光子。我們的目標和意念會在物質世界變得更加「眞實」或明確，因爲光子和其他次原子粒子會根據你的焦點而排列。因此，我們的注意力放在哪裡，就表示我們會在哪裡匯聚能量——換句話說，我們的創造力也會集中在那裡。

如果我們集中更多能量於外在世界，就會依賴外在來肯定自己、來獲得認同；如果我們滋養自己的核心，就可以從內覺察、關注自己，從而擁有更高的安全感和幸福感。

這其實就是吸引力法則所闡述的現象——吸引力法則是一套形而上的原則，意指你的思緒、情緒、言語和行爲都有能量，可以吸引類似的能量到生命中。這套法則在實現願望的過程中忽略了一個關鍵，那就是光子與電子的排列（意即我們所創造的人生篇章）不只會受到意識的焦點（我們在想什麼或注意什麼）所影響，同時也會受到潛意識所影響（我們不知道其實自己悄悄地在想一些事情）。我們稍後會在書中更深入探討。

現在，可以先這麼想：如果我們不知道自己已經完整無缺，不了解自己眞實的本質與幸福感的根源，我們的注意力就會往外尋求方向、指引和保護。我們訓練自己有能力去察覺外在環境，卻毫無頭緒要如何前進。爲了感受到自己的完整、幸福與眞實本質，我們一定要將注意力往內導向核心，才能更注意核心，並且在核心建構更密集的量子模式。把能量集中在內部，感官神經系統就會開始察覺到我們眞實的本質與核心深奧的智慧，如此我們就會感受到自己的完整了。

凱倫就是很好的例子。當她把焦點都放在車禍的回憶，重新體驗當時的恐怖，她的能量就變得很破碎，往能量場的外圍飄散。當我把手放在她身上，請她把注意力放在那裡時，她內在核心的光子密度增加了，她的感官神經系統可以察覺到能量「回家了」，所以她就能冷靜下來。一旦她知道如何集中意念，就能自己導引能量。

這再度讓我們看到了防禦性格與有靈魂的自己擁有完全不同的能量模式。防禦性格的人察覺不到自己的完整，或根本不知道自己已經很完整了——因爲防禦性格的基礎就是「不夠」，我們永遠覺得不夠安全、不夠完美。這種人生觀充滿畏懼，總是在掃描外在世界有沒有威脅和疏忽。這種心態聚焦於外在，所以我們的能量會從核心往外散逸。當我們活出有靈魂的自己，能量集中於內，專注於核心，就能感覺到自己就是能量體，完整無缺。

爲了在**生活中**更意識到有靈魂的自己，我們必須更了解**身體**和**生物能量場**。因此我們要透過集中意念於核心，讓有靈魂的自己擁有更高的光子密度。我們要把焦點由外轉向內——原本總是很在意別人怎麼看我們，轉而從我們內部感受到自己眞實的樣貌。唯有這麼做我們才能覺醒，成爲眞實的自己。

圖 2-2 可以幫助我們理解。你可以把這想像成人類生物能量場的剖面圖，外層有各種不同的能量淤泥，內層就是我們的眞實本質。我們愈是聚焦於外在（把能量導向表面），就會讓愈多淤泥進來，外在層就愈厚；而外在層愈厚，我們的核心（有靈魂的自己）就愈沒有空

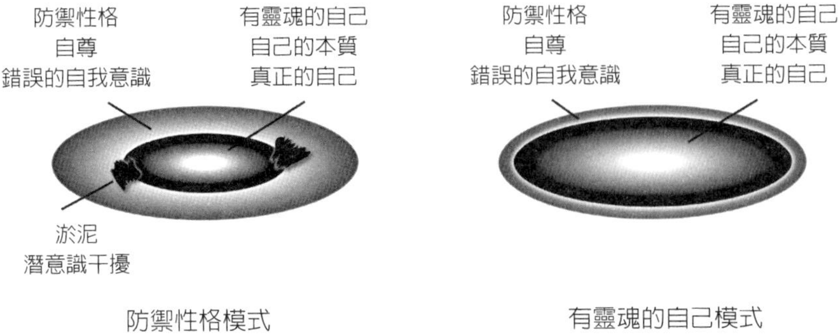

圖2-2

間。目標有兩個：清除外在層的淤泥，同時讓核心增加密度與厚度。

我們也可以從這個角度來觀察覺醒模式的進展：從防禦性格原本很害怕、很容易大驚小怪的狀態，轉變爲有靈魂的自己，過著優雅無痛的生活。我們的能量愈往外散，或是能量場有愈多淤泥，就愈無法理解或找到自己的眞實本質，便愈容易在人生裡掙扎。眞實本質的能量愈強，就愈不會往外散，我們就不會有太多痛苦。

透過能量七密碼，我們會持續增加核心的密度，散發出眞誠與踏實感（也就是有靈魂的自己），並收回防禦性格往外潑灑的能量。透過這種方式改變我們的生物能量場，就可以改變我們的人生觀、哲學和人生體驗。

我們都在這條路上——逐漸覺醒，發覺自己眞實的本質，活出有靈魂的自己。這代表以能量來說，我們愈來愈統合，愈來愈一致，愈來愈不會往外散逸。我知道人生有時候好像和這個觀念對立，可是，我向你保證這是眞的。第四和第五項眞相會有更多說明。

眞相四：你的人生就是你的作品，而且一直在拓展

科學證據顯示，具象的宇宙一直在擴張。你的人生是宇宙作品的一部分，你的意識也是，它們也不斷在擴張。有些科學家、包括我都認爲，這表示我們不斷在進化，我們一直在甦醒。這代表你人生中發生的一切，都是爲了讓你的人生能夠更加開闊。生命中的一切都是爲了你好，任何境遇都是**好**的。我知道有時候人在逆境中不會覺得一切都是爲你好，但只要你運用第二部的練習，就會開始察覺到這個眞相。

生命中很多境遇，如果有得選，我們永遠都不會選擇挫折，所以才會很難接受，很難理解。可是當我們覺得自己在接受的過程中掙扎，那就表示我們內在某處卡住了——維持我們生命活力的能量在那個區域散逸了，缺乏足夠的動能讓能量繼續流動。能量七密碼可以幫助你的大腦不再掙扎或拒絕生命中的困境（因此能量就不會受阻）。我們可以用新的架構來理解生命中的波折起伏，我稱之爲「轉運站對話」。

☼ 體驗更廣闊的眞相

艾麗是我的學員，她很可愛、聰明且堅強。她當時四十歲，以爲自己可以避免過去影響她的人生。我認識她的時候，她有嚴重的偏頭痛和其他身體狀況。她小時候就曾經因爲胃病和消化道失調（如噁心、便祕、腹瀉等症狀）而住院，這些問題待她長大後也沒間斷。她很容易發胖，而且在感情中很難投入眞心與親密關係。

到了二、三十歲的時候，艾麗覺得自己盡了一切努力在過「正常生活」。她在工作上的表現總是出人意表，不斷追逐成功，這樣才不會辜負自己。她和男人有說有笑，往往只是爲了感覺到有人在乎她，但又覺得自己的性生活太過將就。當我問她爲什麼要如此費力去尋求愛與歸屬感，她說她爸爸從她四歲開始就猥褻她，小兒科醫師卻說她的傷是因爲騎腳踏車時太用力了。因爲這些經驗，她在成長過程中一直不知道如何分辨眞相與謊言。她的防禦性格很擅長隱藏罪惡感與羞恥心，而她多年來不斷努力隱藏她的自我形象，用她的話來說，她覺得自己：「比深埋在泥土裡的蛇還要下流。」

二十歲那年艾麗未婚懷孕，對象是她還在交往的年輕男子。爲了不讓父親靠近孩子，也爲了保護兄弟姊妹的孩子，她決定必須讓家人知道眞相，公開她父親持續猥褻她的事實。她擔心家人不支持——果然應驗了，她媽媽和兄弟姊妹都不相信她，甚至威脅要讓她住進精神病院，不要再做出這麼令人不安的指控。

艾麗懷孕期間和爸媽住在一起，卻覺得很孤單。她選擇將女兒出養，才不會受到她父親侵犯。她接受諮商，也很努力讓自己過得好。最後兒童福利局起訴了她的父親，因爲她的外甥女告訴學校輔導員，她也受到侵犯，她父親才終於受刑。但艾麗依然能感受到過去的痛苦，與當下的內在衝突。四十歲了，她覺得自己身心俱疲、情緒壓抑，而且忍受了多段不健康的感情。她的例子完美描述了透過防禦性格生活時會有什麼遭遇。艾麗需要新的人生觀。

有次我在授課時，有位紳士問我：「我目睹了這麼多創傷與背叛，這一切怎麼可能都是『好』的？」我當下的回答反映出我在靜心過程中得到的印象，那就是「轉運站對話」。這個觀點幫助了艾麗和其他學員：

我們不能創造或摧毀能量。所以，既然我們自己就是純粹的能量，**我們知道我們一直是能量，以後也還會是能量**。此刻，雖然我們在地表上這個具象的空間裡有具象的體驗，但我們的軀體並不是我們的全部，我們的能量——我們的靈魂——才是我們眞實的自己；當我們離開我們的身體，下了這趟班機，我們還是眞實的自己。我們會從浩瀚的宇宙中看著自己，納悶著：**如果我們用這副軀體出現在這個星球上並非偶然，而是一趟有意義的旅程，要用有靈魂的自己體驗出更廣闊的實相呢？**如果是這樣，我們要怎麼解釋目前的人生際遇？這時候「轉運站對話」就能幫得上忙了。

☼轉運站對話：學會用廣闊的視角看人生

你可以想像自己在宇宙轉運站裡，和其他人在轉機，準備搭上這一趟班機。你在等待的時候和轉運站裡的其他靈魂閒聊，討論著你們到了凡間以後有什麼計畫。你說你想要學習、想要成長，想要體驗看看自己能不能發掘眞實的本質，喚醒能量，開創自己的人生。

其中一個靈魂說：「我想要習得智慧。」

另一個靈魂說：「我想要習得勇氣。」

第三個靈魂說：「我想要體驗毫無條件的愛。那你呢？」

「嗯，」你可能會說，「我想要透過很多體驗來喚醒自己。我想要知道我有多少寬恕、原諒的能力。好，我要選擇挑戰寬恕第十關。不是第三關或第四關哦。我這次要拚了！」

「寬恕第十關……哇！那，你要怎麼破關？」

「嗯，我也不確定。我想我一定會碰到某個……幾乎不可原諒的人吧。」

這時有個乘客問了這個重要的問題：「這關有什麼？」

你說：「嗯，或許這個人下班之後喝多了，還堅持要開車，穿越了馬路中線，直接迎頭撞上我的車。既然是第十關，可能他害死了我的家人，或甚至害我終生殘廢。這種遺憾大可以避免，可是他就是完全沒有責任感。在我痛苦、憤怒多年，並因爲無法原諒他而一直受苦之後，我會在內心深處發現眞實的自己，若非這種等級的痛苦，我可能永遠無法找到我眞實的本質——然後我就能原諒他了。」

你停了下來，想到了轉運站人來人往其實很適合找旅伴，你想問問有沒有人願意和你一起去凡間活一遭。

「誰想要當那個駕駛？」你問。沒人舉手。

「拜託嘛，」你懇求著，「我等了好久才終於有機會進化，這是我求來的機緣。有沒有人願意幫我抓住這個機會？」

有人終於開口了：「我來吧，我知道這對你很重要。再說，這可以協助我完成自己的任務，我想要學會饒恕自己。」

「太好了！謝謝你。你願意爲我這麼做，我很感動。好，那我們凡間見！」然後你們就上機了，準備面對靈魂最艱鉅的挑戰。

轉運站的對話當然只是一個比喻，讓你理解自己不是獨立的凡人，而是累世的能量。我們都會忍不住想要打斷生命的自然流動，但這個比喻可以療癒我們，讓我們不要太切身地去理解生命中的境遇，而把這些波折都當作是人生中的課題，讓靈魂能夠再次相遇。當我們用這個廣闊的視角來看人生，就會知道我們其實創造了自己想要的廣度，並且發掘了美、力量、善良、勇氣、關愛等特質的深度；換句話說，我們的偉大有很多不同的面向。

你可以理解這個比喻讓我們獲得了多少力量，得以重新面對生活中發生的一切嗎？這個比喻讓我們不再把自己當成受害者，也不再從覺醒模式的背面來思考人生經歷。我選了一個很激烈的例子，因為這則故事協助了全球數千名學員轉化。以能量來說，這個比喻會在你的心中留下一個位置，讓你敞開心胸接納轉運站對話，進而產生療癒的力量。

我們現在能用全新的方式來理解人生了：「好，我原本只會化悲憤為力量。如果真的是我自己**創造**了這個處境，要來喚醒我的靈魂然後進化呢？讓我更清楚我真實的本質呢？我現在還不了解自己的偉大，如果是我在更高的層次上**要求**這個經歷，讓我能探索更美好、更強大、更偉大的自己呢？」

這個看法不但能給人力量，還能讓你徹底解放。我想請你深呼吸，繼續看第五項真相。

眞相五：生命的目標就是要發現你的創造力

把自己視為生命的創造者，並且進入眞實的本質，活出有靈魂的自己，不代表你的遭遇就會變得輕鬆，或是就不會經歷痛苦。可是，當你擁有了新的人生觀，理解到人生遭遇是來協助你破關升級的，那你就會明白，你不需要在這個關卡帶來的痛苦上再添更多委屈。你不會覺得事事都是在針對你，不會覺得這些事情很負面，綁手綁腳，限制了你、限制了周遭的人、限制了這個世界。你不會去製造能量的淤泥或包袱來困住自己。有了這個人生觀，你就會知道自己是強大的創造者，生命很仁慈寬厚，會順著你的計畫完美開展。只要你選擇相信轉運站對話，就能幫自己從痛苦與喜樂的經驗中獲得能量與解脫，朝著最正面的方向前進。

艾麗的認知轉變就是很棒的例子。她過去處境艱難，也曾經無法爲自己發聲辯護，但她明白這一切關卡都是爲了要讓她的靈魂進化，所以她不只很感激過去的波折，也開始發現「存在的偉大」。她現在認爲自己是所有生命體驗的創造者，因此在面對過去時，她能透過已覺醒的人生觀來檢視折磨她的痛苦回憶。她能夠順利且自然而然地寬恕過去，對過去傷害過她的人放下憤怒與仇恨，將來就沒有什麼好原諒的了。

有了這份領悟，艾麗積極運用能量七密碼的練習（你即將在第二部學到）來化解過去殘留的情緒，活出有靈魂的自己。結果她生活中的方方面面都痊癒了：頭痛和消化道問題沒了，她瘦了二十五公斤，目前還繼續瘦身中，而且她現在不管是和家人或情人相處，都能擁有充滿愛與信任的關係。

我小時候也曾經受到遠房親戚性侵多年，我知道如何引導艾麗進行能量七密碼。我的童年讓我搞不清楚信任、愛與外在連結，因爲侵犯我的人威脅我，若我告訴任何人，下場會很慘。我接下來的幾十年都失去了說出眞相的能力。後來，我運用能量七密碼化解了我的困境，又在許多場合教學，所以我才會如此堅信能量七密碼的力量。我眞的很感激那位遠親的惡劣行爲，讓我學會了饒恕，也讓我產生了去看到每個逆境潛藏的善意的濃厚興趣。我不只想從前世和環境去找答案，這個經歷讓我不斷地追尋，最後發展出了能量七密碼，完成這本書。

當我現在從覺醒模式的正面回顧這一生，我可以看到自己在不同階段擁有不同的人生觀——從過去認爲人生處境逼我吞了很多委屈，到後來徹底自由、擁有自己的力量。在這個新的位置上，我不再受到外在世界控制，任由外界「**給**」我不同的遭遇——顯然我人生中的經歷是**我要**的，都是爲我好，都要我自己去**體驗**；顯然是我在森林裡留下麵包屑，帶領那個更渺小、更獨立的我去發現原來眞實的我更偉大，而我就是人生的創造者。

我對轉運站對話的理解，讓我有能力原諒父親所做的遺囑決定——並且深情、眞情地往前進，讓我能繼續對他的研究做出貢獻。儘管剛開始似乎很痛苦，這段經歷讓我學到最多，更清楚自己的能耐與力量。我發現我不需要外在認同或肯定才能察覺到更偉大的自己，並活出更偉大的自己。不管外在有什麼變化，有靈魂的自己就存在於我的所有層次中。過去，我深愛父親，也會持續深愛他，就算是他在遺囑中排除了我，也不會動搖我的價值、能力和創造力。知道這一點，並眞正在生活中實踐，影響比深遠更深遠。

當我們能原諒侵犯我們的人（因爲我們知道他們所扮演的角色讓我們最終能解放自己、拓展人生，而我們就是人生的創造者，是我們在轉運站要求與他們結緣才有了這段遭遇），就表示我們正站在覺醒模式的正面觀照人生。這不代表我們要怪自己招惹了如此劇烈的痛苦或創傷，而是指出了我們眞正偉大之處。**如果你遲遲無法獲得想要的支持，或許是因爲你不需要**。如果你一直沒收到你要的東西，或某個能讓你活得更輕鬆的東西，或許那是因爲你已有足夠的力量可以自行創造。如果有件事造成了不可置信的痛苦，或許那是爲了讓你看到你的偉大之處，因爲你就是宇宙，沒有其他更強大的事物能傷害你。或許你此生的任務就是要來凡間覺醒，理解這一點。

我要請你花點時間想一想。當我想通了以後，這個觀點從此改變了我的人生。

另一個重點是，我們在轉運站所提出的要求中沒有細節：我們不知道究竟我們在尋找的那個機會將會用什麼方式呈現。就連我們在故事中所用的饒恕第十關也只是比喻；你可能會透過這樣的悲劇來過關，但這個關卡情節未必如你所想。但請放心，我們就和純然的意識一樣。

艾麗向我求助時，對她至關重要的一點是，她必須明白她沒有在轉運站要求任何人侵犯她，這不是她創造出來的過程；她要求並創造了體驗饒恕第十關的機會，並發現她有能力可以無條件地愛自己和其他人。

有時候轉運站對話比我們的眞實處境激烈，大部分的人可能只是碰到家人不支持或老闆難搞。爲什麼有些人要承受劇烈的遺憾、病痛、傷害呢？因爲**大的能量體可以挑戰大關卡，而且他們會馬上著手**。大的能量體會在轉運站要求轟轟烈烈的遭遇，因爲簡單的關卡已經無法讓老靈魂學到新技能了，無法成就這一趟的「偉大」。對於已經來過凡間很多趟的旅客來說，他們需要眞正的挑戰才能撼動能量體的基礎；他們都能毫不猶豫地果斷處理小事，所以大能量體需要重大關卡，就像艾麗那樣，才能找到他們的圓滿和偉大。

從能量的層次而非關卡的層次思考

在我們還不明白自己的具象人生經驗也有能量、靈魂的維度之前，我們只會用關卡的路線來過活——我們相信外在及生活表面所發生的情節，不知道這趟旅程中有宇宙的安排。我把這種人生觀稱爲「碰碰車生活法」。人生不斷拓展，爲了讓我們覺醒，我們透過**摩擦**來成長——摩擦造成了心理痛苦，讓我們從挫折中學習教訓，我們透過摩擦來發現眞實的自己。我們花很多時間，不斷體驗哪些不是眞相，來發現哪些才是眞相。就像遊樂園裡的碰碰車，我們互撞，然後倒退，轉方向盤，再撞上其他東西，用這個消去法來找到眞相。

可是當我們搞懂了轉運站對話，我們就獲得了力量，可以用這個全新的方式來面對人生。當你知道你就是人生的創造者，而且有意識地承擔這個角色，你就擁有了不同的能力和權威——原本只是坐在後座或尷尬地遙控，後來可以光明正大坐在駕駛座上。這會幫助你有意識地進化，逐漸完整，而非無意識地糾結在關卡的層次（可能要卡關卡好幾個月，或好幾年）；你可以直接在能量層次面對人生，只要花幾分鐘、幾小時或幾天，就能疏通能量。我們會看到自己在能量層次迅速有效地做出持久的改變。

當你有機會「搞懂」轉運站對話，就會發現在接納與領悟的瞬間，你就開始擺脫恐懼與無知，有意識地完成人生的使命。你會開始清理這些創傷和難關帶來的能量淤泥，淘出關於眞實本我的眞相。最意味深長的是，你會把自己放在振動區間，眞正的啓發就會從那裡開始。你原本處在三維空間的局限之中，但你將能夠進入多維度的神性空間體驗，並獲得更高的視角。

關卡層級只是症狀層級，眞正的**根源**在於關卡之下流動的能量。記住這點，我們就會明白唯有到了能量層級，才有最強大的力量可以創造變化。關卡路線永遠比較難。爲什麼？因爲我們的大腦開始寫故事情節之後，就擺脫不掉——故事情節讓大腦有錯誤的方向感和踏實感。大腦會讓故事「很合理」或「不對勁」，這些故事都會消耗能量，讓我們要多費工才能解決問題。越過了關卡和情節，我們就能自由做出有效率且持久的改變，讓能量流通，進而創造更多新能量，或者更新既有的能量，讓我們恢復活力。

我們很快就會談到要怎麼做。目前，你的工作是開始認爲你的人生中沒有讓你活不下去的問題，也沒有你必須回應的問題。把所有「問題」都當成專案。痛點並不是需要修理或療癒的「故障」，只是一些疑問，而答案就深藏在你心中，必須從心底釋放，讓答案浮現在你的意識裡。系統中任何遲滯的能量都會成就你的偉大，只是這份能量被包起來了。每一個包袱都會讓你更完整，讓你對自己和這個世界更自在。最終，當這些包袱都打開，重新連接上你的系統能量流，你心底最深層的豐盛富足就會浮現在你的人生意識中，爲你展現靈感、創意、奇蹟，讓你發光發熱，讓你看到幾乎是充滿魔力的人生。

在開始從能量層級改變人生以前，你必須更了解你的能量系統——它看起來是什麼樣子、如何運作，有什麼工具可以運用，以做出正面、持久的改變。因此，在第三章，我會給你一堂生物能量基礎的速成課。到了第二部，就會開始學習能量七密碼，從理論出發，找出有靈魂的自己，體現你的眞實本質。

第三章
隱形的你：生物能量基礎

想像你是一個能量體，來到這個世界。你才剛結束轉運站對話就登機了，接下來，你緊急著陸，瞬間能量四散，你原本的自己變得很破碎，完全失去方向感，無法在新世界探索。你罹患了「宇宙失憶症」，不記得自己到底是誰。因爲你不知道自己眞實的身分，要在這個世界遊歷只能靠你在具象世界裡的遭遇來找到方向，所以你發展出一個全新或錯誤的自我。爲了要在你經歷的過程中搞懂人生，你的大腦會編出很多故事情節，解釋你爲什麼會有失落感、誰造成你的失落感，以及你碰到的事情對你、對其他人、對這個世界有什麼意義。這些故事情節都會變成大腦的信仰和理念，形成很狹隘的人生觀，完全不像你眞實本質的人生觀那麼寬宏。

所有人都會經歷這種能量四散、失去自我的過程。我們共同的命運就是要把自己四散的能量重組在一起，從宇宙失憶症中甦醒，並憶起我們眞實的身分。

這就是爲什麼我把人生稱爲「覺醒專案」。生命是爲了要持續鼓動有靈魂的自己所擁有的高頻能量（亦即讓我們的靈魂能夠持續完整地進入體內），這樣我們就能在地球上發現並體驗到自我的完整。隨著不斷把四散的能量都整合到自身的系統中，我們會建立新的神經迴路，並拓展出更開闊的人生觀。統整好能量之後，我們就會知道自己眞實的身分，而傷痕、缺陷、錯誤所帶來的痛苦便不復存在。我們會感覺到徹底的完整。

你的系統本來就有療癒的力量

幸好你正前往這個完整之境。你的系統原本就設計好了，要朝整合的方向前進，而且會不斷提供你線索，透過身體病症使你察覺你的能量正在散逸。你的大腦可能會把這些症狀當成是問題、麻煩或不健康的行爲模式，例如排斥親密關係、委曲求全的感情或是在爭執中推卸責任。不斷失業、持續發生財務困難、反覆的身體病痛，都是爲了要提醒你生活已經失衡了；其他症狀可能是長期或持續頭痛、背痛或消化道問題。這些暗示都是爲了要讓你知道除了你認可的生活方式，人生還有更多選擇。

這些症狀會持續造成痛苦，直到我們找到方法去化解——通常只有在明白這些症狀的用意之後，才會找到化解之法。我們要在經歷困境時，讓眞實的靈魂體逐漸顯露出來，如此才能取用眞實本質的高頻能量，例如勇氣、寬恕、憐憫、愛、創意、接納與喜樂，從而解決所有問題。

內在能量層次也有訊號或症狀。其實你從小到大有很多次經驗，只是你可能不知不覺——或許是能量的轉變造成身體的感受，像是胃部打結、喉嚨腫脹、面對批評或有突發狀況時就緊咬牙根，有些人回想到過去時也會咬牙；可能是背脊發涼、手臂上的雞皮疙瘩，或是在毫無準備的情況下被點名上台就會雙腿發抖。當我們不習慣從能量層次來理解人生時，這些身體變化是最有效簡單的安撫、療癒，能讓我們感受到完整。**在能量層次，我們不需要在問題產生變化前就急著去解決**。比邏輯理性思考和策略更高等的智慧會引導我們療癒，逐漸臻至完整。事實上，大腦也不必意識到我們的系統究竟在做什麼。

讓我說幾個親身經歷，來幫助你了解我在說什麼。

布達巴地的意外收穫

在布達巴地，我還遇到了其他意外的驚喜。每天早上，我和旅伴會走進修道院，坐在堅硬的大理石地板上數小時，和上萬人一同靜心，等待賽巴巴大師。這過程很難受，因爲我才剛進入靜心和靈修的世界，而且當地的街道和居民都很髒，有很多灰塵，我不習慣那裡的食物，還有各種臭味刺激我的感官。若不是因爲離家太遠，而且我受邀到印度前就在靜心過程中獲得了奇幻的體驗，我肯定沒待幾天就打道回府了。然而，有股力量讓我繼續留在那裡。

有一天，我和旅伴沒有去修道院靜坐，而是留在老師家中。她家就在修道院牆外，從窗外可直接鳥瞰中庭廣場，看著賽巴巴大師每天早晨緩緩步入大殿。那一天要爲修道院中的女性賜福，所以賽巴巴大師沒有走平常的路線，而是轉到了我們三樓露台的正下方。那天特地爲他鋪了紅毯。當他來到紅毯末端，他在數千名女眾前停下腳步，舉起手做出祝福的手勢。

我有點質疑這種華麗的崇拜儀式，因此僅只遠觀，但最奇怪的事情發生了——當賽巴巴大師的手從身體正面往上抬時，我的手也舉起來了！我的雙手不受大腦或意志控制。同時間，我的胸口一陣火熱。一股圓滿而美好的感受在我體內點燃了，我覺得自己輕盈如羽毛。一秒鐘之後，有股能量往我胸口襲來，強烈到我整個人失去平衡往後倒。我們團裡的另一個女生茱莉亞是很強大的能量治療師，她也有一樣的反應。我們兩個往後倒之後，不可置信地互看了一眼。

忽然間，我覺得臉紅發燙。茱莉亞扶我靠著牆壁坐下來。幾分鐘後，整個房間紅得發亮，好像有一盞聚光燈打開了，亮到讓我什麼都看不到。這時候，光線變成橘色、黃色、綠色、藍色、靛色、紫色，最後是白色。我後來發現一感受到顏色變化，我體內的情緒就跟著變化。滿室紅光時，我感到相當深刻的歸屬感；當周圍都是橘光時，就變成了一種安撫人心、充滿智慧、與眾連結、無所不知的感受；接下來則是在房間散發黃光時有一種明快澄澈的感覺；當這些顏色都混合在一起，我所感知的一切便融化成最讓人喜歡的溫暖與奇幻感。

一種「充滿愛」的粉橘色閃著、閃著即變成金光，然後化爲綠色調，接下來我覺得愛溫暖地將我環抱。當我的周遭在這股愛的氣氛中安定下來以後，光線變得更強烈，好似倒持望遠鏡，我內在的視線相當集中、聚焦，有一種「因果關係」填滿了我的存在，就像胎動一樣，我覺得我想要再經歷上百萬次。接著，純淨明亮的鈷藍光充滿了整個空間。我的頭顱中心又冷又熱，裡頭的空間好像穿越了光年，而我找不到能量體的邊界。紫色的光線這時閃過，我在一片空虛中坐了好一陣子，最後消失在無垠的白光中。感覺過了許久，我在全然的狂喜之境振動，我想永遠待在那裡。感覺就像我透過吐納逐漸完整。

當我睜開雙眼，房間裡什麼都沒有。我的同伴體貼地讓我留在那裡體驗整個過程。這個體驗讓我和其他人明白感受到體內那深奧的領域開始找到回家的路，並將會持續帶我回家。這時，我用了全新的方式進入這個讓人驚嘆的能量世界。能量在流動，我的意識跟著能量，好像一切就只有能量。確實，我感覺到自己就是能量。後來我才學會如何刻意進入那個狀態，也學會如何透過隱藏的奧祕矩陣連結其他人，那矩陣就在我們每個人存在的基礎裡。再過一陣子，我就發現我們每個人都辦得到。

賜福事件發生得很快，不是我當時所能創造或靠練習來體驗的。這次和其他次進入能量領域的過程都是自發的——不受我的大腦控制。放鬆心智不去控制，後來變成重要的關鍵，讓我能夠協助數千人運用能量七密碼，不過當時我只是單純享受這過程。

身體覺醒瑜伽

從印度返家之後，我進入能量領域的旅程就加速了。我不斷經歷這種新「體驗」，有時在日間、有時在夜間。我發現自己一直活在能量層次的狀態，會在想法尚未成形之前就看到並感覺到能量在移動。我並未刻意去顯示能量，而只是觀察，這完全超出了我平常的理性思考。有時夜裡醒來，我的姿勢很奇怪，後來都無法做出一樣的動作。我覺得好像進入了某種未知的能量模式或形狀，我的能量系統在睡眠過程中要對上那個模式。這很神祕，但也很美好，因為我的脊椎側彎好了。我一出生就有脊椎側彎的問題，壓力和脊椎錯位還造成了偏頭痛。

夜裡的活動持續著，我發現能量模式就是在表達神聖幾何符號，和瑜伽姿勢一樣。後來我能夠在白天做出晚上的動作了。我不熟悉瑜伽，但這種自發行為讓我往療癒與整合的境界跨了一大步。事實上，我重新發現並詮釋了古老瑜伽裡蘊藏的豐富療癒智慧，許多精華已經因為數百年來翻譯為外文而消失了。理解了瑜伽真正的潛力與目的之後，我獲得全新的認知，開發出一套教學系統：**身體覺醒瑜伽**。這套課程已帶領數千人體驗奇蹟與啓示，有些人在瑜伽墊上見證奇蹟，有些人則是在做完瑜伽之後。瑜伽可以完美輔助能量七密碼練習，所以我在第二部的每個章節末都會提供一個瑜伽體位，讓你給身體更牢固的基礎，喚醒你的意識。

除了夜間瑜伽，我還發現自己在睡眠過程中從體內意識到了截然不同的體驗。當時我半睡半醒，進入了夢境，有點像是夜裡自然地開始靜心。我感覺到我的能量在體內「解決問題」，好像在疏通自己的糾結。能量從我的體外拉進來，從頭頂上方穿過全身，再從雙腳流出去，能量經過時明顯在我體內造成結構變化。我的肌肉放鬆了，感覺好像能夠滑入某些身體部位，我以前從來沒有過這種經驗，就好像我可以藉由呼吸進入所有身體部位，打開並放鬆。我脊椎的關節會鬆開，腸道和腹部的組織會放鬆，我的身體會由內往外自然伸展，我便學著參與或跟隨這股深層的內在能量運動（古人稱這種覺醒過程爲**昆達里尼**能量與**三摩地**，指往內深刻地集中精神）。

我愈是有意識地依隨感官並和當下的感受「合作」（溫柔地揉捏能量影響的區域），便愈能感受到能量的軌跡，讓組織順著能量穩定下來。有時候，能量的變化會伴隨情緒，我可能會忽然淚崩，或者沒來由感覺到狂喜。這個過程神聖超凡。

身體心理學（Somatic psychology）發現，人碰到創傷或情緒超載時，無法完全消化這個經歷，而未消化完的部分就會分散到大腦裡、儲存在身體裡——進入能量場。爲了從身心系統釋放創傷，並重新整合腦中破碎的感受和記憶，我們一定要有意識地去理解有哪些經歷被分散了，才能重新組合出完整的「情節」。我靠這個信念成功協助診所內的病患多年，可是我自己的經歷卻不同。我只顧著幫助病患，卻一直沒有理清自己的人生「情節」和來龍去脈，也不想化解心中未癒的傷痛。事實上，我完全沒用上理性思考的大腦；我的大腦只有觀察並跟隨能量。這樣一來，我處理的是情節**之下**的原始能量，面對更深刻的層次。在這個體驗中，唯一存在的只有我的**覺知**，**能**量流過了我的身體，還有能量產生的**效果**，即能量流動時帶來的改變。其實，我愈是接納能量在我身上的作用，就愈能夠察覺到我自己**就是**那股穿過身體組織的能量，我就是在體內抒解包袱的那股能量。這個體悟帶來的變化非常廣大。

能量在流動，我可以看得出來，也感覺得到，能量解開了塵封的情緒，那些我過去完全不想知道的情緒。對我和我分享的對象來說，能量修復的結果很明確：黛絲打破了她越野賽跑的紀錄；珍妮克服了不孕，在醫生診斷出不孕症之後生了好幾個小孩；大衛在十年前失去妻子後就陷入憂鬱，後來走出了憂鬱症的陰影。能量的世界很眞實，那是我們通往自由與幸福的道路。

在**這個**層次上（思考、精神、情緒之外），我要請你面對你人生中所呈現的問題或症狀，因爲問題的根源在這個層次，能量就是在這裡變得破碎而往外散逸。若想在能量層治癒我們的人生，就必須讓邏輯思考的大腦放棄控制。**我們必須讓能量帶領，讓大腦跟隨**。我們的能量就是眞實的我們，永遠不會失敗。要讓能量帶領，我們就必須內觀，看能量在內在流動，觀察能量的方向和解答，不要參照外在世界。若要意識到有靈魂的自己，並活出有靈魂的自己，就要用這種方式參照自己的能量。

古代東方的吠陀教義認爲，人生有八項最重要的功課，其中一項就是學會從外在世界抽離感知，轉而關注內在世界——將我們的覺知從人生情節的相對眞相，轉移到能量的絕對眞相。我認爲這很有道理，我先從自己的體現過程中發覺這項道理，後來才認識了吠陀教義。我們如果眞的想覺醒，眞的想要充分掌握人生，就必須教大腦整合深處的能量智慧，了解生命的眞相，並學會自我參照。目的不是要學會如何應對外在世界，而是要讓我們的思緒、行動、表達都變得更有創意、更有創造力。我們要讓所有的行動都符合眞相、符合眞實的自我，唯有如此，我們才能體驗眞正幸福、圓滿、健康、平安的人生。

能量七密碼會給你一套系統化的方式，讓你學會自我參照，並活出核心的能量。爲了妥善利用能量七密碼裡的練習，你要先了解能量系統的模樣、功能，並知道如何整合能量，這就是我們的目標。

能量流動的架構

許多能量療法從業者都會跟你說，我們的能量系統會動，然而能量的流動是有架構的。我的「人形環狀圖」（圖3-1）就描繪了能量在系統中的動線，呈現出我們體內和身體周圍的特定路徑；此外，我們體內還有幾個自然的能量基地或能量中心，稱爲**脈輪**。環面就是一面會折射光線和力量的鏡子，在人形環狀圖中圍繞人形的就是一個等邊的三維能量力場。

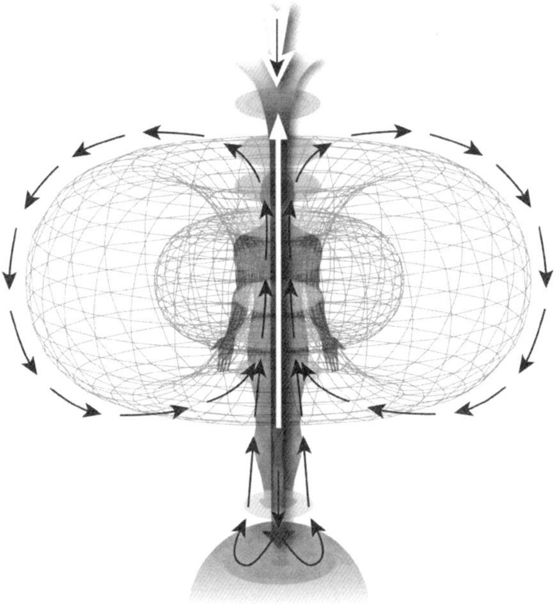

圖3-1，人形環狀圖

人形環狀圖

在這張圖裡，有個人站在地球表面，能量流過他的系統，也會像個甜甜圈環繞他。他的心臟周圍有個比較小的能量場，集中了高度的能量。從頭頂往下的箭頭代表了高頻的宇宙能量，來自體外，衝過身體中心，從雙腳竄出，深入地底。往下穿過這人身體的能量就是我們的眞實本質；那是純粹的精神能量，純粹的意識。那就是眞正的**你**。**你**的能量往下傾瀉到地面再往回衝，創造出能量流，也就是我們所知的肉身。

宇宙能量往下衝擊地球，有靈魂的自己所具備的高頻能量也跟著落地，可讓人類使用、消耗，這代表我們能夠以人類的姿態感知並進行意識的進化。能量從身體中樞往上，沿途開啓不同的能量中心。儘管我們無法記起自己的眞實本質，因爲來到凡間著陸之後能量四散，但這股能量非常眞實透澈。那就是靈魂，我們眞正的自己。這股能量不但打造了我們的身體，且不斷再生，也創造了我們在具象人生中所體驗的**一切**。

在能量流動和創造實相的過程中，脈輪相當關鍵。脊椎就是我們身體的主要能量中樞通道，沿著脊椎，有七個旋轉的能量中心。

脈輪

每個脈輪（能量中心）就像是廣播頻道，各有獨特的振動頻率——每一個頻率對應到光譜上有各自的顏色。賽巴巴大師賜福時，我在樓上看到了空間裡的顏色變化，那就是因爲能量流過了不同的脈輪，喚醒了我系統中樞通道上的能量中心。隨著能量穿過我的身體，能量經過不同的脈輪時，我就會體驗到那個脈輪獨特的頻率、特質，並喚醒對應的內涵。

環狀能量場會如圖3-1箭頭標示的方向流動。從腳下的箭頭可以看到，我們的本質能量一從中樞通道往下碰到地面之後，就會迴流再沿著中樞通道而上。這股能量向上時，會碰到脈輪或身體電磁場內旋轉的能量渦流。脈輪會將高頻光能（即光子）轉移到身體不同的部位。最終，我們有多擅長整合這些能量，就決定了我們的意識層次有多高。

當脈輪都敞開，並且讓能量通行無阻，能量就可以在毫無干擾的情況下順利在體內往上升。在圖3-1中，能量穿過中樞通道一路往上升，從頭頂正上方的頂輪衝出去，然後像噴泉一樣從四面八方灑下來，再從脊椎根部的海底輪回到體內。能量以這個模式持續循環，創造出環狀流，不斷從頭上補充能量。我再強調一次，那股能量就是**你**。我們的系統在設計之初，是要用這種方式來維持顚峰的健康和幸福狀態，因爲我們**正是**流過身體的能量（充滿智慧、蘊含豐沛創造力的精神能量）。能量流不受阻礙，我們的具象人生才會完整；只要流動不順暢，我們就會感受到能量散逸，或想法扭曲。

如果能量包袱堵塞了任何一個脈輪，就會干擾能量流，造成能量搖曳，因爲能量必須繞過淤塞物，無法順暢流過中樞通道。能量開始搖曳，就會造成能量場變形，扭曲了我們對眞相的覺知——讓我們誤以爲沒有機會、沒有愛，感受到匱乏和貧窮。圖3-2是另一張環狀圖，他的能量場因爲能量不穩，所以變形了。

回頭看能量七密碼的第二項眞相「你的人生反映了你的能量」，我們可以看到這個環狀能量場創造了我們的實相。當你展望這個世界，你的觀點就會依照能量場而變化。任何包袱、干擾或脈輪頻道之間的神經迴路斷線，都會造成能量場變形，讓你用扭曲的濾鏡去看世界。防禦性格認爲人生很苦，或誤以爲自己就是不夠好。

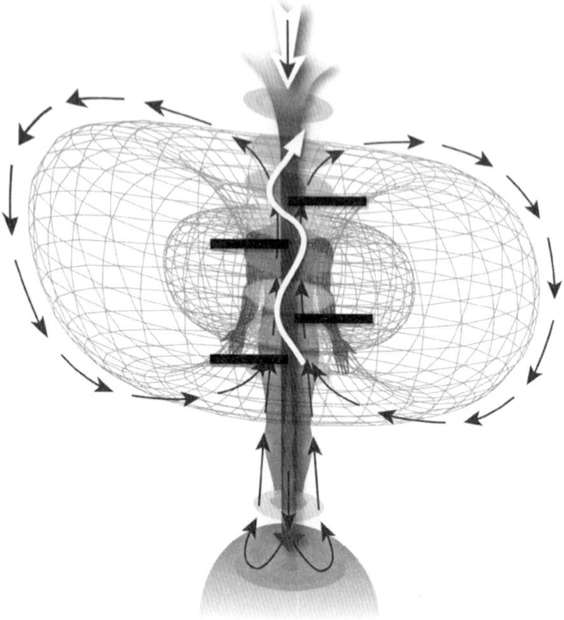

圖3-2，扭曲／搖晃的人形環狀圖

能量多半會透過脈輪成爲具體的實相，因爲脈輪和我們的意識有直接的關聯。每個脈輪掌管不同的生活面向，而那個脈輪的能量狀態會影響我們的看法與應對。任何一個脈輪若能量流動不足或受到干擾，就會造成某個生活面向失能。每一個脈輪掌管一個內分泌腺體，所以能量的平衡流動也會影響我們的內分泌（我們會在第九章探討新科學如何結合了光、能量和化學，讓我們更了解自己是何等奧妙的生物）。

好比通過脊椎底部海

底輪的能量如果不夠多，一個人就會覺得不夠踏實，在生活中會缺乏歸屬感，無法掌握自己的天賦、能力和權利，活出精采的人生。海底輪若氣不穩，就會影響到上方的脈輪，因爲能量會往上走。第二個受到影響的就是臍輪，可能會導致人際關係受挫、創意不足或性能量失衡。第三個脈輪（太陽輪）受到影響則會造成自尊下降、世界觀不清楚，導致防備心和痛苦都更加強烈。

【表3-3】整理出脈輪系統的不同能量，與各脈輪所代表的意識層級。我們將在第二部深入探討脈輪如何影響我們的實相。

爲了進行量子翻轉，體現有靈魂的自己，並獲得更平靜、更順暢、更喜樂的人生，我們一定要消除能量場中的斷裂、淤積或干擾，讓能量順暢地流動。就像我反覆說的，「人生不順就是因爲身體裡的能量不順！」而且，「身體裡的能量不順，人生就不會順！」

能量流通，就能打開脈輪。脈輪愈是敞開，讓能量得以通過，並且流經中樞通道，我們就能表現愈多眞正的能力與潛力。舉例來說，臍輪氣場通順的人，因爲臍輪掌管心智活動，他就能掌握自己的能力並充滿自信；若是心輪氣場通順，就能眞誠地對人和善、友愛；這兩個脈輪能量通順的人，就能夠用充滿愛的方式去展現個人能力。

因此，我們的系統愈流暢整合，就愈能體現有靈魂的自己。讓中樞通道有健康的能量流，就是我們最主要的功課。

我們要和所有的生命能量合作，清除干擾，活出完整而眞實的自己。

覺醒模式正面的特點	練習	呼吸法	整合各脈輪的瑜伽動作
神性人格、魅力、奇蹟般的成就、超然、泰然、能配合更高的使命、內在視覺。「我就是神性的存在」「我是那」「生命反映出我的本質」。	・找出屬於你的靜心風格 ・運用中樞通道呼吸法在大自然中行走 ・專注當下，心無雜念 ・整合兩種能量模式，投入有靈魂的自己	中樞通道呼吸法	・大休息 ・頭倒立 ・寬腿前彎 ・兔式
領袖魅力、強烈直覺、健康的人生觀、隨遇而安、創意豐沛、超越五感的覺察力、理解「背後」的意義、「我所見超越了雙眼」。	・鹼灰營養飲食計畫 ・有意識的運動 ・透過思維調整體內化學 ・腦部瑜伽（時鐘呼吸法）	視線呼吸法	・下犬式 ・肩立式 ・嬰兒式 ・反轉戰士式（又稱戰士四式） ・平衡式
擅長溝通、容易靜心、有藝術靈感、懂得傾聽。「我能透過愛和關懷聽到並說出真相」「我在這裡充分體現自己」「我的人生反映了我的內在世界」。	・七大脈輪呼吸法 ・一千根小吸管呼吸法 ・蕨葉呼吸法 ・療癒呼吸法	實現呼吸法	・眼鏡蛇式 ・鋤式 ・橋式 ・唱誦（歐、嘛、哈）
關懷、無條件的愛、有意識的性生活。「宇宙很豐盛，每個人都足夠」「只有一個存在：我們都合一」「一切都反映出神性，一切都是為我好」。	・建立愛的存在感：選擇被愛 ・愛的初檢 ・所見都是愛（一切都是為我好）	和諧一心呼吸法	・三角式 ・穿針引線 ・魚式 ・仰臥脊椎扭轉
尊重自己、尊重別人、個人力量、彈性、高自尊、隨興、不受約束。「我走我的路，你走你的路」「我讓大腦接受各種可能」。	・莫特步法 ・莫特步法進階版 ・生物能量同步療法解放版（B. E. S. T. Release）	太陽輪呼吸法	・駱駝式 ・弓式 ・反向桌面式 ・新月戰士式 ・火呼吸
內在覺知、信任、表達良好、能接收到感受與創意。「我在人生旅途中能感覺到自己的方向」「我不需要你給我任何東西，我是來這裡分享的」「我追隨我的直覺」。	・讓身體來處理 ・無以名狀，只要去感受 ・隨時內觀 ・不必想，即刻擁有	船式呼吸法（彌勒佛腹式呼吸法）	・船式 ・鴿式 ・單車式 ・坐姿扭轉 ・火呼吸
自我掌控、身體能量充沛、踏實、健康有活力，能認知到「我就是能量來源」「這是我的舞台」「我有歸屬感」「我能創造我選擇的體驗」。	・主體—客體—主體 ・中樞通道錨點 ・中樞通道呼吸 ・掉進去、掉下去	中樞通道呼吸法	・椅子式 ・戰士一式 ・金字塔式 ・樹式 ・站姿前彎

表3-3，脈輪一覽表

	影響的身體部位	覺醒模式背面的症狀
頂輪 位於頭頂 肌肉音符：B 光 紫色、白色	頭顱上半部、皮膚、大腦皮層、右眼、右腦、中樞神經系統、松果體	憂鬱症、過度思考、困惑、對汙染源敏感、慢性疲勞、癲癇症、阿茲海默症
眉心輪 從額頭中心往內直達大腦中間，位於雙眉之間 肌肉音符：A 意識 靛色	雙眼、頭顱底部、雙耳、鼻子、左眼、左腦、鼻竇、腦下垂體、松果體	噩夢、妄想、頭痛、學習障礙、視力不佳、腦神經問題、青光眼
喉輪 位於心臟和喉嚨中間，頸子底部的中央 肌肉音符：G 聲音 藍色	口、喉、雙耳、頸、聲音、肺、胸、下顎、氣管、後頸、手臂、甲狀腺、副甲狀腺	完美主義、無法表達情緒、創意受阻、喉嚨痛、甲狀腺問題、脖子痛、耳鳴、氣喘
心輪 位於胸腔中間，就在胸骨下方 肌肉音符：F 空氣 綠色、粉紅色	心臟、胸腔、循環、手臂、手掌、下肺部、肋骨、皮膚、上背、胸腺	害怕被背叛、相互依賴、憂鬱悲傷、呼吸短淺、高血壓、心臟病、癌症、無法察覺愛、無法接收愛
太陽輪 肚臍上方七公分處，胸骨底部 肌肉音符：E 火 黃色	消化系統、肌肉、胃、肝、橫膈膜、膽囊、下背、自主神經系統的活門、脾臟、胰臟	對批評過度敏感、需要控制一切、自尊過低、胃潰瘍、消化問題、慢性疲勞、過敏、糖尿病
臍輪 位於肚臍下方 肌肉音符：D 水 橘色	膀胱、攝護腺、子宮、骨盆、神經系統、下背、體液功能、腎上腺、性器官	性欲失衡、情緒不穩、感覺孤立、無能、淡漠、膀胱或攝護腺問題、下背疼痛
海底輪 位於脊椎底部 肌肉音符：C 土 紅色	骨骼、骨架、髖部、雙腿、雙腳、生殖器、脊椎底部、腎、生命力、牙齒、指甲、血液、細胞生成、腎上腺	思緒遲鈍或空洞、無法維持內在穩定、骨關節炎、身體不健康、缺乏活力

在我說明如何清除能量包袱之前，我想讓你用另一種角度來看待能量流：我希望你把包袱想像成能量的**缺口**，而非障礙物。

建立神經迴路，感受到有靈魂的自己

人生不順遂時，我們經常覺得像是有障礙物阻擋在前，然後就會說：「我得找到這個障礙物，想辦法搬走。」

事實上，沒有「障礙物」這種東西，這是一種誤解。我們如果把包袱、干擾或情緒淤泥當成是意識生命力的**缺口**，會更有力量。一切都是能量，如果有個地方的能量**不**流通，就是那個地方沒有**能力**讓能量流過！這個地方沒有活力或意識，讓能量通過。靈魂在那個地方不活躍，不過……那不是因爲靈魂不在那裡，而是因爲**大腦**還沒有覺醒，還沒有察覺到靈魂。換句話說，大腦沒有意識到那個區域裡，我們眞實的本質——我們的本性或我們的偉大。

要體現就是要**覺醒**——喚醒我們的大腦或意識，察覺到有靈魂的自己就在體內，我們才能把有靈魂的自己放入肉身裡生活。我們要「開機」或「讓靈魂上線」，最簡單就是用神經迴路來比喻。我們之前已經稍微提過這概念了，但現在要更深入一點。

有靈魂的自己擁有電磁迴路。東方傳統稱爲**經絡網**或經脈，貫穿全身，而當經脈打通時，有靈魂的自己就能將能量與觀點帶入肉身中。這個迴路會讓我們的中央神經系統充滿活力，並以**生物能量學**的方式（編按：通過生物系統的能量流）來接收有靈魂的自己所帶來的微妙能量——身體的能量層接上靈魂的能量層，創造了我們在凡間的人生。

我用**障礙**和**阻礙**來描述能量場裡迴路沒打開的地方，是因爲大家已習慣這樣聯想。事實上，能量場裡沒有障礙或阻礙，只是缺少了有靈魂的自己的迴路。

身體裡的這些地方爲何會斷線或能量四散？通常是因爲我們碰到了不知道該怎麼面對的狀況，造成心神不寧，便選擇迴避——我們一直去想要怎麼處理這個狀況或求生；我們沒辦法感受到自己的完整，所以不會直接迎向挑戰。當迴路開啓時，我們很清楚自己的眞實本質；相反地，如果某個地方的迴路沒有通電，我們就無法感受到自己眞實的本質。我們的能量會搖晃，能量場會變形，我們的視線變得模糊，健康變差，生命中的其他面向也會受挫。因爲我們沒有可用的迴路，讓我們能更準確地感受到自己，安然度過各種處境——不管是親密關係的挑戰、情緒衝突或長期的身體病痛。

安琪拉的經歷可以說明這點。她從小在迷信的家庭中成長，長期受虐（包括心智、情緒與性虐待）讓她深受創傷，直到十六歲才找到離家獨立的方法。她打三份工，在學校當義工，暑假則跨州去工作，這都是她求生的方式。她的父母都心智失常，她沒有任何傾訴的對象，也不知道要去哪裡求助。在我認識她之前，她從來沒有把這些細節告訴任何人。她關閉了她的迴路，就是爲了活下去。她不敢讓自己接受信任與愛，也害怕人生。透過能量七密碼，她完全改變了對自己的印象，並且能夠察覺內心深處的事實。長期貧血、鼻竇炎、耳骨破裂、膀胱炎、重度憂鬱症、嚴重身體疼痛、癲癇發作和創傷後壓力症候群都消失了；她曾經被診斷罹患乳癌，但因爲能量七密碼和其他自然療法，癌症已經緩解。現在安琪拉很快樂，過著靈感豐沛的生活——繪畫、園藝、旅行、享受緊密的人際關係。她繼續發展她的迴路，**面對**她的人生經歷，不再爲了安全感而迴避問題了。

當我們打開神經迴路，就會喚醒那個脈輪裡的意識。那個脈輪所對應到的身體、心智、情緒傷害都能得到治癒。當我們記得自己有多麼完整時，就能一點一滴將生命力帶回原本沉睡關機的區域，自然就會帶來健康與活力。雖然我們經常把治癒想成是「解決問題」（治療疾病或失能的器官），但其實不是這樣的。當我們眞正療癒時，問題就消失了，因爲我們創造了一個健康的狀態，籠罩了生活的每個面向。擁有生命力就是擁有完美的健康狀態，沒有疾病、沒有器官失能。

莎拉的經歷可以說明神經迴路上線之後的狀態。她開始上我的初級課程時，很難表達內心深處的眞相。她體驗到劇烈的焦慮，完全關機，甚至必須離開訓練室好幾個小時。莎拉說一想到要讓眞實的自己發亮或大聲說出眞相就「從骨子裡發抖」，她從來不覺得這麼做很安全、舒服，也從來沒有人請她表現過自己。這股抗拒影響了她整個能量系統。

我們一起練習之後，她學會怎麼「打開」每個脈輪的能量，開始體現眞實的自己，療癒了許多面向。如她所說：「我的椎間盤本來幾乎都被磨光了，後來又重新長出來。嚴重的腸躁症消失了！膝蓋下方、臉上和手上的乾癬都沒了！腳踝、雙腳、手腕和手掌的關節疼痛也消失了！原本乳房攝影和抹片檢查看到了異常狀況，現在檢查出來都是正常的。偏頭痛沒了，足底筋膜炎沒了，深層的恐懼和悲傷都沒了，沒了，沒了！」她現在很開心地在教授能量七密碼，協助其他人痊癒。

很多能量醫療的方式（包括古代和現代）都是要解決問題，但能量七密碼的宏遠目標是要讓你體現最眞實、最完整的自己，自然就會修復你生活的所有面向。靈魂就是人生的復原力，因爲當我們的能量體（**眞實的我們**）打開所有迴路時，能量體（靈魂）**就是**我們體內的治療師，身體就會得到療癒。

那我們要怎麼開啓神經迴路，才能察覺到體內細微的能量，連結到有靈魂的自己呢？我們要怎麼在能量的層次上「記得」自己（意即把能量都抓回來），重新連接能量流，讓我們能夠由內而外獲得療癒，而不是從外而內解決症狀？我們不只要有不同的思維，還要用全新的方法來運用心智。這需要一套全面的做法，讓身心靈同步協作。

讓身、心、靈（或呼吸）和諧，以整合能量

完全整合身體系統時，能量就會順暢，就像環狀圖裡的人。整合身體系統要雙管齊下：

未解決的問題和潛意識的干擾都會造成能量破碎，並且由防禦性格來控制我們的言行。身體裡有許多內建的神經迴路還沒開啓，所以我們要啓動這些神經迴路，連結上高頻能量，喚醒有靈魂的自己。這是一體兩面，因爲我們要面對的就是完整的自己：身、心、呼吸。

先來看看身體所扮演的角色。

身體的角色

當我們能量破碎，並且由防禦性格所掌握時，我們會認同理性的大腦，相信我們**擁有**一副軀體和一個靈魂（假設我們相信靈魂）。但其實，我們已經學到了，我們**就是**那個靈魂，而這個能量體**擁有**一副身體和心智（大腦）。身體和心智都只是工具，幫助我們在地球上擁有最美好、天堂般的人生，但我們一直沒依照原本的規畫和設計來好好使用身體和心智。

我們不只是擁有凡間體驗的靈體：我們是在能量光譜上的具象端、擁有**靈性**體驗的靈體。這兩者的差異極大——前者以防禦性格生活，後者則以有靈魂的自己生活。身體在這差異中扮演了關鍵的角色。

我們常把身體當成具象人生的載具。但身體把我們放進三維空間，讓我們擁有具體的外形，和物質互動；身體也是我們和其他靈魂維度互動的工具。事實上，身體就是靈魂最主要的溝通媒介，靈魂透過身體的翻譯，來和心智「說話」。

身體若有狀況，一定會先反映在能量層。身體知覺就是身體感受到了能量的變化，因此，身體是我們進入能量領域的重要門戶。透過身體，大腦才能察覺細微的能量變化，顯示能量場的狀態；大腦也必須透過身體才能和能量場互動，導引能量來改變能量場的模式，讓我們在人生中獲得不同的結果。

接下來看看大腦所扮演的角色。

心智的角色

若是以防禦性格過生活，心智著重在保護我們——人身安全，還有自我感受。在這種情況下，思考的大腦負責發號施令，運用的是較原始、反射性的身體和大腦部位，永遠在戒備，不斷和過去比較，也一直擔心未來有潛在威脅。大腦會持續釋放壓力荷爾蒙到體內，啟動不同程度的戰或逃反應。

爲了讓有靈魂的自己甦醒，我們一定要將觀察的大腦用來感受能量的變化、注意能量散逸的情況、導引能量整合。較原始、以反應爲主的思考大腦做不到這一點，要靠比較進化、較高等的創意與直覺中心——也就是有靈魂的自己。一定要讓中央神經系統的感官能力負責，這都是我們既有的工具，只是我們還不懂得善用。「直覺的心靈是一種神聖的天賦，理性的思維則是忠實的僕人。但我們已創造出一個尊崇僕人卻輕忽天賦的社會。」愛因斯坦說出這段話時正是這個意思。

也就是說，用來思考和反應的心智就像是高速旋轉的天花板吊扇。你不可能把手指插進去，來感受扇葉另一邊有什麼，因爲你的手指會斷掉。思考的大腦也是一樣，因爲高速運作讓你的能量無法順暢、自然地流過，當能量從下往上升、要喚醒你所有潛力時，就會受到阻擋。有靈魂的自己就在那裡，你的本質能量受到了防禦性格的錯誤信念所限制。

旋轉扇葉的後面有個不同版本的人生，我們一定要接觸到才能體驗自己完整的潛力。爲了一窺扇葉的另一面（先別提怎麼碰了），我們要讓扇葉的速度慢下來，才能穿過去。能量七密碼提供了一套有效的方法，運用身、心和呼吸接觸到有靈魂的自己。當我們透過能量七密碼把心智和身體拴在一起（讓心智發揮最高等的功用，好好觀察、好好引導），心智就會慢下來。這是因爲**身體的振動頻率比心智慢**，心智一旦透過意識連接到身體，就會慢到接近自然和地球的頻率（這是大腦的阿爾法波，你可能有聽過）。忽然間，我們（純粹的意識）就能從另一個充滿恩典的視角來觀看人生了。

連接心智和身體能幫助思緒慢下來，檢視我們是否一直想求生。能量七密碼的練習會讓心智回到最初的設定：利用專注力、注意力、意念與意志，去感受、定心並啓動身體裡的本質能量。我們會重新訓練大腦，強化並鍛鍊神經迴路，讓我們觸碰到更深刻、有靈魂的自己。我們不再被恐懼和保護欲主宰，而是讓智慧與愛來驅使，有靈魂的自己會提供訊息與方向，讓我們無痛且迅速地進化。

要完成身體與心智間的連結，並且讓天花板電扇慢下來，就要靠呼吸。

呼吸的角色

我們都知道呼吸的重要，這是身體賴以維生的功能。我們在沒有水或食物的情況下或許還能撐上好幾天，甚至好幾週，但停止呼吸幾分鐘，就無法連接上肉體，只得搭機離開這個具象世界。呼吸是多數靜心練習的重點。呼吸短淺急促時，大腦就會啓動原始的求生模式，開始靠反應和防備運作（加速風扇運轉），啓動身體的戰或逃反應，選擇要戰鬥或逃跑；如果呼吸很緩慢、細緻，並且深入肺葉下半部，那裡有許多自主神經末梢，透過呼吸打開這些末梢後馬上就能安定身心，脫離求生模式，進入較有創造力的狀態。專注、刻意、深入的呼吸能將我們拉離生活的表象，進入生活的內在。

你可以觀察自己。現在，只要你將呼吸放慢、放深，一邊閱讀一邊從鼻子吐納，你會發現你的呼吸讓你更進入當下，擷取更多訊息。短淺的呼吸會讓身體系統浮躁，讓能量散逸，尤其是當你身處在壓力下時。

呼吸不僅可以維生，還能夠改變人生。吐納就是「具象」的靈氣，**就是**生命力。呼吸停止時，就是靈魂要完全離開身體了；嚥下最後一口氣，靈魂就走了。所以呼吸能把生命力帶到氣不足的地方也很合理。呼吸可以活絡經脈或能量通道，也能啓動身體系統裡還沒上線的神經迴路。

呼吸就是透過這種方式將散逸的能量聚攏到體內：有靈魂的自己頻率較高，透過吐納，這股較高的頻率可以整合身體系統較低的頻率，加強振動，喚醒我們那個區域的意識，讓神經迴路上線。吐納眞的就是把智性的能量吸進身體裡，這股能量是所有創造力的來源，透過吐納進入我們的身體——穿過粒子之間的空隙、組成原子、組成分子、組成細胞，最後組成身體裡的所有組織。

能量的整合就像三大生命元素在共舞——身、心、靈（或呼吸）。在第二部，你將學會整合能量的舞步。其實很簡單：靈魂和身體對話，身體再翻譯給大腦（心智）聽；當大腦不聽身體說的，就會斷線！我們會教大腦如何聆聽，這樣就能輕鬆自然地讓扇葉慢下來，能夠傾聽並感受到身體代替有靈魂的自己發言，依據這些訊息逐漸覺醒。

運用想像力整合能量

處理能量系統時要運用想像力。量子科學告訴我們世界萬物都**先**存在於能量層，才有具體的實相——我們要先具體且有意識地想像，把次原子粒子排列成特定的模式。想像力就是改變能量模式的工具，但這不代表我們的想像不「眞實」！這表示你的想法要很原創、有創造力並來自**你眞實的渴望**，不是被習慣制約或是爲了回應當下的困境。我稱爲「阿爾法思考」，因爲這會用到大腦的阿爾法波。你的想像力會讓你接觸到眞實的自己。

現在，我要和你分享一位學員的眞實故事，她就運用了能量七密碼。

音樂回到了潔若琳的生命中

我在祕魯庫斯科展開覺醒之旅遠征，開場就是帶領大家一同靜心，結束後就有個女人拿著一小張照片來找我。

她在我面前跪下，雙手發顫，把照片遞給我。

「這是我兒子，迪倫。他一直很想去馬丘比丘，但他已經過世了，我答應會替他完成這趟旅行。」

我點點頭讓她繼續說下去。

「我上網搜尋『馬丘比丘朝聖之旅』，就看到你的照片。我本來以爲會找到祕魯僧人，但迪倫要我和你一起來，所以……我們才會在這裡。」

迪倫在遠征前三個月就結束了自己的生命，潔若琳的心都碎了。我安慰她說我們會協助她找回心中的平靜——但我也知道，從她的故事中有這麼強烈的能量包袱看來，她這趟的收穫可能不只有內心的寧靜而已。

我把照片收進背包，接下來那幾天，我更認識了潔若琳。她前夫會家暴，雖然已經離婚，但為了錢還在打官司，迪倫卻已經離開了這個星球。我們會面後過了幾天，她走進了祕魯聖谷的廟宇，眼神縹緲；就算是團隊裡的人沿途照顧她、不時擁抱她，她還是覺得自己很孤單。因此，當她說她不會和我們一起爬上華納比丘的山峰時，我並不驚訝。她無法承受登山的辛苦。

我說我懂，我們沿途都會念著她。

在山巔之上，我進行了一場儀式，讓我們待在有靈魂的生活中，讓迪倫看到我們優越的視野。團員葛瑞格在我捧著迪倫相片時拍了張照，這樣下山後就可以給潔若琳看。

那天晚上我們搭火車回飯店時，葛瑞格坐在我旁邊。他給我看山頂的那張照片時，熱淚盈眶。天空中有道光線直接灑在迪倫的臉上，好像箭頭直接從上天連結他的雙唇。葛瑞格和我對看，我也止不住淚水，我們知道很深奧的事情發生了。迪倫送了個訊息給他媽媽，要她知道他一直在她身邊。

潔若琳看到這肯定的訊號之後，便全心投入能量七密碼，原本無法瓦解的悲痛，隨著呼吸逐漸鬆動。很快地，她就體驗到心智與情緒的解脫。接下來幾個月，她投入學習怎麼活出有靈魂的自己。不管我在世界哪個角落辦活動，她都來看我，並告訴我：「我知道這裡就有答案。我每天都可以感受到答案在協助我面對人生的茫然與困惑。」

潔若琳受過專業訓練，是歌劇演唱家，非常熱愛音樂。能量七密碼中有一部分就是要取用我們眞實的本質，我認爲或許音樂是條路，能讓她恢復——結果音樂的作用不僅於此。

透過能量七密碼與轉運站對話，潔若琳開始理解她的苦痛折磨中原來有寶貴的禮物。她找到了呼吸，也找到了核心，還找到了新的表達方式來展現過人的才華，利用音樂來療癒，讓音樂治癒她的傷痛。過去她受的訓練是爲了演出，但現在在歌唱、調音、創作來自她體內不同的能量。她的聲音不一樣了，更重要的是，感受也不一樣了。她又能重新察覺到生命，因爲她學會錨定核心，把空氣帶入腹腔，安撫人心的韻律就住在那裡。她還運用了課程中學到的練習和工具，感受了她的悲傷、痛苦、破滅，並逐一化解這些感受。

潔若琳把原本離線的部分重新接上線之後，便能穿過包圍她多年的痛苦與困惑，重新找到篤定、踏實與澄澈感，那是她過去不曾擁有的感受。在這股新的力量與安定之中，她開始和其他喪子的父母對話。她爲癌症病患舉辦了療癒音樂會，他們都覺得痛苦程度大減，補充了生命活力與喜樂，並且和她一樣開始幫助其他人面對悲傷。

這一切的覺醒過程都發生在她喪子的一年後，我們社群以外的人從來沒有辦法這麼徹底地轉變。「體恤之友」是個國際組織，協助喪子的家庭面對傷痛，而執行長說在他十五年的任內，從來沒見過任何人像潔若琳一樣在這麼短的時間內就走出傷痛。執行長問：「她是怎麼辦到的？」

因爲量子翻轉，潔若琳每天都可以感覺到兒子在身邊，他甚至用一種神性的協作方式引導著她。她很清楚，因爲她能洞察自己的核心，從那個安定踏實的地方活出有靈魂的自己。

她在那裡體驗到了不同的世界之間沒有疆界、沒有區隔，那是她的人間天堂。當然，有時候她還是會覺得迪倫已經死了，當這個念頭出現時，她就會用能量七密碼喚醒有靈魂的自己。她不需要想念他，因為她可以感覺到他就在身旁，透過他們神性自我的永恆能量緊緊相依。

其他學員與病患的經歷

以下是其他學員和病患透過能量七密碼實現變化的真實案例。

麥可和我約診，要討論他的憂鬱症和重度焦慮症。他當時要吃七種藥，而且已連續七年都沒辦法一覺到天亮了。他被診斷患有思覺失調症，當時不管心智、情緒或身體都承受著痛苦。在練習能量七密碼並運用生物能量學幾個月後，他已經能夠正常生活，並只須服用一種處方藥，而且沒過多久，醫生就宣布他可以不再服藥。

柯琳的童年很難熬。她父親在她十一歲時就過世了，而控制欲強又專橫的祖母一直不讓她媽媽獨立撫養她。柯琳有語言、認知與身體發展障礙，並在十九歲時確診罹患糖尿病，必須長期施用胰島素。她和祖母的關係非常敵對，和其他人也很難建立感情。運用能量七密碼之後，柯琳的身心狀態出現了驚人的變化。她不但可以用更憐憫包容的態度和祖母互動，在祖母過世時保持冷靜，還第一次交了眞心的朋友。過去六年來，她的身體檢查結果都確定沒有糖尿病，也不再需要靠藥物來維持血糖值了。她的視力大幅改善，散光的情況也消失了

（近視度數從七百度降到三百二十五度）。她覺得自己用截然不同的人生觀在過活，並歸功於能量七密碼，才讓她獲得新的能力與療癒方法。

我也見證過很多人在處理好能量問題之後改善了過敏、氣喘、長期傷痛或各種疼痛與疾病，我會在書中繼續和大家分享能量七密碼帶來幸福與健康的真實案例。

七道能量密碼

能量七密碼就是通往有靈魂的自己的地圖。你可以依照第二部提供的方法自行練習，恢復心智、情緒、身體的功能，創造平衡與幸福的生活，活出真實的本質與靈性使命。

這七道密碼對應著七個脈輪（也就是身體的能量中心），從脊椎底部延伸到頭頂。它們環環相扣，最好按照順序來解碼。

先簡介一下能量七密碼：

錨定密碼：讓靈魂回到體內。我們一直以爲自己靠大腦過活，以爲人生就是如此，因此，我們努力「想」著怎麼過更好的生活。可是我們體內流動的原始能量，讓我們看見了真實本質是不一樣的。當我們把注意力轉往內在，穩定我們的知覺，錨定密碼就會帶我們跨出第一步，把我們的專注力從外在世界導引回能量核心，專注於我們的眞實本質，進而認同我們就是有靈魂的自己。

感受密碼：靈魂的語言。將專注力錨定於身體核心之後，我們繼續喚醒感官神經系統，並訓練感官神經系統的覺察能力。當我們察覺或感受到體內能量的變化，身心靈之間就會展開靈性對話。這個革命性的新方法讓我們了解生命中的遭遇並加以回應，讓我們更能成爲有靈魂的自己。

淨化密碼：潛意識的療癒力。大部分的人都因爲人生中的幾個重大經歷造成情緒超載，大腦意識與潛意識層的溝通已經被關掉了。這表示我們沒辦法施展手腳去創造想要的人生，因爲還沒有解決的問題在意識之外攔著我們。藉由淨化密碼，我們會學習怎麼開啓潛意識的大門，處理過去經驗殘餘的情緒，並重新整理過去經歷所吸附的能量，讓能量得以流回系統，同時給我們和諧有效的能量，讓我們實現願望、更臻於完整、更接近有靈魂的自己。

心的密碼：人生的萬靈丹。愛給我們的振動頻率，**就是**有靈魂的自己的能量。這股能量是我們的眞實本質，也是我們靠肉體生活時所能感受到的最高頻率。愛也是萬用溶劑，可以溶解所有的包袱、淤泥，化解所有能量干擾、癒合所有傷口。藉由心的密碼，我們會刻意創造出令人驚嘆的振動頻率（儘管很多人在接觸能量七密碼之前都以爲我們必須要從別人身上才能找到愛或得到愛），我們在自己身上感受到的愛最強大。防禦性格產生了低頻的能量淤泥，我們會用愛來化解，並創造更多感官神經迴路來感受、啓動並活化有靈魂的自己。

吐納密碼：生命本身的力量。我們會在這一章學會這套最強大的工具，讓我們把能量或靈魂體現在具象的軀體裡——就是靠吐納，把意念化爲現實。呼吸就是能量、活力或生命力，呼吸就是生命。當我們有系統地將生命能量納入能量淤積的區域，就會削弱防禦性格的力量。當我們把呼吸帶入身體核心，就會爲有靈魂的自己帶來能量與活力。前幾種練習也會讓我們爲有靈魂的自己帶來能量與活力，但是吐納密碼會教我們更進階的呼吸技巧，治癒身體，並持續喚醒最高的意識與全部的潛力。

人體化學密碼：體現靈魂的煉金術。我們很習慣回應外在環境，卻不習慣發自內心去主動創造自己熱愛的生活。因此，我們的視角和身體都處在求生模式下，製造戰或逃反應所需的壓力激素。人體化學密碼會給我們鑰匙，讓我們敏捷又有效地將心理狀態從「受到威脅」切換爲「很安全」，更順利地從防禦性格轉變爲有靈魂的自己。

靈魂密碼：能量合一之所在。當我們認爲自己是由大腦來主導人生，我們就會覺得每個人都是孤立的：人我分離、人和大自然分離，甚至也和自己的能量分離——脫離了我們眞實的靈性自我。但我們的系統本來就要我們去體驗萬物合一的連結，我們的本質就是同樣的能量。當我們進展到了靈魂密碼，原本散逸的能量已經整合在一起了，便可以啓動更高等的大腦中心，跳脫戰或逃反應，我們自然會有不同的人生觀。透過靈魂密碼，我們專心讓思考的大腦停下來，完全活在當下，就能做足準備，察覺到靈魂的溝通其實一直在我們內在，然後根據靈魂的訊息而動，沒有任何遲疑。這就是創造者，這就是活出有靈魂的自己。

全新的療癒方式

能量七密碼代表一種全新的療癒方式。一般來說，我們的文化認爲幸福感的建立方式是由外往內、從上往下、從現在往過去回溯。如果我們想創造出眞心想要的生活，一定要改變這種文化——更重要的是，我們一定要有能力創造自己的命運。爲了讓能量七密碼發揮最大的功效，並充分整合能量、體現靈魂的能量，我們一定要改變對於健康、療癒和眞實本質的觀念。

1. 真正傷害（和療癒）我們的不是外在世界。別再以為是病毒、細菌和其他微生物害我們生病了，也不要誤以為藥品和手術能讓我們「好起來」。我們一定要知道讓能量完整發揮療癒力必須先從內做起，因為所有的問題都來自我們的能量場。
2. 我們「不只是人類」。當我們在研究傳統靈療（甚至是非正規療法，如瑜伽）時，往往會認為自己只是凡人，不斷尋找上帝或靈魂，祈求神明來拯救我們脫離人生苦海。事實上，我們在找的就是自己。我們都是能量體——而且，因為宇宙間萬物都彼此相連，我們就是能量的來源，我們就是神性的能量。我們的根都在天堂，而我們來到人間就是為了體現神性的自我。

3. 你的人生沒有「出問題」。你沒有問題要克服，沒有難關要征服。當我們能夠量子翻轉，從覺醒模式的正面來看待人生，就會發現一切都沒有錯，因為我們所有的人生經驗自始至終都是為了我們好。

在學習能量七密碼的過程中，你會深入了解每一個密碼並學會如何自行練習，也會知道每個練習結束後可以期待哪些變化與功效。書中會教你怎麼完成量子翻轉，充分活出有靈魂的自己。上述的理解會讓你更加投入能量七密碼，啓動完整、神性、有能量的自己，整合每一層能量。

有了正確的觀念之後，就讓我們開始學習能量七密碼吧！

第2部

全新的存在方式：能量七密碼

第四章 錨定密碼：讓靈魂回到體內

有一天下午，我坐在餐桌前寫教案，忽然感覺到頭顱裡的振動，強烈到我必須甩頭好幾次才能擺脫，繼續專心工作。那股振動停了以後我繼續打字，過沒多久又來了，我又甩甩頭。那股振動一直持續下去，愈來愈強烈，最後我只好放下工作去躺一躺。

我一貼上枕頭，就感受到一陣晃動和明亮燦爛的感受從頭顱內部與周圍散發出來，像是一道金光上下掃描我的身體核心，從頭顱中心到脊椎末端。這道光讓我把注意力放在自己體內。就像我第一次出竅的體驗，我知道自己在感受另一個「我」——只不過這次沒有幻化為無邊的光線，我感受著那道光在體內。天堂與人間結合在一起，我自然本質中的靈魂在我的肉體中甦醒了。這不是我刻意創造的體驗，我發覺自己正在感受體內深處的變化，我以前不曉得我辦得到。我感覺到自己可以**看見**胸腔、頸子和頭顱**裡**的景象；我腦中有很多不同地點的景致，有些地點來自異世界。這畫面好熟悉，卻是我從沒去過的，至少在我此生的回憶中沒有。不過，每個畫面出現時，我都覺得我就是來自那個地方，好像我曾經造訪過數百遍。

接下來那幾週至幾個月，我時不時會感受到這股振動；我發現如果將注意力集中於身體和心，就能駕馭這股振動，不須停下手邊的工作——我可以讓這個過程自然發生，而不會影響當日的安排。我只要揉捏核心肌群，把呼吸送進振動的區域，就能主導這股龐大的能量，將它集中在一個部位上。當我這麼做時，可以感受到能量在我的核心集中後提升強度，我覺得自己好像想起了某個深處的回憶。

在這個過程中，我的思緒、情緒、感受也有了戲劇性的轉變。能量在我的核心愈集中，我就感到愈自由、愈輕鬆。我這輩子大部分時候都覺得自己很脆弱、焦慮、破碎，但此時我覺得很鎮定，身體很穩重，整個人很踏實。在這個狀態下，我的人生逐漸展開——去療癒、去流動。隨著能量在我體內的存在感愈來愈強，我人生經歷中的每個面向都有翻天覆地的變化——後來我才曉得，那就是有靈魂的自己在主導我的生命了。

我之前也有過很類似的身體振動與生命振動；我們每個人都經歷過，只是程度不同。如果我們不懂這振動的意義（這就是能量在吸引我們的注意），通常都會忽略掉。當我感受到能量振動時，那股感受強烈到我無法忽視，但這不是什麼新奇的現象，也不是出竅的結果，只是我的覺醒變得愈來愈明顯。

過了幾年，我才知道能量要我把注意力集中在身體核心的現象，在梵文中稱爲**「攝心」**（pratyahara），東方的意識大師會教導學生透過攝心存在於完整的能量中。不過在能量突發成長的過程中，我想要用自己的方法觀察，所以我憑藉能量系統的導引作為羅盤。能量七密碼就是從這個練習過程中逐漸發展出來的——第一步就是「錨定密碼」。顧名思義，錨定密碼就是要讓我們有能力將能量安定在體內，把無形的能量錨定在有形的身軀裡。要活出有靈魂的自己，這就是第一步。

什麼是錨定密碼？

我們都是能量體，在候機室選好了人間目的地，也選好了怎麼來到這個世界成長；但離開候機室以後，我們搭乘立體的班機，一著陸能量就四散了。就像是我們的心智朝一個方向走，身體朝反方向走，靈魂或呼吸又選了不同的方向，我們不記得自己到底是誰，也不記得自己從哪裡來（這就是旅行的樂趣）。我們努力想要搞懂自己是誰、身處何地、我們有沒有危險、要怎麼融入群體、怎麼遵守規定、怎麼討好最重要的人才能活下去等；我們努力想要搞清楚方向，在學習過程中過於重視心智思維而忽略了其他部分——完全靠頭腦生活，不重視身體、能量和我們的自然本質。其實眞相早已存在於心中，我們只要參照就好了，但我們的文化一直強化邏輯思考，搞得身邊每個人都覺得我們應該要凡事用腦。

靠腦子來過活的問題在於我們會活得不完整，也會覺得不自在。我們會覺得不舒服、不完整、不安全，把時間和心力都用來彌補缺陷或否認感受，但這都解決不了問題，因爲眞正的問題是我們不曉得自己已經很完整，我們就是有靈魂的自己。要踏實生活、運用完整的能量，關鍵就藏在我們有生命、會呼吸的具象肉身裡。

爲了在世上安身立命，並且掌握幸福、快樂、創意的能量，我們一定要學會**錨定**——意思就是把我們的能量體安定在這架人間班機與具象、有形的肉身裡。我們不能只靠腦袋過活，而是要讓整個系統都好好過活：身心靈都要。我們要**體現**靈魂。畢竟，我們的身軀是能量中最集中的一層；身軀並非獨立的能量。若我們的能量不在體內，就等於要搭乘人間班機離開了——所以身體在這趟人間之旅中當然很重要！

當我們明瞭我們就是靈魂，而且**擁有**心智和身體時，就能體現所有的能量。我們用身心來深刻體會人間的遭遇，但不該把身心誤以爲是自己眞正的身分。爲了整合靈魂和身心，我們不能再往外尋求身分認同與方向感，而要調整自己的感官頻率，對上有靈魂的自己。

該怎麼做呢？

我們要把專注力放在身心的中樞能量通道上，那是脈輪所在的通道，有靈魂的自己就住在這裡。透過能量七密碼的各種練習，我們會開始打造這個家，這樣就能感知有靈魂的自己，讓完整的能量貫穿全身。

錨定密碼會讓你踏實地把能量安定在身體裡，你不會再以爲人生由頭腦主宰。這是轉移注意力的第一步，讓你的注意力從外在世界轉移到眞實本質的能量核心。你還是會運用大腦和五感，只是使用方式和過去不同：你會導引心智向內感受，而非往外關注，我們的目標就是要讓你的身心靈彼此協作互助。身心靈的統整會給你足夠的掌握力，統整散逸的能量，在混亂中建立架構。這會喚醒你體內的療癒力，提供動能讓你每天都感受到平靜與幸福。你的人生就會變成你所選擇的冒險，而不是爲了生存而奮鬥、忍耐。

錨定密碼的練習能有效提升觀察力，讓我們更輕易察覺到有靈魂的自己留下了哪些線索，教我們如何散發出最大的光芒。錨定密碼只是第一步，後續還有更多強大的練習，但這幾個練習就足以在你體內產生明顯的能量變化。當你校準了中樞通道的能量，創造出更大的能量流，這些變化就會讓你的身體、心理與情緒都大幅好轉。

錨定密碼的練習源自古老的傳統（**攝心**瑜伽），但我簡化並優化了部分流程，如此一來每個人都可以上手，毫無例外，每個人都能從現在開始錨定自己的能量。不必遠赴印度或西藏，也不需要花好幾年靜坐沉思才能「準備好」接收這門知識。其實，你根本不必打斷你的生活作息！你可以隨時隨地在任何時刻進行這些練習，每個練習只需要幾分鐘。

開始練習之前，我要提醒你幾個重點：這些練習不能只是想想而已。你不能只是想像自己在做，必須要眞正身體力行。你必須運用整個人體系統去打造神經迴路：身體、心智、呼吸、靈魂和能量都必須上場。

我們必須身體力行，才能避免大腦靠想像編故事，寫出許多委屈的情節。我們要身體力行才能直接走向能量來源，找到解決問題的根本之道。能量七密碼的練習就是你訓練身心靈的「指導手冊」，讓你活出有靈魂的自己。

錨定密碼的練習

☼第一項練習：主體—客體—主體

你有沒有過在看電影時感受非常強烈，完全入戲？你可能會對著銀幕說話，甚至看著緊張的追逐戲、腳底忍不住想跑起來，又或許是沉浸在痛苦的對話裡，禁不住淚流滿面。然後忽然間，什麼原因也沒有，你又能抽離出來，和其他觀眾一起繼續在銀幕前看電影……在你回到現實生活時，內心起了劇烈的波瀾。就算只是一下下，但你確實感受到自己在觀影時進入了那個世界。

我們在人生中也會這樣——把精力都集中在外，完全陷入那個情境，甚至忘了我們才是身體的主宰。我們把能量都往外丟，投射到關注的事情上，把能量定在那裡，而非在自己身上。當我們的能量和外在實體交纏在一起，就沒辦法放輕鬆，無法感受到自己很堅強、安全、完整。能量散逸會削弱人體系統，導致免疫力崩盤，影響我們療癒的能力。

能量之所以會散逸，是因爲我們把能量丟給了所愛的人或正在享受的體驗。**就算我們在**

很正面的狀況下將能量往外投，也會削弱自己的力量，因爲我們失去了自我感。這就是爲什麼很多人在感情裡「失去了自我」。他們的能量沒有集中在自己體內，而是讓自己（能量主體）和投射情感的對象束縛在一起。

相反地，當我們把知覺和焦點都拉回中樞通道，就能在與他人互動時依然集中能量，也更有能力去處理各種境遇，因爲我們的能量很安定、穩固。

爲了協助大家有意識地進入這種境界，我會運用「主體—客體—主體」的練習（圖4-1）。

◆**步驟：**

1. 看著一公尺外的某樣東西，可以是一個人或一件物品。
2. 把注意力都集中在上頭，認真研究。感覺自己把能量全部拋過去。
3. 現在把意識拉回自己身上，回到核心。感受你的能量全部回到體內，透過雙眼往外看。
4. 感受這股變化。你周邊的視野擴大了，或許還能看到自己的鼻子和臉頰，甚至可以感覺到自己又安住在身體裡。
5. 保留這股自我覺知，深呼吸幾次。

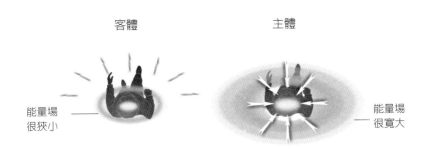

圖4-1，「主體－客體—主體」練習

我經常在團體課程中帶領這個練習。我站在學員前方說：「把你們的力量都投在我身上，分散你的力量，把你的力量全都給我。」然後，下一步我就會請他們，「現在，收回你們的所有力量。把你的能量都召回——帶你的能量回家。」

當學員把力量都投擲到我身上時，我整個人往後退，就好像大浪襲來；當他們收回能量時，我又會被往前帶。每次都一樣——每個人都會觀察到。

能量投射的矛盾之處在於，當我們把能量和注意力都投擲到某個人或某件事上時，能量其實會把他們**推遠**，因此感情中才會有這麼多複雜的行爲和反應，像是曖昧、困惑、控制欲等。與其去搞懂爲什麼喜歡的人會撲朔迷離、欲擒故縱或保持距離，如果能把能量錨定在自己的核心，我們就能表達愛意，邀請所愛之人更靠近，因爲我們沒有要**強加**自己的能量在他們身上。這個練習會讓我們更負責任地運用能量，也更能夠反應（我會在後面的章節詳述有靈魂的自己會如何經營感情）。

把專注力從外面轉移到自己內在（從投射的對象回到自己），會讓我們的感情生活有完全不同的結果，也會給我們無限創意。我們很習慣潑灑自己的能量，有時甚至沒意識到自己正在把能量往外拋，但這會讓我們一直靠防禦性格來生活，活在各種小劇場裡。

只要稍微調整覺知，安定回自己內在，就能開始活出有靈魂的自己。接下來的錨定密碼練習則是要給你更多的工具，讓你展開轉變，只要你在練習時「持續觀照」自己就會更有效。要知道，持續觀照自己不代表你在生活中就比較淡漠；事實上，你比較不會被制約。因爲你比較不需要依賴外在世界來獲得認同與肯定，所以會更投入生活。

☼第二項練習：中樞通道錨點

要體現有靈魂的自己，第一步就是要依序在體內錨定意識。中樞通道錨點就是很基本的工具，因爲有靈魂的自己就住在中樞通道（或核心）裡。

這項練習中會有四個錨點，讓我們把本質能量栓在中樞通道上。海底輪就是我們與地球連接的閘口，讓我們能完整地存在，並參與這個具象的世界。因此我們要運用古老的瑜伽練習「**根鎖**」（mula bandha），將注意力集中在海底輪。

根鎖

很多人特地寫信來感謝我教他們做這個練習。根鎖會讓我們立刻定神定心，但請注意：這可能會讓你無法「發完脾氣」！我一直聽到很多人說一做完根鎖，氣就消了。

要輕鬆不費力地轉化能量，就要先把覺知都集中在脊椎根部。這會讓你馬上把散逸的能量都收回系統中，並且把能量拴在那裡。

想像房間裡飄了很多氦氣氣球，透過根鎖，我們就能把氣球的繩子都抓在一起，在底端繫個沙包，讓氣球安定在地面上。就是這樣！原本散亂的能量都穩了。我們的覺知忽然間從系統的外層和表層，轉移到了身體的核心，這個小動作就能讓你的人生觀從防禦性格切換成有靈魂的自己。

練習完之後，你會立刻感覺到深刻的踏實感與幸福感，你會覺得你一直都屬於這裡，這趟人生就是「你的演出」。你繼續收集能量氣球，從散亂的氣場中逐漸穩下來，在體內感覺到靈魂的力量與存在。你不會再把自己當成受害者，只能忍受人生的遭遇，相反地，你會成為人生的創造者。透過根鎖，我們就能開始建立感官神經迴路，打造新認同。這聽起來好像很簡單，只是把意識從大腦轉移到身體核心，但其實這很了不起！

◆**步驟：**

1. 收縮骨盆底部的肌肉，往肚臍的方向帶，好像要把能量從地面往上拉到體內（這很像凱格爾運動，或像是在排尿過程裡中斷尿流）。如果你要好幾天、甚至好幾週才能熟練也別擔心，會愈來愈熟練的！

2. 練習收縮骨盆肌肉幾次，掌握到訣竅後，用盡全力收緊，然後放掉一半。在這個狀態下做幾次腹式呼吸——不要吸進胸腔裡（用胸腔呼吸會開啓戰或逃反應，因為交感神經的末梢就在肺部的上半葉。腹式呼吸才能展開創意與療癒，因為腹式呼吸能安定副交感神經末梢，並增加肺部下半葉的血流量）。

3. 現在再放掉一半，停在那裡做幾次腹式呼吸，直到感覺自己不須用力就有一股存在感。我們的目標是要創造肌肉組織裡的覺知，因為通常我們不會注意到骨盆的組織，接著要更細微地覺察骨盆區域。最終，在你更熟練且骨盆組織也更靈敏之後，你只要輕輕收縮肌肉就能集中能量——不過現在，你有多少力氣就用多少吧！

4. 一天之中能練幾次就練幾次，想練幾次就練幾次。多做無妨！

透過我改良的根鎖練習，能量場就能夠更輕易地收斂在脊椎根部，那裡的組織也會逐漸甦醒。你會感受到新的頻率，讓那裡的組織知道有靈魂的自己要住進來了！

揉捏心口

接下來的錨點，我們要沿著中樞通道往上移到心輪，也就是胸口中央。和根鎖一樣，我們要緊縮這裡的肌肉，將意識的注意力帶過來，並且把能量「鎖」在這裡。

如何把能量安定在心口呢？

◆步驟：

1. 收縮胸口中央的肌肉，用力——不必往左邊靠近心臟，而是要在脈輪的位置，就在胸腔中央脊椎上方。收緊胸大肌，往後貼向脊椎；收攏肩胛骨往下帶；收緊三角肌（靠近肩膀的位置）往下沉，然後從這裡進入胸腔內部（如果你覺得這些肌肉名稱令人困惑，就想像你在做仰臥推舉，仰躺在地上，拿起沉重的啞鈴往天花板的方向推舉。或者推其他很重的東西，感受你用到了哪些肌肉）。
2. 肌肉用力，維持住，做幾次腹式呼吸。然後就像根鎖的練習一樣，肌肉用力的程度先放掉一半，做幾次腹式呼吸。
3. 再放掉一半，繼續腹式呼吸。逐漸熟練之後，讓你的覺知滲透到胸腔內部深處。試著收縮脊椎周圍和心臟後方的小肌肉，就在身體核心深處。
4. 一天練習數次，能練幾次就練幾次，想練幾次就練幾次，最終你在收縮心口側面和後面的肌肉時，心口中央前方會感覺很開闊。你的心臟和脊椎之間有相連的組織，你可以在練習時想像自己很放鬆，讓那個組織來支撐。你放鬆時會感覺很美好！

用這個方法收縮心口，會把我們的意識與本質能量固定在身體裡，就像根鎖一樣，讓我們多了一個接觸點能夠安定有靈魂的自己。這會加強你的覺知轉移，更從外轉往內，眞的把意識能量帶到心口，獲得沉著、放鬆、療癒與愛的感受。你的大腦會體驗到，原來啓動這充滿愛的靈魂多麼美妙。

收縮喉嚨

沿著中樞通道，喉嚨就是下一個錨點。我們要把喉嚨鎖緊到覺得呼吸時像星際大戰裡的黑武士——氣管緊縮到空氣通過的聲音都能聽見，也能明確感受到空氣流過。練習時，吸氣吐氣都應該要發出明顯的聲音。這項練習在瑜伽中稱爲**「喉式呼吸法」**（ujjayi pranayama，又名勝利呼吸法），能讓我們接受聲音的引導，成功進行量子翻轉，活出有靈魂的自己，那才是我們應該生活的方式。

◆**步驟：**

1. 下顎微張，閉起雙唇，輕輕緊縮喉部肌肉，同時把舌頭根部往上提、往後拉，縮緊氣管的開口。下顎微微向後收（但不要咬緊牙根），感覺到後腦勺和頭頂往天花板的方向提。
2. 做幾次深沉的腹式呼吸，鼻吸鼻吐。讓空氣經過鼻子進出時，呼吸自然發出嘶嘶聲，就像海風捲起沙子一樣。這感覺和打鼾非常像。你想多大聲就多大聲！

當你的喉嚨緊縮到呼吸的聲音都能聽得見，你就知道自己的本質能量已經穩定在中樞通道上的錨點了。當你的心神跟著聲音進入身體的中樞通道，就會把意識往身體核心拉。若要成功體現靈魂，這很重要——你的自信心會大幅提升，思慮也會更加清晰。

打開第三眼

現在我們來到中樞通道的最後一站：頭部的中央。能量從喉部繼續往上升，接下來就要導引到腦中，就在兩個半腦的中間和下方。松果體對我們非常重要，而這裡就是松果體的家。

松果體有很多感光細胞，稱爲視桿細胞和視錐，和眼球裡的感光細胞一樣。雙眼會接收可見光的能量，並傳遞到大腦。松果體的功能之一可能就是要「看到」並接收內在世界細微、不可見的高頻能量；換句話說，你的第六感就存在於松果體。我爲了體現靈魂，建立了神經迴路並發展出特別細膩的感知能力後，就能夠親身感受到靈敏的第六感。

◆ **步驟：**

1. 雙眼可以張開，也可以閉起來，將注意力集中在額頭中央、雙眉之間或人稱第三隻眼的位置上。將注意力集中在自己身上（主體），感受到你的注意力都集中在這一點上。

2. 如果你需要多花點力氣才能感覺到能量集中在那裡，可以把眼球往上轉，直到感覺到眼睛後面在出力。

3. 繼續維持這股力氣，做幾次腹式呼吸。

這個練習和「主體—客體—主體」很接近，這個錨點的目標就是要發現你自己就是「雙眼後方的能量」。這會把你的焦點明顯從外在環境轉移到內在世界，從「外頭」回到核心的「家」。要讓能量錨定在體內，你就要成為透過肉眼往外看的那股意識。

※※※

現在你已經很熟悉中樞通道上的四個錨點（圖4-2），可以開始把這個通道視為維持生命所需的能量運河或貫通整個能量系統的超高速公路。當你不需要錨點的引導就整合能量時，就可以放鬆錨點，感覺靈魂進入身體裡。不過，這個晚點再說，現在還是要用力繃緊肌肉！

剛開始練習時，一次收縮一個錨點：海底輪、心輪、喉輪、第三隻眼。維持肌肉用力，同時讓呼吸經過鼻子進出時都要發出聲音。當你沿著中樞通道從下往上練完之後，把這四個

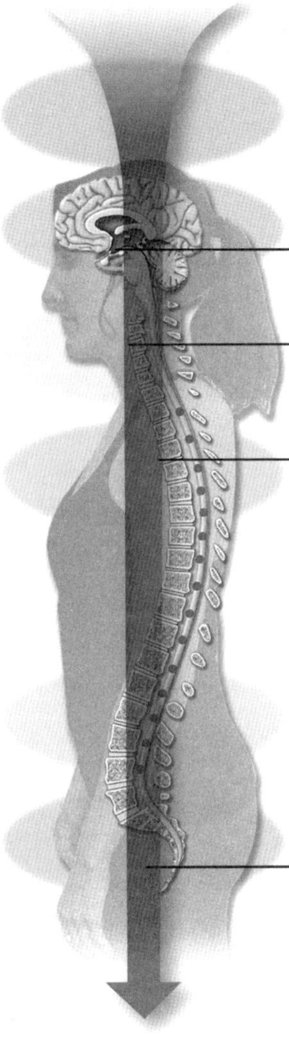

圖4-2，中樞通道錨點

錨點連在一起，就像是在疏通水管一樣——從雙眼後方的張力到緊縮的喉嚨，聽著自己的呼吸，再用力緊縮心口，最後到根鎖，然後一路向下連接地表，像樹一樣往下扎根。

練習去感受將錨點連成線，去想像、去感覺——如果感覺不到就靠想像。愈常練習，愈能鍛鍊那個區域的感知能力，感官系統的迴路增加了，就能加強意識到有靈魂的自己，也會強化有靈魂的自己的能量流。

前文引述過愛因斯坦的名言：「直覺的心靈是一種神聖的天賦，理性的思維則是忠實的僕人。但我們已創造出一個尊崇僕人卻輕忽天賦的社會。」感知的能力才是運用理性大腦的正確方法——讓大腦成爲直覺心靈的僕人。現在，讓大腦運用過去從未試過的方式來引導、掌握感官，就會讓你在眞實本質中甦醒，你才知道自己原來從未覺醒。

除了這四個錨點，以下的獨特呼吸法也能完整啓動中樞通道的本質能量。

第三項練習：中樞通道呼吸

我發現很多時候人之所以沒有辦法完整運用自己的能量來生活，追根究柢就是他們根本**沒在呼吸**！呼吸就是能量——當我們把呼吸帶入體內再呼出去，就會把能量帶進自己的能量場再排出去。在吐納過程中有意識地連結我們的錨點與地球，就能有效啓動能量中心（脈輪）並強化中樞通道裡的能量，讓有靈魂的自己能夠安坐在體內。

中樞通道呼吸法是能量七密碼中很基礎的練習（圖4-3）。透過身體核心呼吸，你可以具象體驗多維度實相（身—心—靈），並迅速脫離求生與反應模式，發現更崇高的人生使命，從那個視角綜觀人生。

就和其他練習一樣，這裡也要用腹式呼吸——表示每次吐納，吸氣時都要撐大肚皮、吐氣時收肚子，不要把空氣淺淺地送進胸腔。當你根據步驟說明透過中樞通道呼吸，請特別留意自己的注意力要跟著空氣在身體核心上下移動、通過不同的能量中心，就像搭著電梯在電梯井裡上上下下，**不要跳過任何一段**。這是啟動所有電磁場與神經迴路的關鍵。

◆**步驟：**

1. 先從錨點開始——利用根鎖把骨盆底部往上抬，心口用力，就像在做仰臥推舉一樣，再來喉嚨的呼吸要像星際大戰的黑武士，最後雙眼後方用力。
2. 把注意力移到頭頂上方（約十五公分處），從那裡吸氣。剛開始，可以想像有顆金色或白色的光球，放輕鬆試試（最終，你會明白你**就是**那顆光球，所以你會感受到**自己**從頭部上方進入頭頂，穿過中樞通道，就好像你搭著電梯要去地下室。不要從外部視角來想像）。
3. 將空氣一路吸到通道末端，進入腹部，錨點用盡全力。吸氣時撐大肚子。
4. 從腹部吐氣，透過海底輪直接洩入地，四個錨點還是要出力，吐氣時將肚子貼向脊

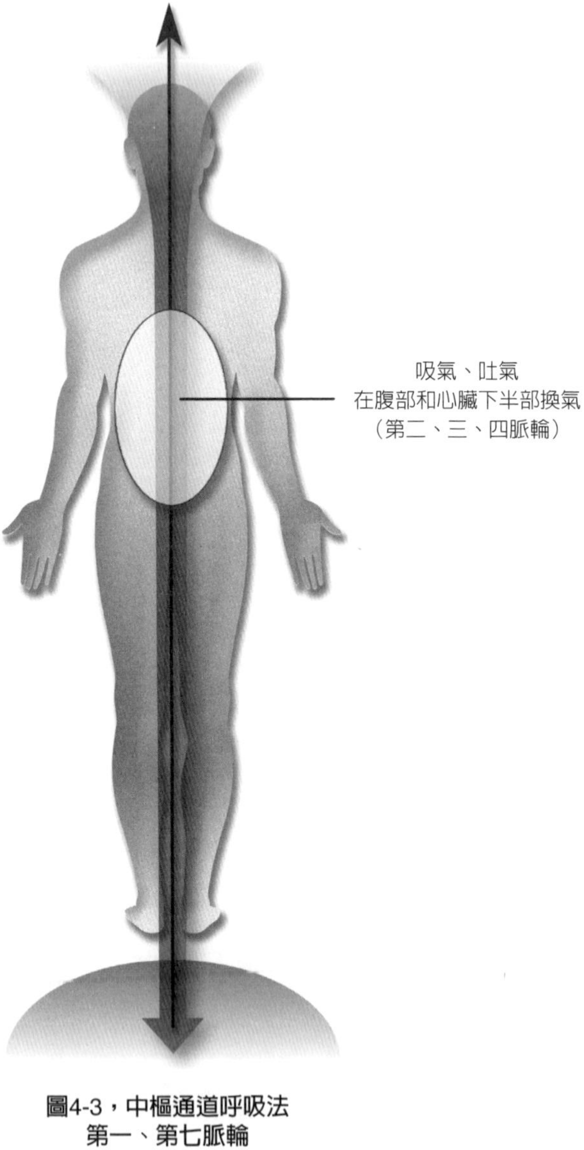

圖4-3，中樞通道呼吸法
第一、第七脈輪

椎。

5. 現在反過來：從地面將空氣從海底輪帶向腹部。吐氣時，感覺自己就是那股能量，沿著中樞通道往上，直達頭頂。

重複整個循環。請注意完整的循環要包括兩次呼吸：一次從頭部上方十五公分處吸氣，讓空氣進入心口、腹部、核心，最後吐氣到地上；另一次是從地面吸氣經過所有的脈輪，從頭頂吐氣。

剛開始練習時，用舒服的速度吐納，這樣你就能集中精神維持錨點用力，運氣在中樞通道上下移動。熟練之後，你就能自然地在錨點用力，也可以刻意加快或放慢吐納的速度，創造不同的效果。若你呼吸得較快、較用力、較大聲，就可以運氣擊破脈輪之間血管和組織裡的情緒包袱；緩慢、溫柔、深沉的呼吸則可以建立神經迴路，整合細微的能量。呼吸慢一點也能更放鬆，減緩壓力與長期精神緊繃所造成的影響。我會提供更多細節讓你掌握這些技巧。

如果要嘗試激烈版的中樞通道呼吸法，每次四拍：吸氣兩拍、吐氣兩拍。你會注意到呼氣聲變成「呼吁」。你可以想像強大的氣流穿破你在中樞通道所觀察到的所有包袱。

若要嘗試溫柔版，把呼吸放慢到六拍、八拍或十拍，保持吸氣和呼氣的長度一樣。

不管是哪一種中樞通道呼吸法，最重要的是有意識地跟著呼吸在系統中上下（最理想的狀態，是讓自己**變成**那股呼吸），沿路啓動所有的神經迴路。練習時不要跳過任何錨點或任何一段通道。

如果你一天練習數次，就會進步很快，尤其是每晚睡前練，讓呼吸成爲入睡前最後一件事，還有起床後第一件事，在下床前就先呼吸。睡眠前後，是潛意識與意識溝通最密切的時段，所以也是最適合創造新自我實相的時段。

要發揮最大功效，確保每天的**每一口**呼吸都是中樞通道呼吸！你每次從體外吸入空氣，穿過全身，然後排出體外，再吸一口氣，都是在啓動潛意識的覺知，讓你察覺到你不只是這副具象的身軀。你從自己多維的實相裡吸氣，不斷在讓自己更加年輕。我每個禮拜練完都覺得自己少了一歲。

第四項練習：掉進去、掉下去

「掉進去、掉下去」是隨興版的中樞通道呼吸法，目的稍微不同。就像「主體－客體－主體」的練習，這會把我們所有的能量拉到身體中心，否則能量就會四散——在我們的頭裡、肩膀兩側或身體外緣。透過這個練習，我們會讓能量掉進來，然後一路掉下去，就像湍急的瀑布般沿途沖刷情緒包袱，以強勁的能量流沖出體外、傾瀉入地。

這個「沖洗」的練習對我們有寶貴的價值，能讓我們擺脫遲滯的能量，像是過去的舊思維、人生劇場情節、壞習慣、想要控制處境的欲望等。我們黏著這些無用的能量不放手，並非因爲覺得這樣很好，而是因爲我們以爲人生就是如此。這是我們熟悉的觀念。可是如果不放手，這些包袱會繼續削弱我們的能量場與能量流，在生命中創造痛苦的摩擦，其實它們也很想被釋放。

不過，如果我們可以利用能量逐漸放手、適應變化——透過這個練習，讓能量沖洗我們全身——習慣能量沖洗的感覺，大腦要放掉過去的觀念和思緒就會愈來愈容易。這是因爲放掉全身的能量，感覺就像放掉某種思維或情緒。大腦很難放下人生劇場的情節，可是放掉能量比較簡單、快速，而且那才是情緒包袱所在的位置。所以放掉能量以後，我們就能讓大腦去追求更高的創意與創造力。

想像一下你和別人起了衝突，你眞的很希望那個人可以理解並同意你的觀點。接著想像這個人忽然懂得你想要表達的重點，並且全部同意。剎那間，你原本想要用來說服他的力氣都消了。你不再堅持作戰計畫，因爲任務已經完成了。外在世界的變化（因爲另一個人的態度轉變，摩擦消失了），造成你內在世界的變化，然後能量瞬間流瀉，因爲你的欲望已經結束了。

不過，這個例子是從外而內的變化，但我們畢竟無法控制外在環境——卻**能夠**反過來，由內而外產生變化。我們可以練習去感覺，假設對方**已經**理解我們了，假設對方不需要我們開口就完全懂了。這樣一來，我們就會放下作戰計畫，在形成衝突**之前**就終止摩擦。這種練習在消除遲滯能量時很有用，可以解除防禦性格帶來的影響。

◆**步驟：**

1. 現在，請留意頭部與肩膀周圍的能量（可能比腹部、髖部、腿部的能量更明顯）。
2. 盡可能把所有能量都集中在頭部中央，同時把氣吸入核心。身體上半部要完全放鬆。
3. 用力緊縮四個錨點，讓自己集中於核心。
4. 吐氣時，讓能量一路沿著中樞通道往下掉到你坐著或站著的地方。然後放鬆所有的錨點，但注意力仍留在身體核心。「掉進去」會讓你感覺到大腦中央的創意中心有更多能量，「掉下去」則會讓你放掉一切，錨定於根部。感覺超棒的！
5. 一天之中，在海底輪練習間歇掉進去、掉下去。把骨盆底部往下沉、腹部下沉、雙肩下沉、腳掌打開，走路時就會感覺到能量落入地面。隨著每一步，感受到充滿愛的支持像瀑布一樣往下落。

當我們把精神寄託在某件事或結局的時候，就會緊抓著能量，讓能量無法流通，結果什麼都動不了、流不了、改不了。這會讓我們困在能量環狀圖裡的心智層，我們的靈魂就無法落入身體核心，這樣就看不到真相。主動移開受阻的能量只是自我掌握的一部分，我們會透過能量七密碼學會當自己的主宰。我們要習慣**搬移**能量，而不是緊握著能量，這樣才能保持能量流動、順勢而為，同時保持能量錨定在體內。

最理想的狀態會創造出更多空間給創意、愛和幸福感，不需要外在環境配合，也不需要外界肯定。稍後在其他章節中，你也會發現愛的力量就像營火，把沉重遲滯的能量化為創意，就可以積極地用來提升人生體驗。

錨定密碼對應的脈輪：海底輪

錨定密碼的練習會在整個人體系統產生重要的影響，特別是脊椎末端的**海底輪**。每一個脈輪都掌管不同面向的意識與生活面、影響特定的身體部位，促進身體健康、強化人生經驗、影響你的人生觀。

海底輪攸關我們最原始的存在，代表我們的生存與安全。不會控制海底輪的人往往心神不寧，能量無法安定在體內，在人生中也容易覺得焦慮、不穩定、不安全，經常被困在存亡攸關的議題裡。他們可能很重視物質、好戰善鬥、個性輕率或重視外在；他們容易在溝通、感受、自尊等方面碰到大問題，因此可能結了好幾次婚或換過很多份工作；或者他們可能會把這種傾向「塞在」身體深處，表面上看起來很堅強快樂，但是內心會有劇烈的衝突，到了極限點，他們的身體再也承受不住能量的流失，就無法壓抑恐懼了。

有海底輪問題的人也經常強烈感受到缺乏歸屬感。他們的內在會感受到實相（在雙眼後方），可是這個實相卻與他們的言行不符。結果，他們容易質疑自己、感覺瘋狂，或經常用抽身的方式來面對問題。因爲海底輪在我們的意識層控制身體的存在感與幸福感，會影響到身體各種症狀，如體質虛弱、免疫力差、生命力低落，還有身體結構的問題，像是骨質疏鬆、關節疼痛、關節脆弱和雙腿雙腳不穩。

如果你的能量不在海底輪裡，你的能量就不在身體裡；如果你的能量沒有完整地存在身體裡，你就會受折磨。錨定密碼的練習可以幫助你！

【表4-4】整理了海底輪的特質，請注意脈輪的能量如何映照出身體的狀況。

由於海底輪位於中樞通道的底部，能量（眞實的我們）就是從這裡進入我們在凡間的肉身，海底輪太弱或受傷就會產生漣漪效應，影響整條通道，最後能量就無法進入腦部的創意中心。若是這樣，我們就永遠無法體驗自己眞實的命運。我們只能盡力讓人生好過一點，一直活在覺醒模式的背面，靠生存模式度日。因此，啓動海底輪並且讓能量順利流過，對我們的幸福至關重要。

錨定密碼就是讓我們完成目標的工具。利用錨定密碼的練習，你可以建立強烈的安全感、歸屬感和幸福感，因爲能量在海底輪整合好了。你會開始發現「這個世界就是我的舞台」而且「我辦得到」；你可以培養一輩子用不盡的生命活力，不會覺得必須努力融入世界；你會覺得人生能讓你盡量發揮、盡情冒險，並體驗到健康、活力、一切在我。

表4-4，錨定密碼對應海底輪

名稱	海底輪、根輪、第一脈輪
位置	脊椎底部
顏色	紅色
肌肉音符	C
影響的身體部位	骨骼、骨架、髖部、雙腿、雙腳、生殖器、脊椎底部、腎、生命力、牙齒、指甲、血液、細胞生成、腎上腺
覺醒模式背面的症狀	思緒遲鈍或空洞、無法維持內在穩定、骨關節炎、身體不健康、缺乏活力
覺醒模式正面的特點	自我掌控、身體能量充沛、踏實、健康有活力，能認知到「我就是能量來源」「這是我的舞台」「我有歸屬感」「我能創造我選擇的體驗」。
練習	· 主體—客體—主體 · 中樞通道錨點 · 中樞通道呼吸 · 掉進去、掉下去
呼吸法	中樞通道呼吸法
整合海底輪的瑜伽動作	· 椅子式 · 戰士一式 · 金字塔式 · 樹式 · 站姿前彎

錨定密碼的瑜伽動作

為了強化你的能力，協助你完成能量七密碼的功課並提升效果，我要在這裡加幾個特定的瑜伽動作。當你能專心並且把握當下，瑜伽就能讓你體驗身心靈合一，讓你在做動作和呼吸時，將意念集中在身體部位上。你就是需要身心靈合作才能讓本質能量安定在身體裡，從而獲得主導和管理能量模式與能量流的能力。

我所教授的身體覺醒瑜伽，會在每個動作中為身體建立**意識**溝通的神經迴路。如果你以前對瑜伽不太有興趣，別擔心。就算你沒有做過瑜伽，也能做我建議的這些基礎練習。不要小看這些好像很簡單的動作，雖然簡單，累積起來有很強大的效果，就連經驗豐富的瑜伽學生或老師都很有收穫。許多長期修習瑜伽的老師（三十年以上）都很驚訝，多了不同的引導方式原來可以有明顯的變化。我相信這些動作也能夠幫助你！

椅子式

椅子式（utkatāsana / Chair）很簡單，任何人都能輕鬆練習。它能有效整合海底輪的能量，讓你的能量穩固存在於中樞通道底部，有益於有靈魂的自己安住。如果站著或平衡感覺很吃力，你也可以坐在……沒錯，你猜對了，你可以坐在椅子前緣來練習！

首先，我們要假裝坐在椅子上。

◆ **步驟：**

1. 雙腳打開與臀部同寬。腳跟和腳掌踩穩，感覺到你和地面相連。
2. 膝蓋彎曲、屁股往後坐，好像要坐到椅子上一樣。坐骨往後推，這樣膝蓋才不會往前超過腳尖。雙膝平行，不要往外開。如果你想要更穩一點，膝蓋可以併起來。
3. 如果可以，請高舉雙臂過頭；若沒辦法就盡量舉高。
4. 維持這個動作，深呼吸三至十次，然後腿伸直、放鬆，雙手放下回到身體兩側。

現在，結合錨定密碼的練習和身體覺醒瑜伽的椅子式，強化效果。

1. 維持椅子式的動作，把意念集中在腳下三十公分深的地底處。感覺你自己定在那股能量裡。
2. 抬起腳趾頭，再放下。重心往後放在腳跟上，感覺中樞通道打開來；再往前把重心放在腳趾頭上，感覺中樞通道關起來（這可以幫你感受到中樞通道）。準備好之後，重心往後放，停留在那裡，把意念集中在中樞通道上。

3. 右腳踩穩，再踩穩左腳，腳趾放鬆。轉一轉腳踝，踝關節用點力，感覺「自己在那裡」。輕輕抬起再放下，強調膝蓋的動作。收縮大腿和臀部肌肉，捏捏髖關節前面、後面、內側、外側——同時深呼吸，感覺到空氣在中樞通道上下移動。如果你併起雙膝站穩，現在可以捏捏膝蓋，感覺到自己在那裡建立了神經迴路。

4. 捏捏根鎖。把肩胛骨往內收、往下放，捏捏心臟後方的位置。雙臂盡量向上伸，感覺到你用能量將雙臂插入肩窩，收下巴。眼睛往上看，感覺眼睛後方的肌肉在用力。感覺到整個中樞通道都對齊了，感覺到脊椎的前側——通過脊椎，往下到雙腿和雙腳，最後直入地下。

5. 沿著中樞通道深呼吸數次。把能量從地底下三十公分處往上提到你所站的位置，往上吸氣，讓能量進入中樞通道。在核心聚氣，然後往上吐氣，通過心輪、喉輪、第三眼，最後從頭頂呼出去。吸下一口時，從頭頂吸氣，經過頭、喉、心、腹及根鎖，然後通過雙腿到地面。最好是你就**化身成**那道呼吸，穿過身體。

整合海底輪的其他瑜伽動作

你可以運用下列的瑜伽體位配合椅子式，加強錨定密碼的功效（我針對能量七密碼推薦了不同的瑜伽動作，若想獲得更多相關資源，請至drsuemorter.com/energycodesbook）。

當你做任何動作都覺得很穩固、踏實的時候，就可以加上中樞通道呼吸法，把能量和呼吸從腳底拉上來，通過中樞通道，從頭頂呼出去，然後再從頭頂吸進來，經過中樞通道，從根鎖呼出去，直下腳跟入地。

- 戰士一式（vīrabhadrasana I / Warrior I）
- 金字塔式（pārśvottānāsana / Pyramid）
- 樹式（vṛkṣāsana / Tree）
- 站姿前彎（uttānāsana / Standing Forward Fold）

練習錨定密碼時常見的挫折

我在團體課程教授錨定密碼時，不免會聽到學員提出一些共同的問題。通常這些問題都很容易解決。

•問題一：沒辦法同時在肌肉用力時呼吸。

有些人覺得很難把氣吸進肚子裡，同時擠壓或提起腹部肌肉和骨盆底部，他們會搞不清楚現在到底要做什麼動作。當他們問我：「我要肌肉用力還是深層呼吸？」我的答案總是：「沒錯！」你要試著兩個動作一起做，才能感受到過程中的阻力。

只要記得，我們創造阻力就是爲了找出一條路徑，認識眞實的自己。肌肉用力同時呼吸所產生的內部阻力，可以讓我們的意識進化，才不會繼續寫故事或開碰碰車。

在這個世界上，我們可以透過很多種方式學習，其中一種就是透過**阻力**。舉例來說，和別人爭辯時更清楚自己是誰，因爲爭辯讓彼此的差異更加明顯。同樣地，當我們把肌肉往內施力並向外伸展時，就在身體內部創造了阻力，因爲呼吸會把腹部撐起來，肌肉又拉緊，所以往內壓和向外推之間就產生了差異。我們會透過感官系統感受到差異，然後以過去沒體會過的方式發現我們應該要「住」在身體裡。透過阻力，我們可以學會「我們是誰、我們在哪裡」。**在內部創造阻力，就不需要在外在世界的關係裡創造阻力**。大腦放鬆了，身體放下戰或逃反應，我們就創造了一個更適合的環境，讓有靈魂的自己可以出現。在這之後，我們便會放鬆骨盆底部，繼續感受到自我。

•問題二：肌肉用力時沒什麼感覺。

很多人長年都靠頭腦主導生活，已經沒辦法察覺身體的細微感受了。不要緊！如果你練習肚子內部用力卻感覺不出來，把手放在肚子上，輕壓直到有感覺爲止。

例如爲了把意念集中在脊椎底部的海底輪，你可以按按下腹部，就在恥骨上方一點點的位置，甚至把手或腳放在屁股下，坐下去。至於心輪，你可以把指頭放在胸骨上，「往內按」，再挺胸去感受你的手，或仰躺靠胸骨把重物提起，就像做仰臥推舉一樣。要感受喉輪，就用手掌或手指在頸子（前側或後側）輕輕施加一點壓力。至於頭顱中央的松果體，眼睛向上轉時按按眉心。你眞的不要擔心怎麼做才「對」。

下一章會讓你更清楚這種狀況下要怎麼做，現在先按照這些建議做就行了。這裡的目標是要把注意力和意識帶到你正在使用的身體部位，這樣你就可以開始建立光子密度——就是讓有靈魂的自己在那裡更有存在感。你的感受力會恢復，也會愈來愈強！

•問題三：同時間要做的事情太多了。

開始做這些練習時，尤其是中樞通道呼吸法，你會覺得同時間好像要專注在很多事上。不過，若要在人生中游刃有餘也是這樣，像是學開車就必須手腳並用，或者準備晚餐時要讓每一道菜都同時準備好，或者練習完美的高爾夫揮桿——天啊！我邀請大家去體驗看看，所有的能量七密碼工具在剛開始運用時都會覺得有點機械感、有點難爲情，可是就像你學會的其他事一樣，熟能生巧。事實上，你可能在幾天之內就覺得做起來更簡單了。如果你身處在讓你感受到愛自己的空間，可能會進步得更快。

如果你沒辦法在所有錨點用力的同時透過中樞通道呼吸，那就先從海底輪開始就好。在一天開始之前，先花點時間把骨盆底部往上提，感受到能量的存在。吐納幾回，然後放鬆。一天之中，只要記得，就多做幾回，再慢慢加上心輪的練習，在呼吸時感受到意識在這兩個脈輪上；然後加上喉輪，最後注意到你的第三眼。你很快就能在所有錨點用力時呼吸自如了！

最重要的是不要放棄。

根鎖練習每個人都做得到，這個小動作其實就能有極大的效果了，因爲這會開始讓你的大腦準備進行量子翻轉，這就是整套能量七密碼練習的目標。先從小處開始，一步一步來，在中樞通道建立你的覺知，打通呼吸，最後就能做得很自然。其他密碼的練習也一樣：視自己的需要，把練習先拆解成小動作，但是要持續練習。效果眞的很強大，放棄太可惜了。

※ ※ ※

當你的意識與注意力能夠安定在身體核心，你就更能和有靈魂的自己互動，認知到你就是有靈魂的自己。因爲你會感覺到在不同的人生經歷中，你的能量模式如何隨之變化，就能發展出全新的方式來理解生活中發生的大小事，也會用全新的方式來回應。過去的你會繼續靠故事情節在小劇場裡過活，但現在你會更快就感受到效果！我的目標就是要協助你過著自己想要的生活，不再回應外在世界，你本來就是人生的創造者。這個世界需要更多有原創想法的人，喚醒自己完整的能力——那就是你！你該覺醒了。我們會在下一章啓動你更多潛力！

第五章
感受密碼：靈魂的語言

我有一段感情談了八年，原以為我們會白頭到老，結果幾年前分手了。儘管當時我已著手建立新的神經迴路，並開始從幻化為光線的體驗中逐漸整合新能量，但結束一段感情畢竟還是不同的挑戰。

分手的過程並不愉快。我前一年才失去了母親，隔年連男友也沒了。我們雖然對於要怎麼分開有共識，但一切的發展都和討論的不太一樣。某個週日夜晚，我從機場回到家，裡頭空了一半。我們協議好要把狗留給我，他卻帶走了。我簡直要崩潰。

我從未想過自己會經歷這種痛苦。痛徹心扉，直達靈魂深處——最糟的是我毫無心理準備。我在這個世界上**從來沒有過**這種感受。分手過程中，我還是繼續旅行和演講，我知道這是我眞正的人生道路——我還要對診所負責任，我僱了員工和其他醫生，病患也需要我的照顧和引導；若班機被取消或行程有狀況，我就沒辦法向病患和工作團隊負責。我體內累積了愈來愈多我從未見識過的龐大壓力。

有一天，我正要離家去上班，忽然想起忘了一樣東西，得回頭去拿。我走回臥室，走向衣櫥……然後就癱在床上了。破碎的內心爆炸了，我全身都在放情地哭泣。眼淚好像從骨子裡溢出來，挾帶著一道道絕望，湧上我的喉嚨，從我的雙眼和嘴巴流出，甚至直接從肌膚裡滲出來。

我一直盡力保持生活規律，下定決心要堅強地向前走，完成既定的計畫。我對自己說：「不要去想就好了。」我沒法想像自己還要再多**感受**一件事會有多疲憊，可是在我情緒耗竭的狀態下，分手的傷痛就像水壩潰堤般奔騰洶湧。

我攤開四肢躺在淚海中，放下一切，讓自己沉浸在痛苦中。或許我拚累了，撐不下去了，或許我就是該覺醒了。不管是什麼理由，在那之後，關於**「我是誰」**的內在體驗從此不同了。

我一邊啜泣，一邊揉著胸口和腹部，緊抓著核心，然後腦中出現了這句話：「如果這一切都消失了，至少我還有『**我**』。」

瞬間，儘管還流著淚，我感受到了前所未有的喜悅。這讓我迷糊了：我這幾年來從沒有這麼失意過，可是卻又感覺到喜不自勝。

因爲我不再試著要讓一切更好，所以一切都變好了。在那之前我就像行軍中的勇士，可是我已經精力透支到再也無法上戰場了。當我放下盔甲，讓自己去感受，所有情緒都浮現了。我可以放下原本的觀念，不必那麼堅強，不必負責所有營運。防禦性格的所有努力都在那瞬間化為灰燼，我沒有妥善處理的情緒一股腦湧上來，向外宣洩，帶給我極大的快樂。

在那張床上，我的理性大腦和防禦性格向有靈魂的自己投降了。在那之前，我完全不曉得自己一直處在戰鬥模式中。我想要保護自己，想要「彌補錯誤」，這想法一直在我的潛意識裡，但我終於承受不住，感受到了核心能量，放下一切，陷入情緒中。那一刻，前幾年出竅的經驗又更深刻地回到我體內。

現在我不會等水壩潰堤才體會情緒。我現在經常**活**在感受中，如果有什麼事讓我抽離了核心，我會沉浸在那情緒中，讓自己**感受**到底怎麼了，然後感覺到能量場在充電。我不再讓理性大腦和防禦性格去主控生活，因此省下了不少傷痛；我讓我的身體——我的感受——來告訴我該怎麼做。

所以在這一章裡，我要和大家分享這些練習。

什麼是「感受密碼」？

透過錨定密碼，我們導入有靈魂的自己，把能量拴在肉身中，讓有靈魂的自己能夠安住。我們讓大腦意念集中在身上，建立身心靈之間的關係，因此有靈魂的自己才能住進來。

這股新的連結就是要鋪路，讓有靈魂的自己能夠增加存在感，開始接收寶貴的訊號——充分體驗人生究竟是怎麼一回事。

人生就是一場覺醒專案——喚醒有靈魂的自己，我們才能透過最高等的眞實本質和世界互動，並體驗由神性引導的魔法生活。要覺醒就要有摩擦——各種碰撞都是因爲我們還不知道自己有多麼偉大，或是我們哪個身體部位的神經迴路還沒有開通。如果沒有阻力，我們就不知道生活中還有哪些方面沒點亮；我們需要被擠出現狀，才能看到我們必須把能量導引到哪裡，重新整合破碎和散逸的自己。

我們不能避免摩擦。這件事沒得選，在完全活出有靈魂的自己之前，摩擦會讓我們看到還有哪些地方需要建立神經迴路，讓我們喚醒自己的偉大。不過，我們確實可以**選擇**要在哪裡產生摩擦：**在我們內在世界的能量層，或到外在世界去惹是非**。

以下的例子可以讓你了解摩擦的道理。假設有人講了你的壞話，讓你很難過，他的話讓你的心智和情緒產生了一些反應，然後你開始撰寫情節，描述這些話對你有什麼影響、對你和其他人的關係會有什麼影響，還有對這個世界有什麼影響。你的大腦說：「怎麼會這樣呢？」「他不應該這麼做。」「這樣我以後要怎麼生活？」過了一陣子，你可能會問自己：「爲什麼我過不去？」或「爲什麼我放不下？」

你「過不去」是因爲你的大腦在故事情節的層次運作。**大腦沒辦法處理你的感受**，因爲人類的整個系統就是要你去思考這個經驗到底要給你什麼教訓，反省過了才能往前進——開通某些迴路，並整合散逸的能量。很多時候，當能量重新整合在一起，會有一種「頓悟」或「靈光一閃」的感覺。你的能量一轉換，開啓了那些迴路之後，故事情節就不一樣了，大腦也會用不同的角度來看待產生摩擦的那個風波。

從防禦性格的觀點出發，摩擦看起來就像：「這太瘋狂了，我放不下。我過不去！」但有靈魂的自己會認爲摩擦傳遞的訊息是：「我們要把能量集中在這裡，一直練習，直到你能夠集中能量，順勢而爲——儘管這過程可能會消耗你的心力。」因爲，不管你是發自內心順勢而爲，還是因爲筋疲力竭只好順其自然，對有靈魂的自己來說，**放下就是放下了**。就好像「沒關係，我會在這裡，你準備好時就會發現我在這裡——不管你要花多少時間，我都會等你」。

摩擦當然會獲得我們的注意，也一定會幫助我們成長，但我們可以不要透過故事情節來成長——這就是感受密碼的功效。通常，我們會對自己說一個很痛苦的故事，然後想要搞清楚「爲什麼」自己會有那種經歷。我們可以換個方法，只要去留意風波過程中你的能量變化就好，專注在能量所透露的訊息，並管理能量。身體就像中間人或翻譯，讓有靈魂的自己能和大腦持續對話。這個對話就是感受密碼的重點，能讓我們更有意識地選擇眞相的面貌。

原本你的生活由大腦主導，這時要改由身體主導，從**思考**轉變爲**感受**，從**解釋**轉變爲**感知**，就能讓觀點大幅改變。這會強化你的直覺和能量流，讓你的肉身可以療癒、康復，因爲你的身軀不再受壓力和「強者生存」的故事情節所苦。這會打開對話管道，讓大腦、身體和有靈魂的自己能夠直接溝通。不過感受密碼要有效，我們就必須學會辨別**感覺**和**情緒**的差異。

傳統心理學中，當我們提到「體會自己的感受」，意思是要讓自己充分體驗情緒狀態，才能釋放否認或尚未處理的情緒，讓停滯的能量再度流動。但是**體會感受**和**體會情緒**並不一樣。兩者都在我們系統裡的同一個頻寬上，可是如果我們想要靠腦子想通，就只能體會到「情緒」；若用身體去感受，便會察覺到來自細胞、內臟的感覺——那才是「感受」。感受密碼就是要協助你辨別能量場中**感受層次**和**情緒層次**的差異。

過去認爲迷走神經負責中樞神經系統（大腦）輸出給身體器官的資訊，但現在醫學認爲內臟傳遞給大腦的資訊中，有八〇％至九〇％是由**迷走神經**負責接收——將來自核心的提醒回報給我們。深沉自我本質的感受相當細微，但是對我們的覺醒很重要，讓我們能從內喚醒更偉大的實相。和運動神經系統相比，感官神經系統的神經數量多了數十倍、數百倍、數千倍，這表示察覺內在的變化更爲重要。接著我們會根據內在變化採取行動，表現出來。

迷走神經能傳遞器官的訊息，而腸神經系統的魔力更爲強大。腸神經系統被視爲身體的「第二個腦」，讓我們能夠整合資訊、消化後從核心產生反應，不需要知會頭部的大腦——我認爲腸神經系統因此構建了我們深層的眞相與認知。能量七密碼會教你如何察覺到更細微的能量層，更輕鬆、更有效地體現眞實。

當你的世界裡出現摩擦時，你會有三種反應：心理反應、情緒反應和身體反應。現在你已經認識能量了，所以先不看情緒反應（這和故事情節有關），我們先來看看身體反應，因爲身體反應來自能量場的變化。

就算是一年前、十年前或二十年前發生的狀況（可能是結束一段感情或失業），如果這件事所產生的摩擦還沒有在能量場中化解掉，就還是會引發身體上的反應，像是肚子不舒服等。這件事會在同樣的身體部位影響我們，自然有原因；當我們注意到身體感受並學著去處理時，就會建立能量所需的神經迴路來突破這個區域。如果我們停留在故事情節的層次，能量就必須繞道，讓中樞通道搖晃不穩，導致外在生活相應失能。換句話說，當我們直搗黃龍，人生就會簡單許多。

神經迴路如果都在沉睡，我們就要花更多心力，因此情緒上會感到疲憊。我們會變得比較僵硬，需要彈性時就容易折斷，需要全速前進時就會撞車。若啓動的神經迴路愈多，我們就更容易獲得勇氣、寬恕、喜樂和復原力。那是因爲這就是靈魂眞實本質的特色，我們喚醒的靈魂本質愈多，就愈能充分用與生俱來的能力去面對人生。

感受密碼會給你一套全新的能量語言，我稱之爲「身體的聲音」（body-talk）。若要和有靈魂的自己溝通，這就是關鍵。我們要聽得懂身體的聲音，並翻譯給大腦聽，才能發現每個人生際遇的啓示和功課。接下來的幾道密碼中，我們將學會怎麼更有效地溝通，把摩擦要教我們的道理整合到生命中，活出更完整的自己，整合度更高，靈魂全面上線。

感受密碼

☼ 第一項練習：讓身體來處理

「讓身體來處理」就是要打斷過去重視故事情節的舊模式，轉而將注意力都放到身體上。這樣一來，我們就可以整合故事情節下的能量，而不會讓大腦一直瞎忙著編故事。這個革命性的練習提供了捷徑——完全改寫遊戲規則，能讓你省下好幾年的時間，不必去處理情緒與心情，直接面對問題來源，針對能量著手，當下就化解問題。

當生活中出現摩擦，讓你有情緒反應或情緒「激動」時，立刻問自己「哪裡」，而不是「爲什麼」——也就是說，「我感覺到這股情緒出現在身體的**哪裡**？」而不是，「這種事**怎麼會**發生在我身上？」

這個簡單又能改變人生的練習要怎麼做？

◆ **步驟：**

1. 將注意力往內集中，注意身體內部，感受情緒反應帶來的能量變化。有個地方會「很激動」，可能是很緊繃、在顫抖或是嗡嗡響、坐立難安、尖銳的疼痛、身體發熱、發寒、重複的一連串動作等。能量會轉變。

2. 你要問自己和感受相關的問題：

- 這個感覺出現在身體的哪裡？是在心裡、喉嚨、頭部、腸胃，還是大腿？這個感覺也可能不在身體中樞上，是不是在肩膀或手臂？會不會跑來跑去？
- 這感覺像什麼？（這種感覺可能有很多形式。不要批評，也不要解釋，只要觀察，然後去**感受**和**體驗**。）
- 這個感覺最接近哪個能量中心或脈輪，最靠近哪個意識區域？參考【表3-3】就能回答得更清楚。例如：手掌對應心輪，雙腿對應海底輪。

3. 接下來，和這個意識斷訊的部位溝通，讓身體知道你正在建立連結。可以從身體**內部揉捏**、**擠壓**這個部位，讓你的身體知道：「我聽到了，我叫大腦來關心你。」

4. 擠壓那個部位的肌肉，同時做錨定密碼的中樞通道呼吸法，並把氣送到那個部位。從中樞通道的其中一端開始，看哪邊比較接近你感受到的部位，然後靠意念把那個部位「拖進」中樞通道的能量流。舉例來說，如果你的大腿不由自主一直顫抖，就用中樞通道呼吸法把氣從腳底下的地底帶上來，沿著中樞通道到大腿，同時大腿肌肉用力，把大腿「拖過來」，帶進中樞通道的氣流裡，整合到海底輪和其他錨點中。繼續吸氣，讓能量上升到腹部和心臟，然後從腹部或心臟吐氣，再往上讓氣從頭頂流出去。接下來反向：從頭頂吸氣，穿過錨點，進入心臟和腹部，吐氣時擠壓大腿肌肉，把能量推入地底。想像大腿和小腿是中空的，讓能量可以直接穿過。

5. 再做一次，至少要做完兩輪（提醒：一趟完整的呼吸法是上下各一次，不管從哪個方向先開始都可以）。繼續做，直到能察覺能量變化；若還沒辦法感覺到，就持續做六到八次。會有感覺的！

要讓意識進化，讓靈魂入體的速度更快，「讓身體來處理」是最強效的練習。不必再浪費時間和精力去編寫故事，描述誰對誰錯，也不需要再責怪自己或別人，或者迴避整件事。只要找出身體當下哪裡有反應，那就是身體想要得到你的注意，然後直接處理那個點就行了。記住，你要處理的不是身體的疼痛或肌肉的抽動而已，那是靈魂的訊息，像雷射筆般要讓你清楚知道哪裡需要建立能量的溝通流和感官神經系統的迴路，最終讓你能更充分地感受到靈魂在體內，理解自己有完整的能量和無限的潛能。你的靈魂能量透過身體和大腦對話，讓大腦知道資訊流和能量流在哪裡有斷層。

要大腦別再編寫故事，而改用這種方式去和身體互動，剛開始可能會很困難、很陌生——但其他做法都沒有用，因爲故事情節沒辦法解釋你怎麼走到這一步。**我們自編自導的故事和我們的靈魂與人生完全無關，只不過我們注定要學會怎麼擺脫故事情節**。最有效的方法就是不要隨著故事情節來改變我們的眞相。我們應該要直接處理最眞實、原始、永恆的能量，那才是最純粹的自己。你的能量會跟隨你的意識，當我們有意識地透過建立迴路的練習，沿著中樞通道呼吸，就能夠讓完整的能量存在身體裡。

我想強調我絕對不是要你否認任何湧現的情緒。我在工作坊中會和大家說，一定要先認同自己的感受。每一次都要先感受到自己的感受，同時做「讓身體來處理」的練習。如果你想要認眞處理情緒，就一定要**有意識地活在當下**，體驗所有細節。不過我相信你可以學會怎麼更快速、更全面地處理表象之下的能量。大部分人最終都會發現他們可以直接處理能量，不必再和情緒糾纏。

你也會發現，「讓身體來處理」需要我們放下防備。不過，通常我上課上到這裡時都會跟學生說，**當你愈脆弱，力量就愈強大**。你願意去感受並察覺到體內眞正的變化，並讓自己去體驗、面對，這過程會讓你覺得自己很脆弱、容易受傷，因爲你在認識眞正的、眞實的你。防禦性格運用了很多防備策略要保護你，讓你不受傷，而你在這過程中必須卸下防備，透過身體感受，連結到體內那個痛苦、受困、受傷的部位。

弔詭的是，在能量層次去面對傷痛其實比較容易，而在故事情節的層次去處理傷痛卻更加困難，威脅性更高。**感受密碼不會讓你被困在是非對錯裡，不會被情緒和評斷綁架，而只是讓破碎的能量流回系統裡，最後讓能量都整合在一起**。然後，那個事件帶給你的洶湧情緒就忽然奇蹟般消失了。就算原本感受到恐懼和衝動，我們忽然間從體內就能擁有智慧、喜樂和復原力。

☼第二項練習：無以名狀，只要去感受

這個練習能有效減少我們編故事的時間和心力，那就是：**不要再描述自己的症狀了**。幫停滯的能量取名字、貼標籤只會讓能量更停滯，因爲你讓這個處境更「眞實」了。記住，你的心念愈強，那件事的存在感就愈強！

當你碰到一個狀況，產生了摩擦，造成了情緒，你可能會去描述你的情緒。有沒有發現描述完那情緒更強烈了？爲什麼會這樣？因爲你現在不只體驗到了那股情緒，還同時爲它創造了腦中的小劇場。好比你在車陣中覺得很焦慮，你的身體可能會感受到不安、躁動、不耐煩。如果你直接面對情緒來源，利用中樞通道呼吸法把那個身體部位和感受「抓回去」，立刻整合能量，可能會馬上好過一點；但如果你想著，**我覺得很焦慮**，忽然間你不只是體會到了身體的感受，還在情緒上回應了你爲焦慮所創造的故事。

你一描述自己的感受（尤其是被標示爲負面的感受，像是焦慮、恐懼、憤怒或悲傷），你幾乎就**必須**走進故事情節，因爲你對這些感受有偏見，認爲它們會影響自己。你不想要感到焦慮、害怕、生氣或難過，便抗拒或迴避了你的感受，結果只會讓你更難放下這些情緒，難以解決問題。不過，如果你能跳脫編故事或評斷自己的心態，就能更快釋放自己、獲得自由。

所有情緒皆生而平等

所有能量皆生而平等，所以每一種情緒也都生而平等。明白了這一點，你的腦子就能順利從故事情節層次切換到能量層次。當我們不想要某些情緒（當我們認爲快樂、歡喜才是「好」的情緒，而恐懼、憤怒、悲傷、羞恥、愧疚是「不好的」情緒），就很難不去描述情緒。這會讓我們更難處理能量。既然**所有的**情緒都是不同頻率的能量，就沒有哪一種情緒比較好、哪一種比較差的分別。每一種情緒在宇宙能量脈衝裡都有獨特的角色。宇宙能量脈衝不斷擴張、錨定，擴張、錨定，而我們和大自然的一切都要經歷這個自然的循環。所謂**正面的情緒就是擴張的力量，而負面情緒則是錨定的力量**。例如，憤怒和恐懼是爲了要保護我們不要受到危險，是頻率較低、比較重的能量；相反地，愛、希望、靈感會打破我們的界線，透過較高的頻率協助我們擴張。

這樣想吧：水母在海中優游，靠的是身體不斷收縮和擴張。**收縮**才是水母前進的方式，然後再擴張。每個體驗都有意義，人類需要各種可能的體驗。例如，憤怒就是系統預設的方式，讓你更收縮、更貼近「靈魂在體內」的狀態，而不是任由能量散逸——直到你學會刻意地放下，身體就不需要再透過能量振動去表達憤怒。

現在，召喚一點憤怒。想想某個惹毛你的人或事，你體內和周圍的能量場會有個地方特別緊或「收起來」。注意這種感覺，以後你就能認得出來。然後再想一件讓你歡樂無比的事，你應該會感覺到能量場擴張。

當我們在故事情節的層次上運作，能量收縮與擴張所伴隨的情緒，只不過是能量本身的反映或副產品。**兩者我們都需要，但如果能學會怎麼處理能量，而不是等著能量發展成情緒，我們就能掌握人生，而不是被人生掌握！**

如果我們能把情緒視爲能量（亦即明白是能量透過情緒讓我們擴張或收縮），就不會害怕悲傷，也不會覺得丟臉是很糟糕的事；相反地，我們會知道每一種情緒都在無限擴張的宇宙潮流中扮演自己的角色，導引注意力到能量散逸或破碎的地方，讓我們看到在那個方面，有靈魂的自己還沒覺醒。這是一股精心安排的力量，讓我們能繼續建立迴路，充分整合能量。

疾病其實是路標

身體疾病也是一股能量。很多人怕生病，但我們可以用另一個角度來面對疾病：生病讓我們注意到能量場哪裡需要啓動。當我們從這個角度看待疾病，就能夠更迅速掌握問題背後的道理，跨越難關，而不是一直怪自己怎麼「造就」了這個恐怖的局面。我的學員當中，很多人聽到這個解釋都鬆了一口氣，把疾病當成是宇宙的提醒，要我們更清楚自己的偉大——

就像一個不離不棄的好朋友，要我們看見自己的偉大，過程中絕不放手。

停滯的能量以疾患症狀的方式顯現在身體上時，你可以用處理情緒的方法來面對。生病，其實是因爲能量散逸；換句話說，這是**迴路**的問題！我們的能量四散，自己卻還不知道。當我們幾乎完全把注意力集中於外在世界，就會忘了注意體內的變化。我們察覺不到太輕微的變化或能量流的細微波動，所以能量必須「大聲說」才能獲得我們的注意。生活或身體失衡，就是能量傳來的警訊。

除非我們把感知收回到體內，重視並注意體內的變化，從而做出決定，否則警訊**只會**愈來愈大聲，直到我們覺醒成爲有靈魂的自己爲止。身體缺乏迴路，能量流只能衝撞，我們的意識在這個部位尚未開啓，所以才會產生摩擦。能量無法在系統裡順利流動，就必須去其他地方，才會過度刺激周圍組織，造成發炎、疼痛、機能亢進或疲倦。這些組織開始過度反應，最後就會疲勞、損壞，終至故障。細胞故障就是所謂的慢性退化性疾病，其實這只是有靈魂的自己要大腦多注意能量。創傷或疾病會出現，都是要我們找出哪裡需要開啓迴路，才能繼續成爲最偉大的自己。

明白這道理不只可以療傷，還可以協助靈魂進化。

可惜的是，大家最不想做的事就是去關心和在乎自己受的傷。症狀很嚴重時，我們往往想要擺脫症狀——遠離這個狀態，當成是外來的、陌生的、強加在我們身上的狀態。不過，我們愈是不曉得自己哪裡能量受阻，失衡或疾病的過程就愈嚴重。

我認識瓊安時，她三十二歲，因爲胃潰瘍和結腸炎經常痛苦難耐。整夜嚴重腹瀉和腹痛讓她根本無法入睡。她當時要吃五種藥，可是每一種都無法改善症狀。她的醫生建議她動手術，她因此非常害怕。她不想要動手術。她媽媽就是因爲手術併發症過世，所以她很害怕同樣的事情會發生在自己身上。可是，她又很希望能「擺脫爛結腸和胃不好」的困擾。她的問題其實**不**在此，但這是她唯一想做的事。

西醫的做法向來就是單獨檢視病症：先描述病症，讓症狀有更多分量、強度和故事脈絡，最後讓問題更難解決。接下來西醫會藉由手術取出問題，或用藥物掩蓋症狀。這些策略雖然短期內會奏效，最終卻會讓我們遠離眞相，無法根治眞正的問題。

瓊安和我運用能量七密碼，她開始找到這輩子始終蘊藏在「表象底下」的情緒能量。現在這股情緒能量高漲到必須宣洩，從體內開始呑噬她。透過我們共同的努力，瓊安明白不需要搞懂到底是什麼故事情節造成她的情緒能量包袱，她就可以釋放能量，重新設定系統，恢復正常功能。我看過上百個案例，他們的生活中發生了一些事，令他們無法「消化」隨之而來的情緒，導致身體也無法消受。身體是意識的反映。瓊安學會了怎麼在故事情節之下優雅地療癒自己，運用能量七密碼的練習，她完全復原了，不需要動手術。她再也不會排斥或抗拒自己了，其實那是身體想要提升，甚至拯救她的人生。在她懂得擁抱眞實的自己（有靈魂的自己）時，她的身體就不再發出警訊要她注意，身體就能自癒了。

我要邀請你做的事剛開始很違反直覺：挺身**面對**問題、挺身面對痛苦。帶著你的注意力和痛苦**正面交鋒**，然後全神貫注**直搗**核心，讓你的大腦去接受訊息，理解身體哪個部位需要什麼，因爲**身體會給你提示**，你要做的就是察覺並感受到內部的訊息。或許不是透過文字，但現在你會知道怎麼詮釋靈魂的語言，爲大腦翻譯，也會知道該如何回應。愈來愈熟練之後，你就能運用這些練習偵測到摩擦或能量的起伏去解決問題，讓你恢復健康，甚至預防疾病。

瑪莎帶著一歲半的女兒海瑟到我的診所，說海瑟一歲半以來腸道蠕動的狀況都很差，只排過一顆杏仁大小的大便。她也很少睡超過二十分鐘，除非在車子裡才能睡久一點。瑪莎和先生、她媽媽輪流全天候二十四小時照顧小孩，盡量讓她舒服。我問了兩個問題：產程中有困難嗎？婚姻順利嗎？我碰到嬰兒健康有異狀時最常問這兩個神經情緒問題。瑪莎一聽就哭了。他們夫妻原本要離婚，後來發現她懷孕了，決定爲了寶寶繼續在一起。

我運用生物能量療法治療寶寶，並透過能量七密碼和瑪莎**挺身面對**眞相，因爲她還有些尙未化解的能量。瑪莎的能量逐漸開始流動之後，覺得煥然新生。小嬰兒的腸胃功能與睡眠模式在幾天內就恢復正常了。我們在她的系統內建立了淨化與過濾的能量流，讓她接下來幾年都不會有耳鼻喉的問題。瑪莎從內在世界中解放，人生又再度展開了。她可以和體內那股提醒的力量產生連結，更加意識到最深的眞相——有靈魂的自己。她的婚姻危機也化解了，眞正過著「從此幸福快樂的生活」。

當我們眞的明白這道理，就會曉得原來我們的系統設計得如此完美。慢性病是爲了讓我們看到必須把注意力集中在哪裡。感謝上天，只要我們看到了人生要把我們引導到哪裡，要恢復健康永遠不嫌晚，因爲疾病的重點不在療癒，而在於**發現**。我們的系統，還有我們整個人生都是設計要來讓我們看到自己原本就有多完整。

我希望你和我一樣雀躍——不只是因爲我們有無窮的療癒力，更因爲人體內建了導引系統，可以隨時帶領我們的人生往最美好的方向前進。能量七密碼會讓你看到如何建立神經迴路，移除能量場裡的擾動，避免抽象的能量影響具象的世界，產生創傷和健康問題。如果你目前身體有狀況，請放心，沒關係！在已經生病的部位建立迴路，和事先建立迴路來預防疾病的方法一**模一樣**。這是同一套機制。能量再度順暢流動時，不管有沒有疾病，你都能恢復健康，因爲順暢的能量流反映在具象世界裡就是健康和平安。

「無以名狀，只要去感受」屬於感受密碼的練習，我希望你不要去描述你的病痛——意思就是不要自我診斷，也不要焦慮地衝去找醫生診斷。道理和不描述情緒一樣：我們一開始描述一件事，就會編故事。我們上網去查自己到底怎麼了，然後就會想接下來這個病症會怎麼惡化。當我們的身體出狀況、開始不受控時，我們**當然**會想要負起責任，多加注意；可是無法立刻改善時，便不應該忽略了更宏觀的潛藏眞相：這些症狀雖然表現在具象世界裡，其實**根源在能量場**——如果我們想要眞正徹底地「治療」病症，最終必須從能量場著手。你在學這些練習時，當然不希望冒任何風險，如果你覺得病症還是需要靠藥醫，不妨想想我父親最愛說的話：「你會頭痛不是因爲身體缺了阿斯匹靈！」我們先看看起因，再想想這個病因要給我們什麼禮物。

我想讓大家看看學員凱特的例子。

☼凱特喚醒了內在的醫者

十五年前，凱特的肩部旋轉肌受了傷，始終沒有痊癒，這些年來經常感到疼痛或動作受影響。我建議我所有的學生都去學瑜伽，所以凱特也去了，並在練習時融入能量七密碼的呼吸法。讓她氣餒的是，有天上完瑜伽課後，她受傷的肩膀痛得不得了，一路延伸到手臂，最後整個身體側邊都在痛。

她一感覺到痛，就立刻跟自己重複那個關於肩傷的故事：「嗯，醫生**確實**說過這傷沒辦法完全好，我的肩膀再也無法和以前一樣，我只能將就。他們說我以後都沒辦法再——」她還沒把話說完，便忽然停住了。她想起了我的親身經歷，我自己就曾經靠能量七密碼來療傷，所以她換了個想法：「如果這其實是我肩膀的能量在變化，其實是能量在療傷呢？」她決定休息一下，專心做著呼吸練習。

三天之內，不只瑜伽課造成的疼痛消失了，肩部受傷造成的所有症狀也都消失了。十五年來，她第一次感覺到完全無痛，肩膀可以做各種動作都無礙。只靠著本章所教的呼吸法，三天後，肩傷的跡象就完全消失了，她不過就是先選擇不要去描述感受到的症狀，也不要讓別人的預言（故事情節）限制她的療癒力。她集中所有的意志，全心指揮大腦——感受能量的擾動、把能量流帶到肩膀再整合回中樞通道。結果呢？肩膀完全復原了，有靈魂的自己整合度更高了。

當我們打斷過去的信念模式，讓能量穿越自己編寫的故事，我們就能進入邏輯之外的奇妙境界，蘊藏無窮創意的境地。第一步，就先從感受密碼開始，教大腦去感受並支持能量的流動，來修復所有需要我們注意的問題。如果我們能在大腦編故事之前就先察覺身體的訊息，就能讓有靈魂的自己來掌舵，帶領我們整合能量。屆時，我們不只會恢復健康，還會開始展現眞正的、偉大的自己，成爲人生的創造者。

第三項練習：隨時內觀

前兩項練習能讓你看到「讓身體來處理」在整合能量的過程中是多麼重要的基礎。因此，我想邀請你持續練習「讓身體來處理」，最終讓它成爲你的生活方式，我稱之爲「隨時內觀」。

「讓身體來處理」比較像是分類工具，當不愉快的感受出現時（或甚至是很奇妙美好的感受出現時，我們可以建立迴路來延長這種感覺——之後會有更多說明），「隨時內觀」顧名思義就是要我們每天過日子時不忘持續調頻，隨時留意身體能量層的變化。

這麼做就不會讓能量波動升級成高漲的情緒、故事情節或疾病，處理能量會讓我們更冷靜、更有力量，只要隨時觀照體內的變化，我們還會因爲持續和有靈魂的自己溝通獲得許多好處——創意迸發、靈感乍現，並且會從核心深處更清楚眞相。當我們採取行動和靈魂溝通，就是讓有靈魂的自己開始活在具象世界裡，讓你可以用眞正有魔力的方式生活，時時受到靈魂啓發。這會讓你的靈魂自由——又因爲靈魂就是眞正的你，所以這會讓**你**自由。

為了建立「隨時內觀」的新習慣，我建議你每天醒來就掃描中樞通道。做法如下：

◆**步驟：**

1. 展開一天的活動之前，趁你還躺在床上，緩慢地把注意力從頭頂沿著中樞通道往下，經過大腦中央，向下到頭顱和頸子交接處，做幾次中樞通道呼吸法，再往下到喉嚨，一公分一公分地慢慢往下到胸口心輪的位置。然後從核心深處再往下到臍輪，進入胃部和肚臍。繼續沿著肚臍往下到第一脈輪的智慧中心，從那裡再往下通過腹部到脊椎末端。

2. 掃描時速度要慢（再提醒一次，要一公分一公分地慢慢移動），而且要很徹底，才能偵測到能量的波動或身體有哪個部位差點被忽略了。任何感覺都要留意，也要觀察中樞通道的能量流有沒有斷層。如果你專注地沿著中樞通道一公分一公分地掃描頭、頸、胸……忽然，你的注意力都在心口，好像中間跳過了五公分，或是你忽然想起那天要做什麼——這就是斷層。如果會這樣，你就知道你沒辦法沿著中樞通道掃描，因為你的能量迴路在那個區域還沒有全部接上或接通。

3. 如果你察覺到某個部位的感受或斷層，就回頭去從身體內部揉捏那個部位，把呼吸帶到那裡去，再繼續沿著中樞通道上下。這會開始建立感官迴路，讓那個部位有更多覺知，啟動那裡的意識能量。這會讓你更清楚你的真實本質那天想要你注意生活中的哪個面向。

4. 你在整合這個部位時，若有任何感覺、意識或訊息，都要記下來。如果你聽到內在的智慧透過身體感受在傳遞訊息，要引導大腦去聽聽那個聲音。最重要的是，你要帶著你的發現「一起過日子」。當你回顧這一天時，你可以觀察這份覺知對你產生了什麼影響。

5. 若想知道這個斷線的部位掌控了生活的哪個面向，你可以查看本書所附的脈輪表（見**【表3-3】**）。如果你感覺到某個部位會疼痛、有特別的感受或特別麻痺沒感受，不要描述症狀，不要把那個現象當成是病症或必須治療的狀況，只要專心整合能量就好。好比你覺得喉嚨緊緊的，可能快生病了，不要描述你現在喉嚨發炎，只要去處理能量就好了。通常，喉嚨馬上就不痛了。我在工作坊裡經常看到這種現象：學員一回家後就立刻回報他們不再描述症狀，結果就沒有那麼多病痛需要醫了。請記住我們是**川流不息的能量**，我們最主要的重心就是保持能量流動。當能量受阻，造成身體不適，我們往往會想要找出「病名」然後對症下藥。我要邀請你用書中這些有效的方法讓能量流動，觀察變化。

6. 繼續觀照這一整天下來能量場裡的變化——不要去描述你觀察到的情緒或感受，只要持續內觀，更清楚你下次進行中樞通道呼吸法時要怎麼整合能量，哪裡需要特別按壓出力就行了。

7. 晚上入睡前，躺在床上時，再掃描一次身體，特別留意你早上注意到的部位。有沒有感覺到差異？做中樞通道呼吸法時，特別去按壓那些有感受或斷層的地方，然後放鬆入睡。

我有很多迴路都是凌晨三點到五點間靠這個練習建立起來的，所以如果你半夜醒來了，不要伸手去拿手機或平板，也不要躺在床上說些失眠症的故事給大腦聽，你應該用更智慧的方法利用這段時間來練習，這樣你就不會再受煩惱所苦了。順道一提，在古老的東方智慧裡，清晨三點到五點是最神聖的時刻，意識的進化等重要修行都在這個時間完成。

起床後和睡前就掃描身體很容易，幫助又很大，不過若在一天當中任何時刻想更了解人生經歷如何影響自己的時候，都可以隨時內觀。例如，你可以花幾分鐘想想今天經歷的衝突或挑戰，讓身體來處理，看哪個身體部位有反應，再從身體內部揉捏、按壓那個部位，把呼吸帶到那裡去，結束後再繼續一天的工作。

你也可以回顧整個人生，想想哪些人生經歷顯然就是實踐了你的轉運站對話，並記錄下來（你會很清楚哪些經歷就是，因為你的人生中不斷在重複同樣的關卡）。當你回顧這些人生經歷時，將注意力集中到身體上，看身體會提示什麼訊息給你，再運用本章的練習來回應身體。

你愈常練習，就愈容易解讀身體的訊號，而那就是有靈魂的自己所傳遞的能量語言。你在接下來的章節中所學到的練習會讓你更懂得解碼，不過現在你只要盡量花時間內觀，熟悉、感受語言的節奏，讓身體感受透露出你還需要啓動哪些天然自成的偉大——最後你就能長駐在眞實力量的發源地。

第四項練習：不必想，即刻擁有

在感受密碼的最後一項練習中，我們將比較系統裡的不同能量，然後感覺到最能幫助你實現願望的那股能量。本書雖然主要是要協助你療癒人生的所有面向，帶領你恢復健康，讓你重新回到有靈魂的自己，卻也可以引導你透過體現你的本質能量，去實踐心中最眞實深切的渴望。

具體的實相會根據能量模式展開，能量之間的互動有結構，不會因人而異。能量的振動頻率決定了生命中會出現什麼。在這項練習裡，我們要進入身體內部，感受兩種能量頻率的差異。這些頻率很重要，影響了你實現靈魂願望的能力。這是個體驗的練習，要感受「**想要**一個目標」和真正「**獲得**」的差異，然後你可以把你要的能量模式留在體內，進而創造並實現目標。我這三十多年來和病患與學員一起面對他們的健康與幸福，在我的經驗中，這是最有效的工具之一，可以協助他們轉變，並療癒他們自己發現的問題。現在這個練習也能讓你體現你要的結果。

每種情緒只能用一種頻率振動，如果用了這個頻率，就沒辦法使用其他頻率。**「想要」的頻率和「擁有」不同**，所以如果我們散發出「想要什麼東西」的頻率，就不會發出「擁有那樣東西」的頻率。同樣地，這也是結構的議題，每個能量模式都啓動之後，會創造出特定的結果。所以，若你想要在人生中實現某個目標，一定要靠振動頻率去體現「**擁有**那個目標」的感覺——你一定要在體內創造出那種感覺，就是你已經擁有了想要的目標時會有的感覺；如果你一直只是「想要」那樣東西，光子的排列就是想要，而不是擁有。除非你調整振動頻率，否則你的目標就不可能實現。

但我有好消息，一旦你從「想要」的頻率改成「擁有」的頻率，你的目標就不可能**不**實現！

◆**步驟**：

1. 閉上眼睛，進入身體內部，想想你真的很**想要**的一個目標。留意身體的感受，尤其是哪些身體部位有特別的感覺、是什麼樣的感覺。

2. 現在想像你已經**擁有**了你想要的結果，你的目標已經實現了，變成了日常現實的一部分。注意你體內對於「擁有」這個目標有什麼感覺。留意哪裡能量比較強，感受這股差異。

3. 接下來，練習靠意志把「擁有」的振動頻率找回來，然後把那個感覺留在意識裡，愈久愈好。只要你的注意力飄到「**想要**那個目標」，就把「**擁有**」的振動感覺找回來，甚至可以把那個感覺連接到身體感受強烈的部位。這也會建立能量場裡的新連結路徑，持續練習，不久後就會變得很容易，甚至自動自發。

我目前已經看過數百人透過這個練習來調整振動了。

克里斯準備好要談戀愛了。他之前結過婚，離婚時很心碎，但這時他已經準備好要談新感情了。可是當他描述想要的生活時，他的渴望變得壓力很大，大到他的能量往上跑，幾乎在他說話時衝出體外。我讓他注意到這一點，然後請他想像一下如果他已經**擁有**了一段幸福的感情，他的身體裡產生了什麼感覺。他的能量立刻降到心臟的位置，甚至穩穩扎根在核心深處。感受到能量在體內，並透過呼吸來建立迴路、留住能量，同時想像著自己已經**擁有**這段感情，而不只是**想要**這段感情，他立刻就鬆了一口氣。

潔芮來找我的時候能量場很沉重，好像被拖垮了，能量場很「扁」。她後來也證實自己在暗處待得太久了。她讓我知道她一直有自殺的念頭。她想要有不同的感受，卻好像沒辦法改變感受。我透過這個簡單的練習，讓她想像自己已經度過難關，身體對不同的能量有什麼感受。她立刻就有了變化。她透過中樞通道呼吸，能量就開始流動，漸漸想像自己**已經擁有**了更快樂的生活，在體內創造出幸福感，而不是只盼著未來生活會變好。潔芮建立了新路徑，讓能量從中樞通道得到力量往外流，課程結束後她覺得自己變了個人。過了幾天我又見到她，她說她「開放的心胸和輕盈的腦子」裡還留著那股能量，這可是她的原話。潔芮**把未來帶到了當下**，讓身體建立全新的能量模式，就像未來已經成眞了一樣。過了幾個月，我和她對話時，她整個人都更明亮了，而且「完全沒有任何痛苦煩惱或傷害自己的念頭」。事實是，她「眞的覺得很快樂」！

請記住，爲了讓開啓的每一步都充滿力量，讓你一步一步邁向有靈魂的自己，靈魂需要體現。如果你把體現的元素加進你的活動或儀式當中，加入你肯定自己的每一句勵志小語或夢到的所有夢境，就能更快在具象世界裡實現你的目標。爲什麼？因爲最終所有的接納、釋放、創造和進化都必須發生在我們內在，我們的能量場內。這些想法都需要體現。

同樣地，你會發現當愈來愈多溝通迴路啓動之後，深處的內在核心和大腦不斷對話，你漸漸離開了防禦性格，你的欲望便會隨之改變。你會發現你想要的和過去不一樣了。內心深處出現的衝動可能會讓你的大腦嚇一跳，但你的心看到這些念頭冒出來可能會愉快地唱起歌來。記住，不要拘泥於這些事要**怎麼**發生，只要提高振動頻率就會發生！

抓住，別漏接了！

你可以利用這些練習來錨定生命中的美好經歷，讓注意力集中在身體上，在享受你愛的人生經驗時保持內觀。我稱之爲：「抓住，別漏接了！」

這個練習和其他練習一樣，當你感覺充飽了愉快的能量時就可以用，而不是在難過時使用。這個練習就好像你在整個微妙的能量或脈輪系統裡「散播好消息」，用高頻率能量重新啓動迴路，而這些能量來自你的喜悅。例如，只要我和學員在覺醒之旅中造訪全球勝地時看到了絕美的景色，我們就會做這個能量練習。當你每天都讓大腦連結上有靈魂的自己，透過每個呼吸、每個當下，你會在日常生活中找到更多這樣打從內心深處感受喜悅的時刻。

感受密碼對應的脈輪：臍輪

感受密碼對應的是第二脈輪「臍輪」，梵文稱爲「本我輪」。這個脈輪掌管情緒與感受層，或人類能量系統的本體。這也就是爲什麼整合臍輪有穩定情緒的效果。如果臍輪不會搖晃、沒有波動，我們就會放下編劇的角色，情緒上也比較不會有反應，較能處理能量層裡的感受。

臍輪較弱的人會有情緒和精神狀態的問題，像是憂鬱症或焦慮症。他們可能會太情緒化，或爲了壓抑感受而有逃避現實的行爲。他們可能沒辦法信任自己或他人，也可能會有下消化道問題，身體排除廢物和毒素的功能也不好（像是腎臟和膀胱），或生殖系統有狀況。

【表5-1】列出了臍輪的特徵。

感受密碼可以改善能量流並強化臍輪的活力，讓我們更有創意和性欲，在人際關係中也能有更多信任——不只是人際關係，還包括我們與金錢、權力、時間的關係。

感受密碼的瑜伽動作

就和其他脈輪一樣，臍輪的健康可以靠瑜伽動作來改善。

船式（navāsana / Boat）可以讓這個能量中心的能量流更協調、更順暢。

船式

◆**步驟：**

1. 坐在地板或地墊上，雙腳併攏，膝蓋朝向天花板。

表5-1，感受密碼對應臍輪

名稱	臍輪、第二脈輪
位置	肚臍下方
顏色	橘色
音符	D
影響的身體部位	膀胱、攝護腺、子宮、骨盆、神經系統、下背、體液功能、腎上腺、性器官
覺醒模式背面的症狀	性欲失衡、情緒不穩、感覺孤立、無能、淡漠、膀胱或攝護腺問題、下背疼痛
覺醒模式正面的特點	內在覺知、信任、表達良好、能接收到感受與創意。「我在人生旅途中能感覺到自己的方向」「我不需要你給我任何東西，我是來這裡分享的」「我追隨我的直覺」。
練習	· 讓身體來處理 · 無以名狀，只要去感受 · 隨時內觀 · 不必想，即刻擁有
呼吸法	船式呼吸法（彌勒佛腹式呼吸法）
整合臍輪的瑜伽動作	· 船式 · 鴿式 · 單車式 · 坐姿扭轉 · 火呼吸

2. 雙手放在大腿後面支撐自己，坐得愈挺愈好，海底輪用力，延長脊椎，保持胸口開闊（下巴放輕鬆，不要對著天花板）。
3. 雙手還是扶著大腿，上半身往後傾，雙臂打直，上半身和地板呈六十度角。不要太往後倒，否則脊椎會弓起來。如果你繼續撐著骨盆底部（根鎖），延伸脊椎，應該可以感覺到核心肌群在用力。
4. 用核心肌群穩定自己，雙手從大腿上移開，將雙手延伸到地墊前方，掌心對掌心，保持在大腿兩側，上半身停留在六十度角，感覺體內的力量。
5. 如果你感覺自己很強壯、平衡，把雙腿抬起來，讓小腿平行地面，更進階可以抬高小腿，讓大腿和小腿呈一直線。繼續穩定上半身、延長脊椎。
6. 維持這個姿勢做五次深呼吸，雙腳放回地面，休息時做一、兩次深呼吸。
7. 重複上述動作二到五次。

現在，把感受密碼和身體覺醒瑜伽的練習整合到船式中：

1. 維持船式的動作（雙腳離地或留在地面上），找到重心，把注意力集中在坐骨接觸地墊的點往下六十公分處。
2. 從內按壓、揉捏四個錨點上的中樞通道肌肉，包括眼睛往上看，感覺到眼睛後方的壓力，讓核心甦活起來。

3. 大腿、小腿和腳掌的肌肉都用力收縮（這會建立上千個小迴路，可以運送能量資訊，並啟動你的組織溝通網）。

4. 手臂和前臂的肌肉都用力收縮，延伸手指。

5. 將呼吸從雙腳和收縮的雙腿帶到根鎖，往上沿著中樞通道呼出去，沿途從內按壓、揉捏肌肉，感覺呼吸從頭頂出去。下一口氣吸進來時，從頭頂吸入，穿過中樞通道各錨點，到達海底輪，從雙腿和雙腳呼出去。

6. 對著天空抬高心口，感覺到快樂喜悅的成就感，做船式時帶著熱情呼吸，會建立很多迴路哦！

整合臍輪的其他瑜伽動作

除了船式，你還可以運用以下的瑜伽動作來強化感受密碼。

做這些動作時，揉捏特別有感覺的部位，能幫助你將靈魂集中在身體的核心裡，更加整合破碎的能量，並建立迴路來延續你的方向感，讓你在離開瑜伽墊後有篤定的感覺。記住，創造體內的阻力能讓我們導引自己，避免到外在世界去創造摩擦。

用力收縮肌肉，能讓你找到自己真實的核心，但是做這些動作時放鬆（意指不揉捏、按壓有感覺的部位）也很有效，因爲放鬆會讓你的系統感覺柔和。做動作時要多深呼吸幾次，只要去**想像**同樣的路徑，讓能量有方向就好，這也會讓整個系統都放鬆。

- 鴿式（eka pada rajakapotāsana / Pigeon）
- 單車式（dwichakrikāsana / Yogic Bicycle）
- 坐姿扭轉（ardha matsyendrāsana / Seated Spinal Twist）
- 火呼吸（kapalabhati prānāyāma / Breath of Fire）

透過感受密碼，我們會愈來愈熟悉靈魂的語言，了解有靈魂的自己如何和具象的身體溝通。我們將學會傾聽靈魂的提示和暗示，也就是**身體的感知**，可以顯示有靈魂的自己在能量場裡的變化。這些溝通訊息會讓我們知道自己過去有哪些「未了的心願」必須去處理，才能達到更完整的更高境界。接下來在「淨化密碼」中，我們會往前邁進一大步，去實踐自己的眞實潛能。我們將會更充分了解未了的心願何時會導致迴路斷線，然後清除這些路障，讓能量順利流動。我們將檢視**潛意識**如何決定我們要在人生中實現什麼——這並非由意識所決定；我們也將學會如何清理潛意識，加速療癒和整合，邁向有靈魂的自己。

第六章 淨化密碼：潛意識的療癒力

小時候，我經常在五點鐘起床後下樓，看到父親坐在書桌前陷入沉思，只點亮頭上的一盞燈。

「你坐在這裡多久了？」我問他。

「夠久了……但又有點不太夠。」他笑著回答。「我在想事情，快要想通了。」

最後他總能想通！他領先時代，利用鼓舞人心的魅力和大家分享他習得的所有新知。數百名醫師從世界各地前來參加父親的研討會，向他學習，運用他開發的療法幫助了數萬名病患，解決了傳統西醫無法治療的問題。

這一切都從一九七〇年代初期開始。當時我父親經營一間一流的脊骨神經科診所，他那時候很好奇爲什麼明明是同樣的療法，有的病患會康復，有些卻沒有起色。在尋找答案的過程中，他研究了各種自然療法的派別和治療方式，尋找成功案例的共通點。

他發現，當體內有能量流時（特別是貫穿全身的電磁能量流），病患就會好起來；能量停滯的時候，病患便無法痊癒。

我父親的研究和理解因為量子科學這個新領域而更上一層樓，量子科學重視能量流與能量流所產生的能量場。最讓他高興的是，當他把所學應用在病患身上，可以得到即時的臨床結果來佐證在這開創性的新領域中發現的理論（當然，科學一直在進展。例如，我們過去認為電脈衝或神經脈衝的運動創造了身體周圍的電磁能量場，但現在我們知道是能量場先產生了神經系統！能量先存在。這就是為什麼我們要處理能量場——也就是我們最主要的系統）。

我父親的核心工作就是認識到幾乎在所有案例中，若人體內有疼痛或失能的現象，那麼一定有個還沒化解的情緒阻擋了能量流。他發現能量系統的運作方式很像消化系統，兩者都在分解和吸收我們的人生經歷。不過，當我們經歷不知該如何應對的人生處境時，就會把尚未化解的情緒與想法都包起來，而不是去處理和吸收——就像食物沒有充分消化又留在人體系統裡太久。最後，愈來愈多沒處理的人生事件（與伴隨而生的思緒和情緒）日積月累，阻礙了系統裡的能量流動，如果我們不面對，就會有病症——有時候還很嚴重。

我父親也曉得很多人並不知道想法會影響情緒和能量流，也因而影響了他們的復原力。想法往往來自**潛意識**，這個部分不在意識能夠察覺的範圍，卻又扮演了關鍵的角色，影響身體裡和生命中發生的大小事。他深知，如果人們想要痊癒，一**定要**有辦法存取並釋放包藏在潛意識裡的情緒和思緒。同時，他也找到了做法。

我父親的研究探討了神經系統中意識與潛意識的關係，還有讓兩者順利溝通或無法溝通的機制，我稱之為「活門」。

他開發的療法可以打開這道活門，讓我們能夠觸及尚未處理的潛意識擾動（也就是散逸的能量）。因為能量散逸，我們才沒辦法維持生理、心理、情緒的健康。接觸並釋放這些淤積的能量，能讓人體系統裡的能量再度流通，繼續療癒我們的身體與人生，維持健康、常保青春。

我父親開發了**生物能量同步療法**（簡稱B.E.S.T.），這個療法可以讓原本因為人生挫折而散逸的能量同步，流回體內，自然地讓身體自癒。基本上，這個療法就是**在斷線的地方建立溝通的連結**。

過去三十多年，全世界數百名醫師已利用生物能量同步療法治療了數萬名病患，獲得驚人的成效。各種病症都出現了奇蹟般的療效：很多原本被診斷出慢性病或退化症的人，在能量再度於體內自由流動後逐漸復原，甚至有人的組織嚴重受創，之後卻再度新生——這些前所未聞的醫學案例確實發生了，還持續增加中。二十三歲的丹尼爾在田裡駕駛收割打穀機時發現機械故障，想要扳開其中一兩個零件，結果無名指和小指被碾進去，兩根手指末端被切斷了。他利用生物能量同步療法，集中意志讓能量流貫穿全身與手掌，他的手指在未動手術的情況下竟自己長回來了——他長出了新的指尖，包括骨骼和指紋。當溝通系統能夠符合當初的設計、運行無阻時，他的身體便能自行治癒。

我和父親共事時，很清楚我的人生使命就是要持續發展他的工作——讓更多人有能力**自我療癒**，並明白他們就是人生的創造者，可以管理自己的能量並改變人生。我希望大家都能夠自行創造改變，不需要依賴醫生來移除能量包袱或解決能量擾動。我想把這份知識的力量交到大家手中，便請父親幫我開發一套人人都能自行操作的生物能量同步療法，所以我和父親、哥哥一起創造了**「生物能量同步療法解放版」**（**簡稱B.E.S.T. RELEASE**）。二〇〇六年，我們三人在芝加哥向一群病患展示了這套方法，而當大家採用這套自癒方法，同樣在現場就看到了「奇蹟」。

我每年在課程中將「生物能量同步療法解放版」傳授給數百人，現在，我會透過這本書教你，再搭配有效的相關練習，構成了「淨化密碼」。

什麼是淨化密碼？

當生活中發生令人非常難過的事，難過到我們的意識沒辦法完全處理，潛意識就會把一部分包起來，這樣我們的意識才能往前進，繼續處理日常生活中的大小事。

你可以把意識想像成大腦裡的一個小房間，房間的地板上有一道活門——底下就是潛意識。不如意的事情發生了，整個意識的小房間裡都裝滿難過的心情，有一些則溢出來，因爲活門開著，就往下流。如果這件事眞的讓人很難過，就會影響整個系統——神經短路，活門關閉了，流下去的水就被關在下面。這時候，活門關閉前最後進入潛意識的訊息就是「難過」，而身體得到的詮釋就是「緊急事件」。

潛意識控制了身體不受意識控制的功能（像是心跳、呼吸、消化），所以難過的訊息會變成緊急事件傳送給身體。現在活門關上了，沒有新的訊息能夠進入潛意識、關掉緊急事件的指示；過一陣子，難過的情況可能在意識層被解決了，我們理解、原諒、放下、接受了那件事，然後相信這件事結束了，我們安全了。不過，如果活門始終沒打開，潛意識就無法收到好消息，那麼潛意識和你的生理反應便還是會反映出問題仍舊存在。身體會停留在緊急狀態中，費盡全力來鑽牛角尖。最終，這可能會導致器官故障或崩潰，像是腎上腺疲勞、甲狀腺耗竭和內分泌失調，然後，因爲這個問題存在於潛意識，我們甚至不曉得身體到底怎麼了，也不記得爲什麼身體會變成這樣。

活門當然只是比喻，實際上是要讓大家了解丘腦和下丘腦的溝通過程。丘腦和意識有關，這個腦部範圍有許多功能，其中之一就是接收五感，理解外在世界發生了什麼事。下丘腦則與潛意識有關，在意識之下接收丘腦提供的訊號，傳遞指令給內在世界（也就是身體），讓身體知道要怎麼回應。下丘腦在能量七密碼的練習中也很重要，可以將內在的資訊傳遞給意識，讓意識層接收到內部深層的智慧，其實這些智慧來自迷走神經與腸神經系統。

活門也象徵了意識進行決策和潛意識接收決策的關係。例如，在漫長的一天結束之後，丘腦從感官得到資訊，知道入夜了，我們白天的工作完成了，就會告訴身體現在很安全，可以放鬆並準備睡覺了；但如果下丘腦沒辦法聽到這個訊息，我們的身體和大腦其他部位就不會放鬆，還會繼續全速運作，可能會造成失眠、焦慮症或其他器官失能。如果有讓人難過的事情發生，導致丘腦和下丘腦不再對話，或減少對話量，我們就沒辦法有意識地控制或主導生活。在這種情況下，即使我們有意識地行事，藏在潛意識活門下的情緒仍舊會主宰我們，我們會覺得事情總不如自己（意識）想得那麼順利。從這裡就可以看出人體的系統有多麼精細：被藏起來的會想要被發現，所以會設法把我們喚醒。

當我們排斥、抗拒一件事，神經就會短路，干擾我們的生活。仔細觀察，我們對生命中的大小事不是欣然接受，就是全力抗拒。當我們說出，甚至**想著**或**感覺**到「這不可能會發生」或「我不能接受」——當我們拒絕去看事實（因為我們不喜歡所見的一切，或者有事情不如期望），我們就會抗拒。我們不讓自己充分消化那股能量。當我們開始抗拒，就關閉了改變生活樣貌的能力——我們本來可以挺身而出，可以釋放能量，可以往前進的。我們的抗拒變成了能量擾動或包袱，卡在系統裡，讓能量流停止了。

當我們抗拒一件事，那件事不會消失，反倒是把這件事推過了活門，送進潛意識，在那裡至少有一部分眼不見為淨。除非我們打開活門看看裡面有什麼，重新盤點，否則那件事會一直留在潛意識裡，主導我們的思緒、決策、生理反應和振動頻率，進而影響到我們吸引來的實相。儘管我們沒辦法透過意識「看到」這件事，我們還是不斷在那件事情上投入能量（和力量），結果那件事就會消耗資源。這些精神大可以用來療癒或創造。這件事會造成我們無法專注，持續濺灑能量。

換言之，若我們不能接受這件事，就沒辦法和它一起活在當下。我們會一直去想這件事「應該」怎麼發展，會爲自己找理由，甚至寫下新的故事情節，讓自己很委屈。這樣一來，我們就沒有透過這個經歷建立神經迴路，讓有靈魂的自己住進身體裡，所以我們就困住了。能量無法流動，眞實的自己也就困住了，接下來具象的身體只是反映出能量而已，所以身體也會受苦。身體沒辦法再有效運作。本來只是能量問題，最後就看到身體組織開始出問題了。

或許你一直想要創造你自己選擇的人生，卻遲遲無法創造出眞實而持續的改變。你或許試過很多心靈成長的方法、每天對自己喊話，或是製作願景板，把你想要的未來畫面都貼上去。你要的未來之所以還沒實現，是因爲你還**不懂潛意識怎麼運作**；你的願望沒有實現，是因爲你腦中的活門關了。儘管你有意識地採取了一些行動，但在意識之下的能量經過振動，散發出不甘心、不服氣或害怕、恐懼等訊息。你也知道，你散發的振動頻率就會在具象世界裡實現。

幸好，打開活門永遠不嫌晚，你隨時可以讓潛意識得到好消息：那個遭遇已經結束了，你再也不必委屈了。爲了創造出你眞心熱愛的生活（充滿生氣、健康平安、快樂美滿、交流愉快的生活），你必須開始**接受**人生的起伏。覺醒模式正面的視角可以讓你明白，生活中發生的大小事都是爲了讓你的人生至善至美，絕對是爲了你好。接下來你必須找到方法打開活門，才能更新能量模式，讓潛意識知道你過去所排斥、抗拒的人生經驗已經化解了，你現在沒事了，不需要再活在緊急狀態中。

我就是要帶你去那個境界：你的能量模式創造出你目前的人生體驗，這個能量模式可以改變。我們**必須**從身體著手，打開中樞通道，建立神經迴路讓能量順流。只有意識恍然大悟或大受啓發還不夠，你必須要**體現**你明白的道理，因爲實相是從內在創造出來的——是從**能量**創造出來的。只有我們體現了靈魂，才能改變能量在潛意識的表達方式，進而改變正在創造的現實，把你的欲望吸引到具象世界中。

淨化密碼會給你幾種不同的方法，讓你找到潛意識裡能量困住的原因。當你明白這些過去造成了你的困境或疾病，自然就會想釋懷、放下。你在意識層講了很多故事來說服自己和別人，以爲這就是你無法處理或面對過去的理由，但我們會在意識之下進行淨化與清理！一旦你能打開內在的活門，就能利用淨化密碼和後續幾章的練習來清除潛意識的擾動，重新設定能量系統。

通常我們會卡住，原因往往和我們想的不一樣。眞正的根本原因通常更深層。當我們利用淨化密碼的練習來釋放活門下的能量，重新整合到系統中，能量就能自然地回到核心，回到有靈魂的自己。只有當能量回到核心，我們才能用意識發揮強大的創造力。

在教這些步驟之前，我想先分享瑞秋的故事，她接受生物能量同步療法後，成效卓著，改變了人生。瑞秋的經歷讓人知道創傷困在潛意識裡，就算事件已經解決，還是會留下長期的影響。

瑞秋終於釋放了創傷

瑞秋在醫院產房準備生老三時，發生了慘劇。產房裡的護理人員替她打無痛分娩針，本來要她側躺，但因爲無法順利施打，就請她坐在產檯末端，讓她彎腰。他們順利打了無痛分娩，藥效開始作用。照顧她的兩名護理人員正好同時轉過身，她重心不穩，但因爲無痛分娩麻醉了她的腿，她沒辦法把自己撐住，便驚慌地摔下了產檯，當下就把孩子給生了出來。

三天後，她在醫院病床上醒來。孩子沒事，她有事——她只要抬起頭就會很難受。這種眩暈現象完全沒改善。她在床上和沙發上躺了三年，因爲她只要坐起身就會暈好幾個小時，還會吐。

我在這時候認識她。她「走進」診間時，由先生和公公攙扶著，每一步都顫顫巍巍，像是要在獨木舟上努力站穩。我們那天的對話相當簡短，因爲她狀況很不好，我希望立刻展開治療。

我馬上先判斷是哪種潛意識擾動讓她沒辦法好起來。我想知道原因，都過了三年，她的身體狀況還和意外後的第三天一模一樣。爲什麼她的身體沒辦法自癒？

在第一次療程中，我利用生物能量同步療法治療瑞秋，她瞬間就變得很難受。過一陣子她覺得好些了，我們就回溯過去與目前的生活。她說她向醫院提告，卻發現自己根本不可能獲得需要的醫療照護，因爲沒有醫生想被牽連進訴訟案。她來找我的時候，覺得每個人都拒絕她，她很氣餒，覺得這輩子就這樣無解了。顯然，受傷的當下帶給她很多恐怖的情緒，三年後，她的情緒還是被鎖住。

第二次療程讓我更清楚她的生活面貌。儘管表面上或意識裡，她不再對醫院生氣了，甚至說願意原諒這間醫院，但她心裡還是放不下。我對她說，爲了讓她的身體好起來，她可能必須要撤銷訴訟，因爲在潛意識裡，她的系統可能還想繼續生病，因爲潛意識認爲如果她康復了，就更不可能勝訴了（當然，這不是她的意圖，但這念頭會出現在潛意識裡）。

她撤銷了訴訟。不過，即便在這之後，她的系統還是牢牢鎖在防備心態中。活門還是關著。我繼續治療她，利用生物能量學和能量七密碼的練習來建立神經迴路。我看得出來，我漸漸打開了她的系統，她也迅速開始康復。三個月後，她竟然能參加壘球隊，擔任三壘手，參與我們診所贊助的球賽。很多人會說這是奇蹟——這是因爲我們打開了活門，讓她能夠清點自己的創傷，讓創傷不再影響她的身體、心理和情緒。所有深埋的焦慮、煩憂和不甘心原本都存在她的身體中，她的身體又卡在緊急狀態裡想要求生，所以身體**根本沒試著自癒**。

在淨化密碼的練習裡，你將學會瑞秋所用的同一套療法，這個方法還幫助過上千名患者康復，你也可以用來幫助自己。

淨化密碼

☼第一項練習：莫特步法

莫特步法（Morter March，圖6-1）可以每天做，不但能改善大腦的整合能力，還可以啓動並協調不同的上腦中心和身體系統，包括感覺皮質、運動皮質、身體的左側及右側、左腦、右腦、上半身、下半身、視覺中樞、呼吸中樞、小腦，而小腦就是存放潛意識的地方。這會同時啓動所有的系統，在體內建立一個主要的重設鍵，讓我們更輕鬆、有效、迅速地整合想要體現的能量。這個運動很接近我父親與同事喬治．古德哈特醫師（George Goodheart）所開發的步法。他在一九六〇年發展出應用肌肉動力學（Applied Kinesiology，簡稱ＡＫ），發展出對側運動（又叫作交互跨步），讓身體有自我療癒的效果。這個運動可以讓我們清除潛意識裡的心結及伴隨而生的壓力，從而讓有靈魂的自己進入身體裡。

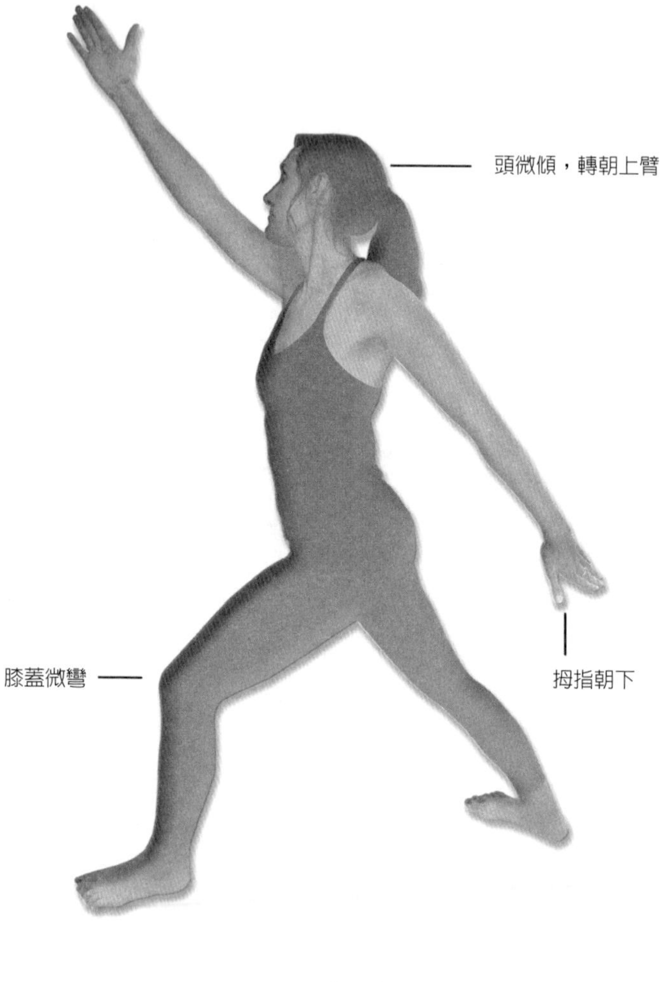

圖6-1，莫特步法

◆步驟：

1. 雙腳張開與髖部同寬，延展脊椎伸直。
2. 左腿往前踩一步，左膝往下沉，感覺到左腿肌肉用力。讓意識進入身體裡。
3. 右臂向上舉，呈四十五度，指尖對著天花板與牆壁相連之處。手掌朝身體，讓拇指朝上。
4. 左臂往後下方延伸，呈四十五度角，指尖一樣對著地板與牆壁相連之處。轉動手掌，讓拇指朝下。延展手指，讓指頭醒過來。
5. 微微將頭轉向右邊，直接看著右臂和右拇指中間的部位。閉上左眼。
6. 維持這個姿勢，做一次腹式呼吸，保持不動，深刻地感覺到健康、包容、接納和愛。
7. 數到十再吐氣，如果憋不了那麼久就盡量。
8. 吐氣後把腿收回中心，兩腳平行與髖部同寬。
9. 換右邊做一樣的動作，然後左右再各做一次，即一回四次。愈常做莫特步法這個淨化密碼練習，就會開始看到愈多改變。

※注意：如果你沒辦法站起來，這個練習也能在床上做。

莫特步法有什麼用處？其實很奇妙。身體的求生系統會排出優先順序，將能量和資源用來處理目前最大的威脅。創傷的經驗沒化解的話，就會留在潛意識，而這股情緒會讓身體持續做出反應，好像你還處在緊急狀態中，這件事還沒過去；換句話說，當你被情緒淹沒時，活門就關了。這會讓意識和潛意識停止溝通，潛意識就永遠都不會曉得危機已經解除，還會一直繼續命令身體無謂地反應。

為了讓身體釋放過往創傷所封鎖的能量，重新感覺到這股能量，我們必須先讓神經系統以為有更重要、更危急的事情要處理——這就是為什麼進行莫特步法時要憋氣。你一憋氣，神經系統就開始好奇你有沒有辦法馬上再吸一口氣進來。假設你不行，神經系統就會放鬆緊繃的肌肉，才不會消耗太多氧氣，這樣你就有更多氧氣和能量可以評估如何**正確**回應你目前的狀況。被情緒淹沒的感覺減退了，系統又能有效率地處理資訊，身體和大腦都會覺得很安全。經過重新分配後的新能量就可以用來療癒身體，而不會被浪費在錯誤的危機感上。莫特步法的身體動作會啓動大腦的各個部位，這時舊的神經迴路就會重新連結，新的迴路就能建立起來。

在釋放和重新調整時，我們可以集中精神，讓神經系統獲得潛意識的新訊息。或許我們寬恕了某個人或原諒了某件事、願意接納原本沒辦法接受的事情、能夠更投入某個人的生命，或感覺到愛——不管以前有多困難。當我們感覺到或看到自己原諒或接納的那個當下，能量系統就透過莫特步法的身體動作重新設定了，資訊同步後就能整合能量。神經系統會重新評估注意力和能量要怎麼安排，接下來會**重新分配能量**，我們的**能量場便會隨之改變**。能量又能在身體裡順流，因為神經系統已經接受了事實，知道我們已經接納或原諒了原本潛意識很執著的事。這樣一來，我們就會愈來愈接近覺醒模式的正面，成爲人生眞正的創造者，而不會像個受害者，甚至不知道自己被什麼困住。我們會有更多動能去過每一天，會覺得更輕鬆自由、有活力、更樂觀，獲得更多靈感和啓發。我們眞的會開始感受到有靈魂的自己扎根在身體裡。

我很喜歡和大家分享莫特步法，很多人都認爲這是一套寶貴的整合工具。幾年前，我在倫敦希斯洛機場，遠遠就注意到對面有個人在機場大廳練習莫特步法！當然，我馬上穿越重重人潮去給他一個擁抱！

爲了更加整合能量，莫特步法還有進階版。我建議大家先從莫特步法練起，熟練到像你的第二本能之後，就可以加入進階版。

第二項練習：莫特步法進階版

這個練習是莫特步法加上其他步驟，我稱之爲「莫特步法進階版」（mPower Step，圖6-2），可以提升細微的身體能量場（包括脈輪系統）和神經系統。同步之後，就可以讓你透過新的方法去感受和存在，你就能創造所有的人生經歷。

莫特步法進階版強調中樞通道，能在我們的核心創造更密集的光子。我們在體內創造了更強大的覺知，就能產生具象可見的有靈魂的自己，而你的感官神經系統就能隨時察覺到。這會讓你更容易進行量子翻轉，從防禦性格轉變為有靈魂的自己。做莫特步法進階版時，集中精神在核心，你會同時打開大腦和身體的很多部位，一個一個啓動，讓你的神經系統（尤其是心智）能夠輕鬆接收更多資訊。這樣一來，便能很快揚棄過去的舊模式，這就是我們要的！

◆**步驟：**

1. 像莫特步法一樣先站好，左腿往前一步，右手舉高呈四十五度角，左臂往後呈四十五度角，頭微微轉向右邊，閉上左眼。
2. 「打開」腳掌和手掌，喚醒那裡的小脈輪（想像腳掌和手掌開花了）。抬起腳趾再放下。
3. 轉一轉手掌，讓兩隻拇指都朝上。下手往外，才不會覺得手臂在背後扭轉。要檢查自己做得是否正確，就在頭頂合掌，然後打開雙臂，兩隻手的手掌都朝向左邊，下手放到身體後方四十五度角的位置。併攏肩胛骨，心口抬高。
4. 把能量固定在錨點上：先揉捏、按壓根鎖；捏捏你的心臟中央，好像從內擁抱你的胸口；喉嚨緊縮，這樣你就能感覺並聽到空氣上下經過的聲音；看著舉起的拇指時，把注意力帶到眼睛後方。另外，讓大腿盡量靠攏，把根鎖往上提，帶更多的能量到體內。
5. 專心沿著中樞通道上下呼吸，就和錨定密碼裡的練習一樣。從頭頂把呼吸帶到身體核

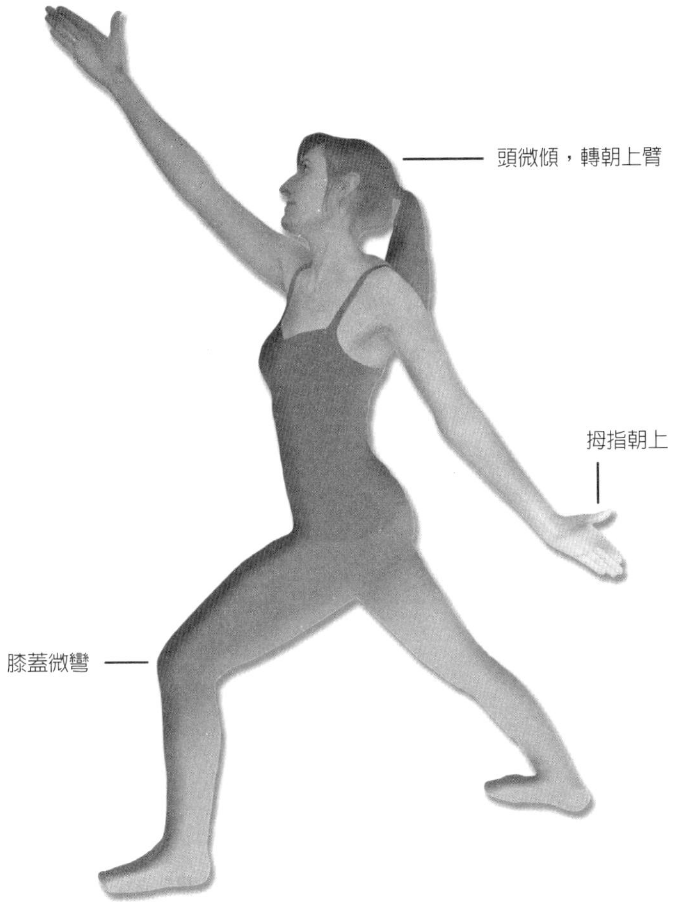

圖6-2，莫特步法進階版

心，吸進腹部。吸氣時將大腿併在一起，感覺到錨點。感覺能量流進身體裡，感覺很自在舒服，真實的你愈來愈靠近了！把氣憋在身體裡，吐氣時從雙腳排入地底。

6. 從腳底六十公分處帶入呼吸，通過雙腿，進入腹部。盡量憋氣，感覺自在舒服。

7. 讓呼吸沿著中樞通道而上，從鼻子吐氣，節奏迅速強力，感覺到吐納的能量衝到頭頂，你就像鯨魚噴水一樣。試著把肺部裡最後一丁點空氣都吐乾淨。

8. 沒氣時再深吸一大口，往後踩回中心，雙腳定在髖部下，伸長脊椎。

9. 換右邊做一樣的動作，然後左右再各做一次，即一回四次。

做這些動作時，你可能會覺得自己的系統在「重新調校」，那很好。如果你會頭暈或分不清天南地北，那就在沙發後或靠著牆壁做。你正在創造你想要的改變，愈來愈活出眞實的、力量強大的、有靈魂的自己。

除了透過這個運動清除舊模式，我還要介紹一個「更新」神經系統的新方法。我們正開始在具象的身體核心裡建立能量的存在，同時也會讓潛意識知道，這個較爲放鬆的狀態才是我們要的，是我們的新基礎。如果你在練習這些動作時能加上感激或喜樂的感受，就會加速重新設定你的潛意識，讓你有更多動能得以持續改變，從防禦性格進化爲有靈魂的自己。

現在你學會了莫特步法和莫特步法進階版，已經準備好要面對潛意識的擾動，終結困頓或不滿，並透過「生物能量同步療法解放版」來釋放能量了。記住，眞正讓我們困住的原因總是和我們所想的不一樣，以下的練習會讓我們看到真相。

第三項練習：生物能量同步療法解放版

運用「生物能量同步療法解放版」練習，我們會深入內在，釋放過去的行為模式，不再受到牽絆。我們會清楚找出潛意識擾動的位置（這種擾動讓我們無法體驗自己眞正想要的人生），然後在最需要的地方建立迴路。

一開始，我們要先找出情緒包袱，這個方法稱爲「肌肉測試」（muscle testing）。透過肌肉測試，我們可以知道潛意識裡藏著什麼，因爲潛意識會透過中樞神經系統和身體直接溝通。

你可以自行進行（圖6-4），也可以兩人一組共同進行（圖6-3）。練習「生物能量同步療法解放版」時，你可以選擇讓你最舒服自在的方式，不過，我建議在還不熟悉肌肉測試時，可以找人一起練，因爲手臂肌肉伸長又有夥伴的話，比較容易觀察出結果。

從肌肉測試開始：說實話的反應

◆兩人一組進行測試，步驟：

1. 面對夥伴站著，請對方伸直一隻手臂，平行於地面。打開手掌，手腕放鬆，手掌朝下面地。請他往前看，睜開眼睛。

2. 仍舊面對你的夥伴，一手放在他的前臂上，另一手放在另一邊肩膀上，協助他在測試時能夠站穩。

3. 請你的夥伴保持這個姿勢，你用一點輕柔的壓力在他的前臂上往下按，感受一下他會用多少力量來抗衡。測試一下你要施多少力，他才能繼續保持手臂平舉。

4. 請對方說一句「實話」。例如，如果對方的名字是大衛，就請他說：「我的名字是大衛。」測試手臂的強度，手臂應該能繼續施力與你抗衡，但仍能保持平舉。

5. 請對方說一句謊話。例如，如果對方的名字是大衛，就請他說：「我的名字是保羅。」測試一下手臂的力量是

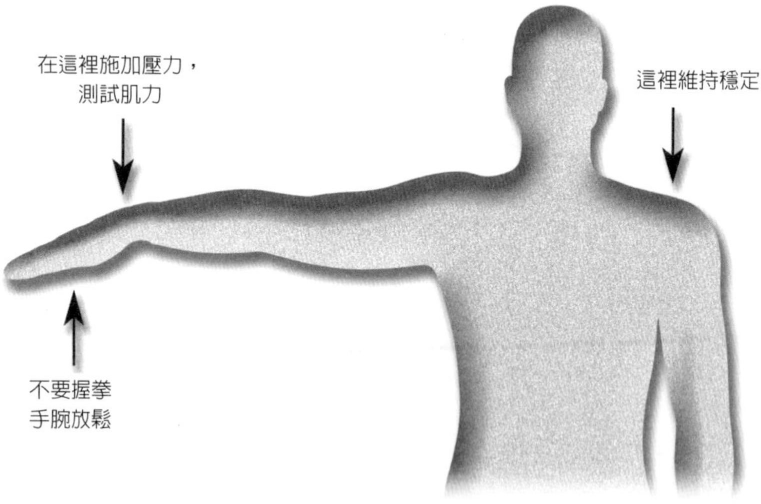

圖6-3，生物能量同步療法解放版的肌肉測試

不是變弱了。接著請他想一句謊話，當他想了一件潛意識無法接受的事，看看手臂的力量是不是減弱了。

◆運用O環（O-Ring）自行測試，步驟：

1. 把拇指和食指或中指的指尖連在一起，做一個圈（第一個圈），用力圈緊。
2. 另外一隻手也做一個圈（第二個圈）。你要用第二個圈來測試第一個圈的強度。
3. 第二個圈先收扁，放進第一個圈裡面。
4. 說一句實話。例如，如果你的名字是大衛，就說：「我的名字是大衛。」試試看第二個圈能不能撐開第一個圈。第一個圈應該撐不開。

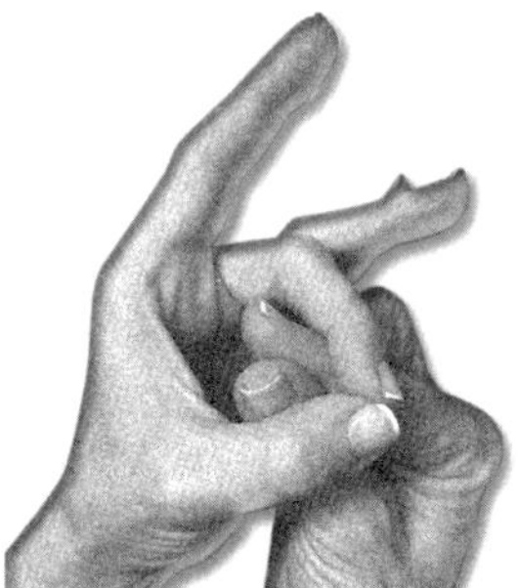

圖6-4，O環，自行進行肌肉測試

5. 接下來，說一句謊話。例如，如果你的名字是大衛，就說：「我的名字是保羅。」試試看第二個圈能不能撐開第一個圈。第一個圈應該會被撐開。

感受一下說實話和謊話時有什麼不同的感覺，實話和謊話分別對你的肌肉抗力有什麼影響。

找出潛意識裡埋藏的祕密和情緒

1. 利用上述測試法，想一想你的目標或信念（或請你的夥伴想），一件有意義而且有心的事。要用現在式，並且以正面的口吻說出來。不要說成是以後遲早會做到的事情，要講得好像這件事已經發生了，例如「我的身體很健康」「我的生活很幸福圓滿」或「有我就夠了」。不要描述成你想逃避的事情，例如「我想瘦十公斤」，你可以用現在式說出你的理想體重，例如「我現在是五十公斤」。如果有夥伴，就測試一下手臂的肌肉強度；若是自行進行，就測試手指的肌肉強度。利用正面表述找出哪個想法讓你的肌肉變弱了（沒辦法維持手臂平舉，或圈被撐開了），那就表示有潛意識的包袱。

2. 你發現有個信念會削弱肌肉的力量時，運用左頁淨化表裡（表6-5）列出來的六個詞，來確認是哪一種反應情緒造成肌肉強度減弱。或許答案不只一種，如果有兩、三個詞

表6-5，淨化表

恐懼
憤怒
愛
悲傷
樂在其中
批判

都會削弱肌肉強度，那就反覆測試，直到你能確認哪一個詞的反應比較強。最後選出一個詞，這股情緒就是潛意識能量場裡淤積的模式，可以透過「生物能量同步療法解放版」來釋放。

如果肌肉強度減弱，代表潛意識裡存放了我們承受不了的情緒。當那個情緒被帶到意識層放大，就會**短路**，導致我們沒辦法一邊想著那件事，同時還維持肌肉抗力。大腦沒辦法同時做這兩件事，所以肌肉就會放鬆。肌肉測試就是利用身體內建的溝通系統，來協助我們像偵探一樣找出無法釋懷的情緒經驗。

【表6-5】裡的單詞包含了心理學研究所辨認出來的四種基礎情緒，是所有衍生情緒的根本。例如，憤怒是一種基礎情緒，**憤怒**發展出來的衍生情緒則包括了氣惱到恨。**恐懼**也是另一種基礎情緒，可以衍生出焦慮、緊張、強迫症。在練習中運用這些基礎情緒，就可以找出所有情緒根源的能量，不管這些情緒剛開始看起來有多複雜。

我和同事在臨床經驗中發現「批判」和無法「樂在其中」會導致人們無法活在當下、打開活門，保持能量流動。事實上，**批判就是防禦性格的入口**，把你和有靈魂的自己分開。我們看過許多患者先**批判**一段人生經歷，例如：「這很糟，這種事不應該發生。」然後他們就拒絕那段經歷，沒辦法與之共存。最後，他們就無法參與完整而喜悅的人生，自然就無法**樂在其中**。

那麼，愛的情緒怎麼會導致擾動呢？其實問題不在愛，而是我們怎麼思考愛，怎麼理解愛。例如，假設我們過去有段很受傷或失望的經歷，潛意識會覺得愛可能很危險，會想保護你不要再去愛。當你開始去愛的時候，潛意識便會暗中破壞，就是爲了要保護你的「安全」（用一種很消極的方法！），免得你又在愛裡受傷。

置入（更新）新的信念

1. 練習莫特步法或莫特步法進階版的動作（看當下哪個動作對你來說比較熟悉自在——請記住，莫特步法進階版畢竟比較強效，還是要繼續練習！）
2. 維持這個姿勢，先想好你透過肌肉測試找到的基礎情緒（如恐懼或憤怒），放入這句話的引號裡，並專心想著：「**我寬恕所有『　』造成的擾動，不再讓『　』影響我已**

知或未知的目標。」（即意識裡或潛意識裡的目標。）

3. 繼續維持這個整合能量的動作，吸氣，然後憋氣。你可能會立刻感覺到身體裡的能量模式在改變。換邊。
4. 兩邊各做兩次。
5. 運用肌肉測試，再次測試你的基礎情緒。這時，你的手臂（或指圈做成的O環）應該就能維持強度了。（若無法維持，請再找找正確的詞，可能剛開始你搞錯基礎情緒了。然後再淨化一次，再測試你原本的目標和信念。這次你的手臂（或O環）應該就能維持強度！（如果沒有，那就是因為上述的原因，你要再找出真正的基礎情緒，再淨化一次。））

※若需要透過影片看「生物能量同步療法解放版」，請前往drsuemorter.com/energycodesbook。

如果你覺得這些練習太複雜，可以先從肌肉測試或莫特步法進階版開始，直到完全熟練，那麼接下來把這些動作組合在一起就會容易許多。淨化密碼裡的練習吸引了全球各地的患者，到我的診所來尋求健康或幸福，所以請你相信我，你也會想學會。你可能還在故事情節的層次裡，沒辦法完全理解這些練習帶來的變化，但這些練習會持續改善你的生活。當你清除了過去的潛意識模式，讓淤積的能量重新流過身體，你的人生會更優雅、更輕鬆、更有魔力。生命就會開始順流，大問題和小問題都會化解，有時候就算你不明白爲什麼或怎麼化解也無妨。

我父親、哥哥和我在一群患者前第一次展示「生物能量同步療法解放版」時，我們就已經看到了卓越的成效。我在台上示範，志願上台的那位先生並沒有告訴我他要釋放的目標。我沒有請他說出來，他只是在心中默想，讓我引導他完成整套流程。剛開始進行肌肉測試時，他的肌肉強度很弱；淨化完之後，他的肌肉抗力就變強了——完全能承受他的想法，系統沒有短路。隔天他來找我，並告訴我：「我不知道這和我昨天心中默想的那個壓力有沒有關係，但是昨晚是我五年來首度一覺到天亮！」當我們讓腦中的潛意識和意識能夠更充分溝通的瞬間，他的整個系統就調整了、放鬆了，然後開始自癒。

在另一場工作坊裡，有個坐輪椅的女生，她已經好幾個月都沒辦法走路了，因爲她的背和腿非常疼痛又疲弱。我們和她一起練習，進行生物能量同步療法。活動結束時，她不但能從輪椅上站起來，還上台和我們一起跳舞，讓數百名學員都樂壞了！

淨化密碼對應的脈輪：太陽輪

淨化密碼和第三脈輪有關，那是我們能量場的中心，就在胸骨底部、肚臍上方七公分處。梵文將第三脈輪稱為「太陽輪」，擁有一千顆太陽的能量。太陽輪同時掌管意識和潛意識，位於自我的核心，也就是產生自我認同的地方。當這個地方很乾淨、能量能夠順流時，我們就能開放地接納各種處境，不會排斥或抗拒。當我們清除了抗拒或排斥所帶來的心理因素，就能打開能量流，迎接真實的自己。

太陽輪不通的人通常搞不清楚人我分際，他們會被困在「客體」裡，而無法持續擔任「主體」，展現自我。他們通常自我價值感低或使命感低落，可能也沒辦法「自己立足」或採取行動，因為他們不信任自己和自己的能力；或者相反地，他們可能會因為眼高手低而感到挫折，或者經常過勞，因為他們想要證明自己，或想要在這個世界裡為自己建立一席之地。

一般來說，太陽輪較弱的人都會「想太多」，他們的心思一直在尋找，卻始終找不到答案。他們很容易進入「我不夠好」或「我不夠有分量」的心態，心中有一口很深的井，裝滿了來自潛意識的懊惱、羞愧、窘迫或愧疚感。這種負面的信念會限制我們的人生。其實，**各種信念都會局限我們**，因為那是腦子想出來的。當我們連結上核心自我，就會學著更開闊。我們會釋放故事情節與信念下的原始能量，去處理這些能量。運用前幾頁的練習來清除所有信念，故事就會瓦解，自我的真實本質便會自然顯露。

太陽輪還存放了和消化吸收有關的能量，包括生理、心理和情緒的能量。太陽輪掌管胃、肝臟、膽囊、脾臟和胰臟，能否代謝吃進去的食物，反映了我們能不能藉由意識消化我

表6-6，淨化密碼對應太陽輪

名稱	第三脈輪、太陽輪
位置	肚臍上方七公分的位置，胸骨下方
顏色	黃色
音符	E
影響的身體部位	消化系統、肌肉、胃、肝、橫膈膜、膽囊、下背、自主神經系統的活門、脾臟、胰臟
覺醒模式背面的症狀	對批評過度敏感、需要控制一切、自尊過低、胃潰瘍、消化問題、慢性疲勞、過敏、糖尿病
覺醒模式正面的特點	尊重自己、尊重別人、個人力量、彈性、高自尊、隨興、不受約束。「我走我的路，你走你的路」「我讓大腦接受各種可能」。
練習	· 莫特步法 · 莫特步法進階版 · 生物能量同步療法解放版
呼吸法	太陽輪呼吸法
整合太陽輪的瑜伽動作	· 駱駝式 · 弓式 · 反向桌面式 · 新月戰士式 · 火呼吸

們的人生。當能量在代謝過程中「卡住了」，我們就沒辦法跳脫思考的大腦，體驗有靈魂的自己。

【表6-6】總結了太陽輪的主要特色。同樣地，請注意這個脈輪的能量屬性如何反映在身體部位上。

淨化密碼整合了太陽輪，可以平衡太在意批評的現象、想要控制一切的急迫感，以及其他自尊低落帶來的問題；也能強化身體，治療消化問題，包括慢性病，如克隆氏症、潰瘍性結腸炎、糖尿病和食物過敏。

以下瑜伽動作可以讓你更加整合太陽輪。

淨化密碼的瑜伽動作

有些瑜伽動作能讓你更輕易地掌握太陽輪。駱駝式（ustrāsana / Camel）可以協調能量中心，讓能量順流。

☼ 駱駝式

◆步驟：

1. 跪在地墊上，膝蓋就在雙臀正下方，左右小腿保持平行，雙腳和膝蓋維持一直線，腳掌不要相對。趾頭點地會比較輕鬆，延伸趾頭則比較進階。
2. 抬高心口，延展脊椎，開始往後仰。想像褲子後方有口袋，把雙手放進想像的口袋裡，支持脊椎。如果你能做比較進階的動作，請把手放在腳跟或小腿上（如果覺得雙腳太遠，可以把瑜伽磚放在腳掌外側，把手放在瑜伽磚上）。
3. 降低上半身，靠近地板，尾骨朝膝蓋延伸。身體正面往上提，髖關節屈肌和骨盆底部的肌肉用力。肩胛骨放低，心口抬高朝向天花板。
4. 如果你覺得夠安全自在，還可以把頭往後仰，讓喉嚨暢通，延伸開展太陽輪的區域。
5. 維持這個動作，做五次深呼吸。結束動作時，腹部肌肉用力，把自己的身體一節一節收回原本的跪姿。坐在腳跟上休息。
6. 重複做二到五次。

現在，我們把淨化密碼和身體覺醒瑜伽的練習結合駱駝式：

1. 維持動作，你跪著的地方往下六十公分處有能量，想像那是一個很大的碟型能量盤。那就是你和大自然的連結，那就是大自然的支持。
2. 找到太陽輪的能量中心，就在胸骨下方、肚臍上方。這個區域抬高，面對天空。
3. 根鎖用力，兩邊肩胛骨向內縮，揉捏、按壓心臟後方。
4. 吸氣進入身體正面，從頭頂吐氣。眼睛往上轉，感受張力，讓呼吸通過中樞通道。
5. 下次吸氣時，把呼吸從頭頂帶進中樞通道，經過核心，往下吐到地面。揉捏、按壓身體正面的核心肌肉再放鬆，打開脈輪系統的心智面向（你的腿應該也在用力，因為腹部伸展，所以腿會自動用力，但是你要更深入地啓動腿部肌肉，將大腿正面的肌肉往上提）。
6. 重複整個呼吸循環數次。從頭部和背部溫柔地結束動作，坐在腳跟上休息。

駱駝式可能會讓你釋放出思緒和情緒，開始流淚或流汗。你可以好好歡迎自己的反應，這表示你釋放了潛意識活門下塵封已久的能量。你清理出了一條通道，讓有靈魂的自己能夠表達。做駱駝式時可以重複中樞通道呼吸很多次。

整合太陽輪的其他瑜伽動作

你可以在駱駝式之外加上這些瑜伽動作，來強化淨化密碼的效果。

揉捏、按壓有感覺的地方，可以協助你在做這些動作時穩定重心，讓你建立迴路。做這些動作時要放鬆，可以幫助你感覺到能量流動。不過，當你在放鬆肌肉組織時，要想像能量從中樞通道往上流進了破碎或摩擦的區域。

- 弓式（dhanurāsana / Bow）
- 反向桌面式（purvottanāsana / Reverse Table Top）
- 新月戰士式（anjanayāsana / Crescent Warrior）
- 火呼吸（kapalabhati prānāyāma / Breath of Fire）

到目前爲止，我們介紹了安定能量、整合能量和淨化能量的方式，在你的系統中帶來重大改變，包括讓中樞通道與大腦有更強健的連結，並建立新的路徑讓你打開潛意識的活門。這些都會幫你打下基礎，讓你進行量子翻轉——屆時你就能開始體現有靈魂的自己，脫離防禦性格，在完整與愛的基礎上創造人生。

淨化密碼爲你布置了舞台，讓你跳脫故事情節去生活，在生命的能量裡流動。這是眞實解放前要做的功課：排除無法釋懷的情緒包袱，讓淤積的能量不再牽絆我們，整合最下方的三個脈輪，釋放出豐沛的新能量，用來開創我們眞實的人生道路。現在，我們可以開始體現地球上最強大的療癒能量——**愛**的能量，就集中在心輪，有靈魂的自己就在這裡發出振動。愛不只住在我們體內，愛**就是**我們。你和靈魂，都由愛所構成。訓練你的頭腦去找到並釋放眞正的你——你就是愛——釋放地球上最強大的轉化力量。當我們的精神由內而外集中於愛，就能爲所有人「放大」愛的存在，讓愛發亮、無所不容。

你準備好要體驗純粹的、改變世界的愛了嗎？讓我們接著看下一章。

第七章
心的密碼：人生的萬靈丹

我母親過世後的那三週，我只能……坐著。我要照顧病患、開課，還有很多工作要處理，可是我根本沒辦法出席。我只能坐在自家後院裡，看著樹叢，納悶著我此生最要好的摯友——我的母親——怎麼真的離開了。

我的幸運草魔法

有天，我終於感覺到自己該回到現實生活裡繼續服務。我走到後院「感謝」我的心，留了個空間盛裝我的悲慟。我任由目光慵懶隨意地落在後院，注意到清晨的陽光灑落樹蔭。我穿過露台、跨過小溪，走向那束陽光灑落的地方。那一方陽光照耀的土壤上頭，有一小片三葉草……正中央則有一株四葉幸運草！

我的淚水潸潸落下。我媽媽最喜歡採四葉幸運草，但我這輩子只找到過一、兩株。她曾經在懷我的時候找到一株四葉幸運草，後來還送給我。這是我們的信物，我感覺到了她的存在；這就是徵兆，要讓我知道她還在我身邊，我會好好的。我採下幸運草，去上班，又能感覺到我和她的連結，感覺到我和生命的連結。

當晚我回到家，再度淚流滿面。我帶著破碎的心走到後院裡的同一個位置。就在那裡，彷彿我沒摘起第一株幸運草，夜光下又有一株幸運草在閃閃發亮！眼淚沿著我的臉龐滑下。我把那株幸運草也摘起來，然後安心入睡。

隔天上午，當我準備去上班時，我發覺自己在想著幸運草，還有找到幸運草時的心情。我發現自己有所期待，還想再找到一株，而且相信只要我能找到，就表示生活會很順利。就在我到後院要去找第三株幸運草時，我停下腳步，在心中對自己說：「蘇，你不能一直寄託外在世界。你要學著在內心就能有安定感，這可是你教大家的。」我的目光垂落地面，一股溫暖的接納感澆灌我全身。

就在我接受了內在的指導，不往外尋求答案時，第三株幸運草出現在我左腳邊！沒錯，我採了起來，然後就去上班了！

失去摯愛的母親讓我很傷痛，而這股悲痛其實讓我打開了超感官，就好像連結上了更深層的自我及生命。我的直覺更敏銳了，每一種心情浮現的時候，我的大腦就更能接受無法解釋的智慧和道理。

接下來幾個月，我總共找到了**六十九株**四葉幸運草，有的在我家後院，有的在其他地方；有時候在路口，我得立刻跳下車去採；或是和朋友在公園裡散步時，我會落後他們好幾步，忙著採四葉幸運草，送給我身邊的人。朋友幫我統計，住附近的小朋友開始出現在我家門口，問我是不是「幸運草阿姨」——如果就是我，那我可不可以教他們怎麼找幸運草。接著我會帶他們走進後院，告訴他們：「你們要用心找，而不是用眼睛。」我的內在實驗室開發了我的直覺第六感，而我在直覺的引導下，隨意停下腳步，蹲下來一摸……毫無意外，我手邊一定有株幸運草。孩子們會樂得大叫：「我也是！」眞的很神奇。

忽然，有一天，魔法消失了。不管我多努力尋找，就是沒有幸運草。兩週過去了，什麼都沒有。我的反應和大家一樣，開始問自己：「我做了什麼，害我失去了這份連結？我的世界裡少了媽媽給我的信號，我要怎麼活下去？」不管我多努力硬逼，就是沒辦法靠大腦找到幸運草。

我當時不曉得，其實祕訣就在我眼前。

幾天後就是我媽媽的生日，若她還在世，就已經七十歲了。我一想到這件事，整個人就亮了起來。我立刻衝到後院，找到了第七十株幸運草……還有第七十一、第七十二株！我採幸運草的時候可以聽到她在幽冥宇宙裡咯咯笑，好像她一直在我身邊，等著我搞懂這道理。找到幸運草的祕訣就是要有一顆喜樂、感恩的心。

我就是透過**這個歷程**看透了三維實相的面紗，理解了更寬宏的世界：我在用心看！我母親過世之後，我很脆弱，心被剖開了，卻讓我看到平常看不到的眞相——因爲開放，所以我能讓能量流進我的生命中。

魔法持續了一陣子，後來就開始下雪了。即便在雪季裡，我偶爾還是會看到一株小小的四葉幸運草在雪中閃閃發亮。

當我們打開了心就會這樣，即便哀痛欲絕（事實上，**尤其**是在深刻的痛苦中），我們仍舊會被帶進連結的神聖空間裡。很多人在苦痛中覺醒，這就是我們都在尋找的連結，而能量七密碼可以協助我們更優雅無痛地產生連結。

我母親過世近一週年時，大家紛紛問我要怎麼紀念她，也很好奇我會不會繼續收集幸運草。我的回答是，「不會，我會完整保留幸運草的回憶，用別的方式紀念她。」所以那天早上，我做了其他事，也留下了美好的經驗——可是那天下午四點鐘，我發現自己又忍不住回到後院去找幸運草了。

我踩在草地上，看到遍地都是四葉幸運草！接下來的四十五分鐘，我不停地採幸運草。然後我上樓去找容器裝，又下樓繼續採了四十五分鐘！我同時可以找到兩、三株四葉幸運草！我淚如雨下，不斷收集至寶，**一個半小時內總共採了一百二十四株**——直至內心的狂喜滿溢，令我無法承受時才停下。

一年前我發現幸運草時，只能順著能量前進，不確定這到底是怎麼一回事；這次，是我用**意念**產生的體驗。我的心已爲我開啓，就和之前一樣——不過，這一次，我的心更開闊了。我本來就知道，理論上人人都有這種能力，但我這時已經超越理論，而透過實務來體驗了。此時我知道我可以用開放的心來連結母親，甚至交流，因爲她沒有「離開」，只是回到宇宙的班機前往下一站。

那天，從無比的狂喜中冷靜之後，我決定要和我的個案一同研究怎麼**心花朵朵開**，讓他們也能體驗這種境界的愛與合一。敞開心胸接受自己的脆弱，讓能量優雅地流過，成爲我生活的新基準，改變了我的覺知，讓我光用意念就能連結到最深層、最本質的自我。我們不能靠頭腦去達成這個目標，反之，如果我們想要體驗自己眞正的力量，就必須要敞開心胸接受自己的脆弱，走進生命中，才能活出精采的人生。這是因爲愛的振動頻率就是靈魂的特質。要眞正在內在建立有靈魂的自己，讓有靈魂的自己能夠表現，我們一定要安住在愛的頻率、發送愛的頻率、活在愛的頻率裡。

本章的「心的密碼」會教你怎麼讓最深層的「心我」（heart-self）穩固踏實，並產生連結，讓你留在那裡。你將學會怎麼運用身體，從（靠大腦）**想著**愛，轉變爲體現愛、**成爲**愛。你學會了之後，不但可以創造出遍地都是幸運草的奇蹟，感受到滿滿的喜悅與連結，還可以完全地愛你自己，並用純粹而健康的方式愛其他人。

什麼是心的密碼？

所有的古老靈修傳統都認爲愛有神性的力量。當我們感覺被愛，就會有更好的感受；當我們能毫無保留去愛一個人，就會覺得更自由，更能夠進入美好的體驗中。

完成量子翻轉就能從防禦性格進化爲有靈魂的自己，這個改變的一大好處就是能用不同的方式體驗愛。防禦性格也能讓我們接受愛、付出愛，但這種經驗和有靈魂的自己完全不同。處在防禦性格的狀態時，我們認爲愛和我們是分開的，必須從別人或別處得到愛。我們會花很多時間和精力去嘗試各種不同的方法，就是爲了「獲得」愛。我們潛意識裡會努力去控制別人或利用心機去獲得愛，我們會不斷取悅別人、掌控別人、誘惑別人。

防禦性格想要保護我們不受傷，所以會自動設定時間和對象的條件，讓我們能夠安全地去愛。這個有條件的愛說「只要你用這種方式對待我，我就會愛你」或「只要有這個條件，我就有安全感去愛」。這些條件嚴格限制了我們感受愛、幸福、喜悅的體驗，因爲這個世界不太能在每個轉折處都符合我們的條件和期待，所以我們會愛得很保留，所以我們爲愛討價還價。我們決定自己要不要去愛，我們設下了條件，結果感受到不滿與不悅——我們會覺得自己應該獲得想要的對待，當我們沒辦法用這種方式「獲得」愛，就深入故事情節，從愛的匱乏中寫下關於自己的劇情，自怨自艾。

這些苦難和折磨最常發生在能量外溉的時候——因爲我們沒有體現有靈魂的自己，只會自圓其說。這些折磨不只是害我們一直編故事、寫劇情而已，還會讓我們的振動頻率一直卡在低頻，沒辦法完全看到有靈魂的自己。

心的密碼將會引導你迎向截然不同的愛，消除所有的條件，讓你不再依戀別人的付出、不在愛裡討價還價。當我們能夠發出愛的頻率，就會感覺自己被疼愛著，因爲我們就是在愛中**生活**。我們會**打從心底**產生愛的感覺，隨時隨地；我們的愛和付出將無法衡量；我們會無條件地去愛，因爲我們不需要從任何人身上「獲得」愛；我們的幸福感不依賴別人的行爲，不會再因爲別人的反應或互動而失望；我們能單純活在當下，並能夠一次又一次地去愛。

就算你只做本章的部分練習，也會感受到強烈而具體的愛，而那就來自你心裡。不過在開始之前，我要先化解一些常見的疑慮。

我常常被問到：「無條件的愛是不是表示我再也不在乎其他人了？」當然不是！無條件的愛就是：你不必把愛**寄託在**別人身上。

在防禦性格下，愛的過程就是一種託付的體驗。我們緊握著讓自己感到安全的想法或信念，我們的愛有條件，覺得只有在特定環境下，愛才存在。不過，若我們能感受到眞實的自己，不透過外在取得的想法、形象或目標來建立認同，就能無拘無束地關懷和在乎其他人，我們就不會擔心他們可不可靠，或如果失去他們，對我們的安全感會有什麼影響。我們不會煩惱感情會怎麼發展。

不把幸福寄託於外在世界，能讓我們體會無條件的幸福和喜樂，讓我們能夠去愛。這會讓我們更健康，生活各方面都有更好的體驗。修行的書籍裡共通的主題就是不寄託於外，這是面對人生與愛最理想的方式。例如在佛教傳統中，執著就是**所有**苦難的根源。

請注意，不把幸福寄託於外和**「冷感、疏離」**不一樣。不把幸福寄託於外，表示你發自內心不爲結果煩惱，重點在於愛的**行爲**，而不是結果。疏離則是一種冷漠，保持著自我和結果之間的距離，也保持著自我和愛的距離，如此設下保護罩的經驗會讓我們自以爲很安全，但其實會讓快速振動的能量無法安定，反而會造成更強烈的不安全感。這會讓人對生命提不起勁，甚至冷漠厭世。

疏離感往往來自創傷或壓力很大的環境，讓我們覺得非逃不可。如果身體逃不開，我們便會讓思緒或情緒逃跑，因此我們很疏離，短時間之內會覺得自己受到了保護，但長期下來會讓我們更寂寞、更孤絕、更憂鬱，讓我們樂觀開朗的個性看不到生活中的靈感，造成更多疾病，如血壓過低、身體康復不易、腎上腺疲勞、甲狀腺問題、消化問題、腎臟問題、呼吸道問題和其他症狀。

要讓身體恢復健康，就必須讓靈魂住進身體**裡**；若要用最強效的方式在最短時間內恢復健康，我們必須要讓靈魂住進**有愛**的身體裡。愛所伴隨的振動頻率是終極的療癒能量——修復一切的萬靈丹。愛是最棒的中和劑，可以爲身心靈帶來和諧。這股能量會在心頭升起營火，燒掉所有問題、所有症狀、所有干擾，被愛的振動頻率轉化：困惑慌亂的心境會變得清澈明晰，仇恨轉化爲寬恕，偏見轉化爲體諒與關懷，分離與孤立化爲和睦與情誼，悲傷轉變爲無法衡量的喜悅。

愛是萬用良藥。我們愈能在愛裡生活，就愈能持續將愛應用在所有人生處境裡，如此又愈能夠和有靈魂的自己合一。事實上，只有透過愛的振動，有靈魂的自己才能住進我們的具象生命裡。愛就是入口，通往有靈魂的自己。

爲什麼？因爲愛的振動頻率廣闊無邊。我們以靈魂的形式前往具象的物質世界（在地球這一站跳下宇宙的班機時），第一股壓縮的能量就是愛。哇！當我們落入存在核心時，愛很容易感受，因爲我們就是由愛所構成的。

愛是你的眞實本質，而不是我們要參觀的地點。心的密碼會教你怎麼隨心所欲進入愛的振動（隨時隨地，在任何處境裡），然後讓靈魂一直住在那裡。這些練習會帶領我們通往內心的愛。我們不需要繼續發出「想要」從外在世界找到愛的頻率，我們自己就有能力讓身體和感受都記得**我們就是愛**，我們可以隨時立刻墜入愛的頻率中，最後學著留在愛裡。當我們能辦到，就能持續無條件地和眾人分享這份愛，放大愛的體驗，這就是我們來地球的目的。

有靈魂的自己始終定錨在愛裡，這就是爲什麼有靈魂的自己在梵文中被稱爲「**喜樂層**」（anāndamaya kosha）。當我們活出有靈魂的自己，就能在愛的狀態裡感受狂喜。每天練習心的密碼，你就能很快學會怎麼在接下來生命中的每一天裡實現狂喜。

心的密碼練習

☼第一項練習：建立愛的存在感——選擇被愛

這項練習會讓你一路直達愛的振動，這股力量一直在你體內，等著你來點燃。這會給你具體實際的愛的體驗，我們一直在尋找這種體驗，以後你就知道不必再向外求。這也會給你無比的自由，讓你成爲最眞實的自己，不需要再有任何心機。這個清澈明晰的自我很重要，能讓我們活在愛的頻率裡，在人生中不斷療癒、創造。

◆**步驟：**

1. 想著你很愛的一個人或一樣東西，可以是你的朋友、家人、寵物、青梅竹馬、現在的情人或你還沒遇見的靈魂伴侶！也可以是你愛的季節、地點、珍惜的回憶，甚至是一樣對你意義非凡的東西。只要能讓你產生愛的感受就可以。
2. 當你想著你很愛的這個人或這樣東西，你要明白這個愛的對象就是在為你展現愛的頻率。這個人不是把愛帶給你，而是把你心中的愛**帶出來**，讓你的大腦能感受到你心中原本就有的愛——你**就是**這股愛，這個對象會讓**你**「現形」。

3. 現在，在你的心中裝滿這個人、這樣東西或這份回憶。讓這畫面填滿你的感官，然後將注意力集中在身上。感受一下你想著這個畫面時體內有什麼感覺。

4. 接下來，放大這個體驗。加倍，再加倍，讓你的體內裝滿你對這個人或這樣東西的愛，讓愛滿溢，擴散到整個房間。然後再放大，比房間還大，讓你的全身都專注地感受愛的體驗。注意你的身體在愛的過程裡有什麼感受，記住這種感受。

5. 現在把你的手放在心口，對自己說，「這是我的。」接受所有的愛。把這份比房間還大的愛放入靈魂中心，全然接收。把能量收回來（就像錨定密碼的練習），然後感覺愛在身體的所有孔隙裡。

6. 手放在心口，從身體內部揉捏、按壓根鎖，深刻地用身體感受這股振動。然後沿著中樞通道呼吸，經過所有的錨點，充分運用前幾章所學到的練習。你會開始感受到愛的振動逐漸在體內穩定。

7. 深呼吸數回，培養這種感覺，這就是無條件的愛在振動。

8. 接下來，重複前五個步驟，不過這次你要回想一個你曾經好好被愛的時刻。你感覺到自己充分、堅定、無條件地被愛著，或許是被奶奶疼愛，或許是媽媽，又或許是情人或好友，也可以是寵物（如果你從來沒有這種經驗，也沒關係。若是這樣，你就**靠想像**——去想像自己充分被愛的感覺，而對方就是愛你原本的樣子。你可以自己選擇情境）。

9. 注意身體有沒有哪個部位感覺到能量高漲，那就從體內揉捏、按壓，讓呼吸沿著中樞通道往下直通地底，吐氣時打開腳掌。抬起腳趾再放下，想像著**自己**（不只是能量）碰到地面，在地底扎根。

10. 連結神經迴路，從胸腔正中央的心口一直往下連接軀幹，通過骨盆和雙腿，從雙腳出去連到地底。

你現在心裡的感受就是無條件的愛。在做這個簡單的練習時，你會明白，你過去以爲愛是其他人或其他東西給你的感受，必須從外在世界獲得；但其實愛一直在你心裡，你只需要連接上就行了。透過能量七密碼建立迴路，能讓你常常有這種體驗，甚至不需要外在世界的刺激。只要你想產生愛，你就能產生愛，而且你就能完整接收愛。

你創造了愛，你接收了愛——沒有附加條件。這至關重要！要讓大腦察覺到體內更多愛的振動（建立神經迴路讓愛流動），你不能光靠愛別人，你也要愛自己。這麼做會創造出光子排列，表示你眞的清楚「我被愛著」。當然，眞相是我們都由愛構成，所以我們不可能**不**被愛著——但我們必須要讓防禦性格得到**被愛**的體驗。我們必須要**體現被愛的感覺**，好在身體裡創造最初被愛的感覺，然後在這個世界裡反映出我們被愛的實相。

做這個練習時，你的意識會知道你在產生愛；同時間，你的潛意識會知道你在接收愛。

這個經典模式適合每天練習很多遍。要完全轉換成由覺醒模式的正面來過生活，就必須讓細胞熟悉這廣闊的振動，如果不熟悉，我們就沒辦法一直留在覺醒模式的正面，因爲愛就是我們眞實的身分，能讓我們眞實感受到有靈魂的自己。

爲了說明這個練習有多麼重要，我要和各位分享我母親的轉變。她原本只會照顧別人，明明爲所有人付出了愛，她卻不讓自己接收愛……不過後來她變了。

我媽媽說：「我也要！」

我母親愛所有人，總是在關懷其他人，不斷地付出，到了影響生活平衡與健康的程度。有一天，她在飯店大廳的盥洗室洗手，轉身要拿毛巾，這個簡單的動作竟造成她腿骨斷裂。我們當下的反應就是骨質疏鬆，六十歲以上的女性很常見。檢查過後卻發現，她的骨質密度和二十四歲的女性一樣高！

如果她骨裂不是因爲缺鈣，那究竟是爲什麼？

根據生物能量學研究身體的能量場，「斷裂」通常先發生在能量場，**然後**才會表現於具象世界，在步行於人行道時扭傷腳踝。進一步察看精微的能量體，顯然我媽媽一定有哪裡不對勁，因爲通常轉身擦手不會斷腿呀！她的腿骨斷裂很可能是因爲**能量**斷裂——散逸的能量爲了落地而穿過她的腿。她的能量場受阻了，就在她側身時顯現出來。（如果我當時就知道可以運用能量七密碼來安定和整合我們的能量場，就會用我教你的這些練習來幫助她，讓她省去血光之災！）

巧的是，當時我媽媽才正要在她的助人路上把她自己也加進來。她正學著檢視自己的需求，並說出口（她那一代的女性往往做不到），盡量找到平衡點。不過她還沒著手理解或說明自己眞正的感覺或「爲自己發聲」，所以覺醒的能量沒有通道可以好好發送訊息。爲了讓她學會說「我也要！」，能量只好創造一個外在處境（也就是摩擦）協助她轉變。生命一直用慈愛的方式支持她，可是這個訊息必須要更大聲，她才聽得到！

好吧，這招確實有用。我媽媽在那之後開始讓她的愛不僅流向他人，也能流向自己。當她聊到不同環境下的挑戰，她的言詞反映出新的觀點，接收愈來愈豐盛的愛，而這個體驗也日益茁壯。對過度給予的人來說，這些練習可以幫助你找到能量的平衡點，身體就不必送出太劇烈的訊息！

學習能量七密碼的過程中，我們開始重新定義對愛的看法，以及要怎麼在各種處境裡體驗愛。我們軟化了限制性的信念，減少體驗愛的阻力。總是有人跟我說他們「愛上了」這項功課——那是因爲把心智安定在身體的核心，讓大腦察覺並放大我們的眞實本質之後，自然就會有愛的感覺。愛無比豐盛，無窮無盡，所以每個人都有很多愛。事實上，**你接收愈多愛，就能產生愈多愛；你產生愈多愛，就能接收愈多愛！**

☼第二項練習：愛的初檢

愛是轉變的催化劑——我們所愛的一切都會在這股振動裡改變。在這個練習中，我們要在能量七密碼的基礎上增加愛的振動，體會到愛就是我們的**本質**。

這能夠確保我們不會機械化地練習，所有練習都會在愛的精神下完成，因此會有更強的威力。特別是，我們要利用**「愛的存在呼吸法」**把三個改變人生的元素結合在一起，創造改變：呼吸、愛和存在。呼吸可以推動體內的能量，愛可以產生變化，存在能讓大腦專注於內在。

原理是這樣的：理想狀態下，我們在難過時，會「讓身體來處理」，而不是馬上對故事情節做出反應。我們會找到身體感受特別強烈的部位，揉捏、擠壓那個地方，接收意識發出的訊號。接下來我們會沿著中樞通道上下呼吸，將感受特別強烈的地方帶進能量流，讓能量流過核心，同時繼續揉捏和呼吸。不過，我們現在知道，只要在呼吸時讓愛開始振動，就可以強化自己療癒和改變的能量。啓動「愛的開關」可以巨幅提升我們整合散逸能量的能力，因爲身體部位有特別強烈的感受，就是因爲散逸的能量。

剛開始眞的有點難。在辨識哪裡有散逸能量並整合時還要啓動愛，會有點困難，尤其在你剛學著指揮自己去啓動愛時。所以我想要提供一個不同的方式，我稱爲「愛的初檢」。

◆ **步驟：**

1. 當你壓力很大或面臨挑戰時，讓身體來處理。注意身體哪裡有強烈的感受或高漲的能量，揉捏、按壓那個區域，記住位置，等一下再回來。這不只會減少能量散逸，也會阻止你去編寫故事情節（例如，你不會繼續爭執、不會因為恐懼而退縮，或做一些會後悔的事）。
2. 稍後，當你壓力小一點之後（例如躺在床上時），再回想那個情境。透過「建立愛的存在感」練習，想像你真心喜愛的一樣東西或一個人，把感官刺激如味道、聲音或任何能強化印象的細節都加進來。現在，一次又一次放大愛的感覺，直到愛大到那個畫面已經開始模糊。
3. 注意身體的感受。不管你有什麼感受，都要用意念維持能量模式。目標是要記住愛在身體裡的感受，並鎖起來。
4. 當你在這個愛的狀態下，慢慢沿著中樞通道呼吸六至八次，察覺變化。
5. 進行中樞通道呼吸法時，把你面對的難題帶進來。揉捏、按壓一下你原本感覺到能量散逸的部位，讓愛的存在化解難題，並且在受影響的部位建立神經迴路。

在這個練習中，我們要爲愛的營火添加柴薪，把你碰到的難題和壓力拿去燒。這和一般的儀式不同，有些人會把苦惱寫在紙上拿去燒掉，而在這個練習裡，你爲心口添火，在內心完成這項任務，就不需要外在的儀式。此外，體現愛的火焰，你就能在看見生活的摩擦時持續體現你創造的改變。

「愛的初檢」練習的原則就是「重要的事情先做，一步一步來」，就能更輕易化解能量擾動，因爲我們不會在難過的時候點燃愛。當人生一下子丟太多難題給你，當情緒快要讓人喘不過氣，你就可以運用這項練習，去面對該放下或療癒的事物。持續練習「建立愛的存在感」，就愈來愈容易點燃內心的愛。最終，我們讓能量順流，融化所有淤積的能量，整合散逸的能量，墜入愛裡，而在那個狀態下生活就會變成我們的「本能」——就和呼吸一樣自動。（在醫療保健產業工作的人請注意：處理患者的能量時，請熾烈地燃燒心頭的營火，而不是設下結界或保護罩。很多人教我們要保護自己，但顯然前者更有效，因爲後者只會更加分化防禦性格和有靈魂的自己。）

☼第三項練習：所見都是愛（即「一切都是爲我好」）

過去三十多年來，我很榮幸能有機會在病床邊陪伴許多人，特別是在他們臨終前。出乎意料地，這些對話都有類似的脈絡：「我的經歷都很好，每個人生曲折都有道理。就連我以前很厭惡的事情，現在也很喜歡了，這一切成就了我精采的一輩子。」他們指的是人生中所有的經歷——有喜有悲、有勝有敗、有生有死，所有的一切。這就是生命即將抵達終點時，大家心裡所想的事。

我的問題是：**如果我們終究會獲得這個觀點，擁抱所有的人生經驗，爲什麼不現在就開始？**

當我們現在就認爲生命中的所有發展都是爲了我們好，用這個心態來經歷人生，就會開發出一個不同的濾鏡，改變自己看待和體驗人生的方式。如果我們願意把所有人生遭遇都看成是愛的行爲（明白那是眞實的自我深情地給地球上的自我一個具象的體驗，好讓地球上的自我能夠覺醒，明白自身的偉大，並拓展愛的能量），我們自然就能用不同的方式來詮釋這些遭遇。同時間，原本的抗拒、排斥、批判而造成能量場的扭曲、變形，也能因爲觀念改變而穩定。接下來我們會更容易看到愛，更容易體會愛，更容易發現並無條件地分享愛。

愛很豐盛，存在於萬事萬物中。人生完整時，所見都是愛。當我們認知到這一點，就會開始從轉運站對話的觀點看出，就連生命中最折磨難受的過程都是基於愛。我母親過世是我人生中最深刻的痛——但當時表面上看起來是遺憾，這件事也打破了我過去的紀錄，讓我明白愛原來還能讓我們有更多感受，同時也讓我用更深層的方式和母親團聚。

事實上，人生中**每**一次交流都是愛和愛的相互作用，只是不同版本的愛在互相連結。當你覺察到人生就是一則**愛找到愛**的故事，就是有靈魂的自己在我們體內覺醒、逐漸獲得愛的視角，這就是發自內心、也就是我們一直在描述的「愛的振動」。然而，若我們還未能用這種意念帶領自己走過人生，那生命看起來就充滿坎坷。物以類聚，我們必須體現愛，才能吸引愛進入人生的體驗。我們就是要透過「心的密碼」來加強這部分。

我們也可以透過量子科學來理解。量子科學讓我們知道實相中的一切其實反映了我們的意識，也就是說，當生活出現了變化，是因爲我們的意識把那個體驗吸引過來，讓我們覺知。如果我的生活很安寧，那是因爲我的內在世界經過充分整合，便能察覺到安寧；如果我的生活很痛苦，那就反映出我體內有迴路斷線了，必須重新接上，能量場才不會扭曲變形。本質上，三維的世界就像電影銀幕，能讓我們看到哪裡整合好了，哪裡還沒。

如果我們不明白外在世界只是反映了我們的內心，以爲外在世界的人事物都是獨立的，那我們就會想要改變環境，因爲生活過不去；當我們明白一切都是愛的力量，生命中之所以有起伏，是因爲愛要引導我們覺醒，迎向有靈魂的自己，就能用截然不同的方式去體驗生活中的苦難。碰到眞的很棘手的狀況時，我們會馬上知道這反映了自己內在的實相，這是一份禮物，要協助我們在各種處境下都能找到維持愛、和諧與安寧的方法。接下來我們就可以將這份禮物交給身體，用愛來轉化。這其實就是我們在人世間的功課，要把愛帶到生命的每個面向中。

◆**步驟：**

1. 想著目前面臨的挑戰，可以是感情裡的衝突、健康狀況、財務危機，或者你面臨的損失與威脅。

2. 問自己：「如果這項挑戰是我送給自己的禮物或機會，要我拓展愛的能力，我要怎麼改變？」

3. 運用「愛的初檢」與「建立愛的存在感」練習，讓身體和心來處理目前的挑戰，檢查哪裡需要建立新的神經迴路，讓新的營火將舊模式轉化為新模式。

4. 如果你願意，可以採取後續行動。問自己：「我現在可以選擇用什麼方式透過這個體驗更深刻地愛自己和其他人？」或者換個方式想：「如果這個難題是要我在愛中長大，我的心會教我怎麼做？」或「宇宙要告訴我什麼，才能讓我接受自己不凡的能力，在愛裡生活？」然後順從你的心！

很多人都覺得必須等待外在世界的證明（例如我的四葉幸運草），才能把一切都看成愛。但其實只要你改變心境就做得到。在黑暗的房間裡，要打開燈才能看見，同樣地，你要打開大腦的開關，才能進入愛的境地。我們愈能把生命中每個人、每件事都看成愛的存在（不管第一眼看起來是不是），就愈能找到愛的振動。愈常做這些練習來產生愛的振動，就愈容易透過這個方式來看世界。我們可以融化中樞通道裡的淤泥，讓能量不要搖搖晃晃，能量場就不會扭曲變形。愛會強化我們的能力，帶領我們更深入體現有靈魂的自己。

這可以協助你在人生過程中不依戀也不疏離，也不會有畸形的人際關係。當你能夠體現愛，活出有靈魂的自己，幸福指數就會往上飆升，你的感情關係會產生變化，會自動具備療癒、回春、補給能量的能力，逐步邁向恬適安寧的心境。在愛裡，人生會從**求生模式**轉為**協作模式**，爲你開創一趟神奇又狂喜的冒險。

心的密碼對應的脈輪：心輪

心的密碼和第四脈輪（即心輪）有關，梵文稱爲「不爲所動」，代表了我們的本質就是愛。心輪位在胸膛中央，是一個入口，讓大腦可以連結到愛和合一的境地，讓宇宙萬物相連。心輪掌管所有愛的表現。第三脈輪代表我們的自我感受，第四脈輪則代表我們如何看到自己和全世界與全人類的關係。心輪所呈現的愛可以聚合萬物，也是許多靈修的人在找的答案。

很多心輪有狀況的人會覺得很孤立、和愛脫節，甚至對自己都感到陌生。他們會覺得自己很像「局外人」，好像與每個人之間都有所連結，但他們偏偏沾不上邊。這會導致焦慮、憂鬱、寂寞和許多身體病症（例如心臟問題、循環問題和呼吸問題），這就是無法「接納生命」或接收愛的能量。

第一、第二和第三脈輪的能量代表了我們各自對自我有什麼原始的感受，而這三股能量交會於心輪，在此處和更上方的脈輪能量整合，更上方的脈輪能量頻率較高，反映出我們的天使意識。心輪就是我們的神性和人性結合之處，能讓我們的靈性在**體內**覺醒。

當我們啓動心輪的能量，會打開自己最脆弱的一面，在愛裡找到力量。處理心輪能量時，我們的偏見會減少，更能活在當下、更接近神的視角——如此就更能接納**生命的變化**，不會逼著我們以自我中心的低脈輪信念去挑戰遇到的困境。我們會更有耐心、包容別人的批判，也不會去評斷。我們的靈魂在體內會更自在、放鬆，因爲我們不再頻頻啓動戰或逃反應。我們會更感激生命，因爲我們明白自己可以用新的方式去愛。畢竟，我們都是充滿神性的靈魂，終於要開始體驗有靈魂的自己了。

這世界有個普遍的誤解，以爲我們不能同時擁有力量和愛。我們誤以爲「強者不仁，仁者不強」，但這是錯的，我們可以兩者兼備！脆弱並不是軟弱，**脆弱能讓我們直接面對自己的心，通往無限可能，帶來最強大的力量**。要同時掌握力量和愛這兩種原生的特質，就要整合第三和第四脈輪的能量元素（第三脈輪是我們心中的自我認同，第四脈輪則是充滿愛、有靈魂的自己）。這樣一來，我們就能存在於最理想的狀態，有力量地愛、愛得有力量——眞誠、溫柔、堅強**又**脆弱。

防禦性格在尋找愛或表現愛時，可能會過分強求，而難以讓靈魂安定下來，也無法整合自己的力量。這就是典型的「濫好人」，我們盡心盡力對別人好，就是爲了要得到愛、欣賞、感激和自我認同。在這個狀態下，我們往往沒辦法做出愛自己的決定。我們創造出一個空缺，所有的愛都往外流，沒有一丁點能整合到能量場裡。

表7-1，心的密碼對應心輪

名稱	第四脈輪、心輪
位置	胸腔中央，胸骨下方
顏色	綠色、粉紅色
音符	F
影響的身體部位	心、胸、循環、手臂、手掌、下肺部、肋骨、皮膚、上背、胸腺
覺醒模式背面的症狀	害怕被背叛、相互依賴、憂鬱悲傷、呼吸短淺、高血壓、心臟病、癌症、無法察覺愛、無法接收愛
覺醒模式正面的特點	關懷、無條件的愛、有意識的性生活。「宇宙很豐盛，每個人都足夠」「只有一個存在：我們都合一」「一切都反映出神性，一切都是為我好」。
練習	‧建立愛的存在感：選擇被愛 ‧愛的初檢 ‧所見都是愛（一切都是為我好）
呼吸法	和諧一心呼吸法
整合心輪的瑜伽動作	‧三角式 ‧穿針引線 ‧魚式 ‧仰臥脊椎扭轉

【表7-1】整理出心輪的特質。同樣地，請詳讀心輪和身體部位如何互相影響。

在平衡心輪時，我們會減少相互依賴、依戀、冷感，以及對背叛的恐懼。我們的感情生活自然會有更多愛、體諒和自在。反映在身體上，我們會看到血壓穩定、循環改善、心肺問題減少，還會讓身體更健康。

心輪的瑜伽動作

☼三角式

除了心的密碼練習，三角式（trikonāsana / Triangle）這個瑜伽動作也能幫你打開心輪、整合心輪，讓能量再度順流。

◆**步驟：**

1. 站在瑜伽墊側邊，雙腳分開約一公尺。
2. 右腳腳尖向外轉，朝瑜伽墊的短邊，不要朝向身體。
3. 左腳微微向內，讓腳跟成為離身體最遠的點。

4. 稍微調整髖部的位置，略往右腳靠近，穩定雙膝。
5. 從右腿把能量拉上來，膝蓋骨往上提，靠近臀部，讓股骨進入髖關節。用同樣的方式甦活左腿，把能量往上拉，穿過骨盆底部，根鎖用力。
6. 保持身體側彎，不要往前或往後，將上半身盡量帶向右腿。右手盡量接近瑜伽墊的上緣，輕鬆落在右腳、右小腿或右大腿上（不要把重心放在膝蓋上，也不要過度延伸膝蓋）。你也可以在右腿旁邊放一塊瑜伽磚，把手放上去。
7. 上半身轉向側邊，臀部不要搖晃，左臂從肩膀直接連向天花板。你應該會覺得側腰和下背在伸展。
8. 慢慢將手臂收回肩窩，用能量啟動心臟周圍的肌肉。
9. 維持這個動作，深呼吸數回。結束時慢慢彎曲右膝，把上半身帶回中央，雙腳腳尖朝前。
10. 左側重複同樣的動作。

現在，在三角式裡整合心的密碼：

1. 維持三角式時，把注意力帶到雙腳下方的空間，地下六十公分處。再把注意力放到左手上方六十公分處。想像你被拴在這兩點中間。

2. 雙腿用力，脊椎伸直，雙臂也完全伸直，同時收進肩窩，啓動心臟周圍的肌肉。在手中灌入活力，直達指尖。把能量收入核心。

3. 滿懷愛意地吸一口氣，把能量從下方帶上來，穿過雙腿，進入根鎖，填滿骨盆腔。下腹收緊，靠近脊椎。肩胛骨併攏就可以按壓、揉捏心臟後方。這樣一來，在雙腿夾緊的情況下，你在身體裡創造了一個「座位」，讓神經迴路可以轉化地面拉上來的能量，收進體內的核心（這能夠有效讓大腦不要一直想要控制全局，讓愛流貫，也可以更深層地建立中樞通道，讓我們更容易察覺到有靈魂的自己）。

4. 下手的手掌（或如果你的手掌要按住瑜伽磚，就用手腕）貼緊前腿的小腿內側，讓心口朝天，同時間揉捏、按壓身體的整個核心。從身體的整個核心把愛吐出來，穿過手臂、手掌、頸子和頭頂。再次吸氣時，把愛從頭頂上方和手掌外緣吸進來，穿過頸子和手臂，吸入心臟。然後揉捏、按壓心臟和根鎖，把愛往下吐出去，穿過雙腿和腳掌，直入地底。吐氣時揉捏、按壓大腿和小腿。

5. 放鬆根鎖，重複整個循環，進行三至四次呼吸，揉捏、按壓核心，透過每次呼吸循環建立感官知覺。這會讓你開始更常在核心感覺到充滿愛的自己，更快建立溝通迴路。

整合心輪的其他瑜伽動作

除了三角式，你也可以利用以下的瑜伽動作來強化心的密碼。記得在練習時要揉捏、按壓想整合能量的身體部位，也要放鬆身體，好好想像，感覺到能量（你自己）沿著中樞通道上下移動。在練習時，有愛的感覺就會大幅增強這些動作給你的力量。

- 穿針引線（sucirandhrāsana / Thread the Needle）
- 魚式（matsyāsana / Fish）
- 仰臥脊椎扭轉（supta matsyendrāsana / Reclined Spinal Twist）

運用心的密碼，我們體現了無條件的愛，這是世上最強效的療癒配方。愛的營火可以轉化任何限制與挑戰，我們可以將愛的振動用於「檢查」讓你壓力很大或很受傷的狀況，讓挑戰帶來的能量不要卡在身體裡。所有人生難題都可以用愛解決，而你就是由愛組成的！

下一章，我們會爲這把火增添更多柴薪，透過呼吸點燃體內有靈魂的自己。氣息就是**生命力**的能量，就是靈魂。我們該開啓脈輪、喚醒各層次的意識了。

第八章
吐納密碼：生命本身的力量

「蘇醫師，是妳嗎？」

有天我走在醫院走廊上，要前往等候區探望好友，她才剛因為中風動完手術。恢復室的值班護士快步朝我走來，她的名字是南西，她的孩子曾是我的病人。

「妳還記得我嗎？」她問，「妳很多年前救了我兒子的命！」

「我當然記得啊！妳好嗎？達仁好嗎？」

「他很好，現在從軍了，壯得跟牛一樣！」南西有一對雙胞胎，達仁是她兒子。他四歲左右時，曾被診斷為「無法求生」而轉診到我這裡。達仁的雙胞胎妹妹氣色很好，他卻蒼白又虛弱，有多種過敏反應還有呼吸道問題。他的維生能力不斷下降，醫生認為他撐不了太久，不知道能做什麼，恰好南西的姊姊過去是我的病人，就推薦這對母子來找我。

我在診療過程中觀察達仁，發現他的呼吸方式「反了」。一般小孩都是先把氣吸進肚子裡，然後胸膛才會起伏；達仁的呼吸很短淺急促，只進到肺的上半部，肚皮幾乎不動。我用生物能量同步療法在他的頭部和身體施壓，也協助他呼吸。他的淤積能量一清除，呼吸方式就變了，健康馬上就有改善。達仁活過來了。第一次療程結束後，他的氣色立刻有了變化，雙唇紅潤了起來，雙頰在幾分鐘內就變得很粉嫩！回診時，我發現他持續正確地呼吸；接下來的幾週到幾個月，他的維生能力醒過來了，變成了一個調皮的孩子。很快地，雙胞胎的遊戲時間就變成他帶頭了！

我常常和病患分享達仁的故事，教他們怎麼呼吸，他們的進展和達仁一樣。我也和父親分享這些實例，把呼吸技巧整合到生物能量同步療法的基礎訓練。有了我們的研究和療效報告，受過生物能量同步療法訓練的醫生與看護便開始在療程中運用特定的呼吸法，在世界各地的病患身上都看到了卓越的成效。

過了幾年，我理解到：在核心啓動能量，是體現高頻能量體驗的基礎，我知道有意識的呼吸能更加提升高頻能量的體驗。偶爾我會感覺到身體裡某些部位不夠快活，或是這些部位沒有散發出「我的靈魂和能量就在這裡」的感覺，就會刻意把呼吸帶到這些部位，而我的直覺往往很準確，所以我開始教病患和學員不同的呼吸法，讓他們喚醒和病症相關的身體部位。

接下來的幾個月和幾年之內，我發現我們可以預防很多病症或受傷的反應，只要按順序啓動相關的身體部位，這套呼吸法可以啓動體內各層級的能量，也能夠喚醒脈輪的意識。我們的脈輪原本可能都在沉睡，因爲沒有能量協助我們覺醒。練了呼吸法之後，大家的呼吸、思維和舉止都變得更積極、更有自信且更有同理心——這都是因爲實現了更偉大的自己。他們學著用呼吸來處理身體的病症和不適之後，防禦性格就撤退了，有靈魂的自己就甦醒了！

「吐納密碼」的呼吸法就是我多年來傳授給病患和學員的同一套方法，我自己也每天靠這方法養生。這套練習法的許多招式來自傳統復健療法，用來強化脊椎並增強神經肌肉系統的療癒力，只是我透過自己體現靈魂的經驗和在診所裡累積的臨床效果，將這些療法整合在一起。如果你經常練習，這套方法可以喚醒你體內沉睡的靈魂，有靈魂的自己正在等待你的注意呢！

什麼是吐納密碼？

氣就是靈魂。氣息就是生命。氣息就是**你**！一個人若是斷了氣，靈魂、生命和你就離開了身體，我們搭乘這趟班機來人間進行的體驗就結束了。然而這並非單行道，我們其實可以趁自己在人間的時候，**爲這趟航班**灌入更多生命、更多靈魂。我們可以將更多靈魂帶入身體裡，更加充實有靈魂的自己。要這麼做，就要懂得吐納、運氣。「吐納密碼」就是在了解呼吸，進而給身體更多生命力。利用呼吸，讓更多眞實的自我進入能量場和具象的身體裡，讓能量順流，我們就能充分體現要體驗的人生。

到了這個階段，我們已經做過了很多呼吸法——利用呼吸來錨定意識、讓能量在系統內流動、學習靈魂的語言、發現並清除能量的包袱或擾動，並將愛的震動整合到能量場內。前幾章我們學會許多呼吸法，現在我們要**特別**深入加強呼吸的作用，增強對能量的理解，更清楚自己眞實的**本質**。

專心關注身體的某個部位，同時把呼吸帶過去，喚醒那個部位，並讓能量存在於那裡，活出生命力。脈輪是能量流的關鍵，會和呼吸一起創造出身體與生活裡的轉變。用這個方法能最快速地讓有靈魂的自己「建立」存在感，實現有意義的變化。記住，體內的能量不通，生命裡的能量就不通。

吐納密碼會強調脈輪。脈輪不只是能量中心，也是能量錨點，儲存了不同層級的意識。結合在一起，這就是**你**（不是那麼具象的你，而是能量組成的你）！運用呼吸法活化脈輪，你就有能力輕鬆又優雅地用**意念**創造改變，不必在故事情節和人生教訓裡被折磨好多年。當脈輪沒有被生命能量啓動，就無法發揮功能，失能的脈輪就會反映於外；當脈輪的迴路被啓動，我們就會體驗到身體、思緒和情緒都更加和諧。

海底輪啓動了以後，我們會更有歸屬感，也會感受到生命的支持，反映出幸福與平安。我們會感到身體的活力與健康，會有遠見和夢想，而且能採取行動來實踐抱負。如果海底輪還在沉睡、失衡，甚至過度刺激，我們的思緒就會失衡，會覺得自己是受害者，無法感受到支持，也無法開創人生。

吐納密碼會協助我們直接將能量吐納到每個脈輪裡，因此每個脈輪所掌管的能力和特質都會充滿能量。靠意念來運氣最棒的地方，就是**在大腦還沒有搞清楚到底發生了什麼事之前，就創造了變化**。例如，當你把氣息帶入太陽輪（掌握個人力量的位置），然後讓能量在體內流動，你就會感受到自己有更多力量，行爲也會有更多力量，即使你（的大腦）可能沒有意識到自己已經獲得了更強大的力量或自尊。你會實踐你的理想，因爲你已經在能量層級上改變了。

有意識的呼吸能整合一切。這表示有意識的呼吸能把物理層次的思緒、感受、感知、化學激素，與能量層次的振動和迴路結合在一起，這是我們手上最強效的轉化工具，比只做靜心更有價値。當我們選擇把呼吸帶到某個脈輪或身體部位裡，就是決定要在那裡創造改變，並且讓有靈魂的自己上線。我們決定要把靈魂和細微的能量透過呼吸帶入身體能量，讓靈魂成形，將自己塑造成潛力更強大的模樣。

七十二歲的派特學了這套呼吸法之後，這輩子才首度把呼吸深深帶入核心本質。同時，她終於能夠接納並寬恕童年時期受虐所造成的情緒傷痛。這套呼吸法也能幫助你。

吐納密碼的重點在於**實現**——靠呼吸把你的夢想、欲望、願景帶來這個世界。因此我又稱吐納密碼爲「實現密碼」。這套練習要提醒我們：外在生活反映了我們內在世界的能量有沒有整合、啓動、覺醒、流通。內在世界的能量若沒有整合，我們於外在世界所實現的目標可能就不會長久或無法持續。**內在若沒有整合，就要花很多能量去創造，還要花更多能量去延續**。

防禦性格和有靈魂的自己都**能夠**實現目標，但兩者所實現的目標感覺很不同，因爲防禦性格靠不安全感和恐懼實現目標。爲了贏，別人必須輸。我們可能要犧牲健康才能得到成功的事業，或犧牲感情才能獲得認同——在這些情況下，我們或許能「成功」，但失去了親密關係或健康。

若想有成就又要圓滿，一定要先整合內在。若我們學會整合能量，打從心底活出有靈魂的自己，不但能用更少的時間獲得更多成就，實現欲望時還能皆大歡喜，因爲宇宙無比豐盛，我們不必搶奪別人或犧牲自己才能創造想要的人生。整合內在之後，實現目標時就能創造出**永續**的結果。我們會逐漸被至善至美吸引，我們的欲望也會更符合我們的靈魂，就能自然實現。

我們愈能運用能量流喚醒脈輪，逐一整合，大腦就愈能感覺到我們的眞相。我們的行爲會反映自己的眞實本質，我們眞正的人生使命就會出現並開始推動。當我們建立好迴路，能夠支持更強大的能量流，就不會把挑戰看成是問題，也不會覺得生活中的挫折是衝著自己來的，然後拚命編造故事情節。我們會順著能量，在能量淤積之前就先化解掉。我們會把生命中發生的一切都視爲覺醒的過程，把生命中的經驗教訓視爲**指引**，讓我們知道哪裡需要灌注愛、光、氣息，並建立迴路。

這就是我的人生現在展開的方式。

我年紀愈大愈年輕

現在的我比三十年前的我更年輕。

此話不虛，一點也不誇張。以體內的能量和我的工作量來說，我更年輕了。我每週都會搭飛機，每年演講超過兩百五十場。我有團隊和公司要管理，持續編寫課程與工作坊的教案，還要在世界各地許多遙不可及的國度帶領團體課程。我每天上午六點起床，往往到午夜才休息，成天忙著開會、教學、搭飛機、寫作、訪談、訓練、治療病患、講電話。更別提我還要花時間整理行李、遛狗、維繫美好的感情。每一天、每一週都是這樣，但我永遠不覺得累。我平均每天睡六小時……然後就迫不及待要起床展開新的一天了。

我是怎麼辦到的？全都是因爲能量流。

三十年前，我的生活完全不是這麼一回事。當時我二十五歲，可沒辦法做這些事。那時候，我在診所裡工作，每天下午都必須小睡。我到了冬天就會得支氣管炎，平時就常偏頭痛、脖子痛、背痛、屁股痛、肩頸僵硬，還有揮之不去的疲倦感，身上總是有某個地方在痛。但在我的能量覺醒之後，所有疼痛都消失了。我每天的工作時數多了五小時，可是當一天結束時，我覺得能量充沛，又可以輕鬆開始工作。能量持續更新，太棒了。

能量持續更新爲我帶來最大的好處，就是我對人生和生活愈來愈充滿熱情，我擁有了察覺、信任和說實話的能力，不擔心其他人會怎麼想，也不擔心結果會不會成功。我的猶豫（也就是我的恐懼）徹底消失了，更能接受親密關係，更能表現自己的脆弱，也更願意傾聽並接收別人的意見，不必迴避也不必拒絕。我的完美主義化爲愛，我愛人生的不完美，我知道這都是美好的過程，要帶領我們走向更偉大、更有意義的結局。我以前必須要完成很多事來證明自己，現在我能欣賞我們都是凡人。因爲我的能量和資源非常豐沛，所以我也更能爲其他人服務。

我的人生願景也更開闊了。原本我覺得自己在一座城市裡的一間診所「盡一己之力」，現在我明白、也接納了我的新角色，就是要成爲將遠見帶向全世界的靈性導師。我敞開心門接受所有遭遇，讓體內的能量順流，支持我在全世界數十個國家教學。許多人越洋參加我的研討會、學習這套方法，或在莫特照護機構接受治療，因爲我讓更偉大的自己被看見，讓更偉大的自己實現目標。

回顧過去，我覺得最神奇的地方是我以前不太敢上台說話，因爲我不覺得自己有什麼重要的道理可以說，也不覺得我的想法特別到能夠影響別人。我運用本書中的練習和原則進入有靈魂的自己後，發現自己在分享的一切正是別人想聽的資訊。最深層的我知道，這其實就是我該做的事，我只是透過呼吸把生命帶入了原本就該實現的目標。

我們每個人都有能力找到人生使命——我們內心深處都知道要去做的那件事——可是我們

不允許自己有這個念頭，也不給自己足夠的支持去實現。讓我們先好好想想：你要創造的、你要完成的每一件事早就存在你心裡，只等著你去連結必要的**迴路**，讓你的欲望能見到光。

事實上，到了這一章，我希望你能眞正理解到你所有的人生經驗**就是**有靈魂的自己在試著用更有效、更出色的方式引導大腦。你一直在進步，更清楚自己有多麼偉大、堅強、能幹——你只要揉捏、按壓緊繃的地方，揉散那些能量包袱，因爲那是身體在**提醒**你可以透過本章的練習發現能量包袱，讓呼吸穿過包袱，你會因爲身體的發現而愛上這套練習！

前幾章給了我們很多工具，讓大腦注意到身體要傳達的訊息。當大腦和身體開始協同呼吸，我們眞正的命運就會從內湧出，讓我們覺得很明顯——明顯到**不**實踐都不行。人生會自然開展，不必用力推，也不必勉強，也不會像防禦性格在實現目標時耗費能量。我完全不用**費力**去安排，就一直接到邀請，讓我有機會表達我的理念，因爲我在開發體內的迴路，呼應機會所產生的振動頻率。你也做得到。

只要把呼吸帶到沉睡的地方，你可以輕鬆喚醒更偉大的自己。在這一生中，你可能會透過其他方式發現靈魂在傳遞訊息，可是藉由這套練習法，你可以**馬上**發現靈魂的訊息，然後實現目標，爲自己慶賀。

吐納密碼承諾要給你這樣劇烈的轉變。特定的呼吸法可以逐一啓動你的脈輪，用更精準、更積極的方式開啓迴路。

吐納密碼的練習

☼第一項練習：七大脈輪呼吸法

世上萬物都由能量構成，所有形體都由原子組成，原子可以再分爲次原子粒子，而次原子粒子一直在無限的空間裡移動。這個空間存在於所有粒子裡和所有粒子之間，就和形體一樣重要。事實上，這個合一的場就是人生的布景。例如，你知道目前科學研究發現植物的根是在泥土分子間的能量空間裡生長，而不是在泥土裡嗎？或者人類其實是走在能量「墊」上，而不是眞的踏在地板上？一切都是能量！爲了更健康、更有活力，我們要啓動粒子之間的無形能量，並維持能量，這些粒子構成了我們的組織，讓組織有生命。爲什麼？因爲我們就是那個無形的空間！我們就是粒子之間的靈魂。當我們有覺知地呼吸，活躍的能量就會流過身體，刻意啓動生命的每個面向，讓我們更加完整。

粒子之間的空間縮小時，身體各部位會變得比較擁擠，我們的靈魂就會更加壓縮。當我們難過或收縮時，能量包袱就會成形，導致情緒或身體出問題。爲了讓能量順流，我們要讓粒子間的空間保持開闊——你可能會說我們要給自己「足夠的空間來呼吸」！

古代東方關於調息運氣的經典，會讓身體產生特定的效果。我把這些調息運氣法融會貫通到體現靈魂的經驗裡。在部分練習中，你會打開自己，接收每個脈輪的療癒振頻或創意振頻，在細胞的層次整合到身體與大腦的頻率中。

請記住：你**就是**氣息，**靠**這副身軀活在人世間。那何不學著住進整棟房子裡？

中樞通道呼吸法：第一與第七脈輪

錨定密碼所教的中樞通道呼吸法連結了中樞通道的所有錨點，特別是讓能量穿過頂輪和根輪（海底輪）。我再簡明扼要地複習一下這項練習。記得要把氣深深吸入肚子裡，吸氣時擴大腹部，吐氣時壓縮腹部。

◆**步驟：**

1. 想像有一根垂直的通道從頭頂上方貫穿身體到脊椎末端，通往腳下的土地。
2. 從內部揉捏、按壓你的錨點：根鎖、心輪、喉輪、眼睛後方。
3. 專注於頭頂上方，吸氣，把氣帶到頭顱中央，進入喉嚨，進入心臟，讓氣抵達腹部。
4. 從腹部把氣往下吐，經過根鎖，從脊椎末端出去，直達地底。
5. 接下來，從地底深處吸氣，經過脊椎末端，進入腹部。
6. 沿著中樞通道往上吐氣，經過心臟、喉嚨、眼睛後方，從頭頂吐出去。
7. 現在，練習讓自己**成為**沿著中樞通道上下移動的氣息，你要成為搭電梯上下的那股本質。更深層的體驗會在最後這個步驟出現。

這個練習最重要的部分就是：你要有意識地跟隨氣息沿著中樞通道上下移動，不要跳過任何一個部位。練習時要**成爲**那股沿著通道移動的氣息，用想像的就好。這個練習會連結宇宙細微的高頻能量與體內踏實的具象能量，還有地球，創造出一條路徑，讓你的不同能量深刻地整合。因爲所有脈輪都在中樞通道上，這個通道就像身體的主機板，氣息會啓動開關；啓動之後，每個脈輪的微妙功能就會更輕易、更明確地展開。

船式呼吸法（彌勒佛腹式呼吸法）：第二脈輪

船式呼吸法（圖8-1）以中樞通道呼吸法爲基礎，專注於下腹部，也就是第二脈輪的位置。呼吸時，緊縮肚臍下方的肌肉與骨盆腔深處的肌肉，會把活躍的能量生命力儲存在身體裡，而不會讓能量在系統內流通。肌肉收縮會建立一個「漏斗」，就不只是通道了，這會讓能量在身體裡停留更久（更徹底地啓動組織）。

所有人做這個練習都會有收穫，特別是本我輪失衡或承受包袱的人。透過這個方式呼吸可以增強活力，喚醒第二脈輪的創造力，培養內在智慧，也就是「信任直覺」的能力。每毫秒有數十億位元的資訊在轟炸我們的能量場，這就是資訊的發源地，就在下腹部的第二脈輪。信任直覺就是信任決策力，信任我們的評估遠勝過邏輯思維。

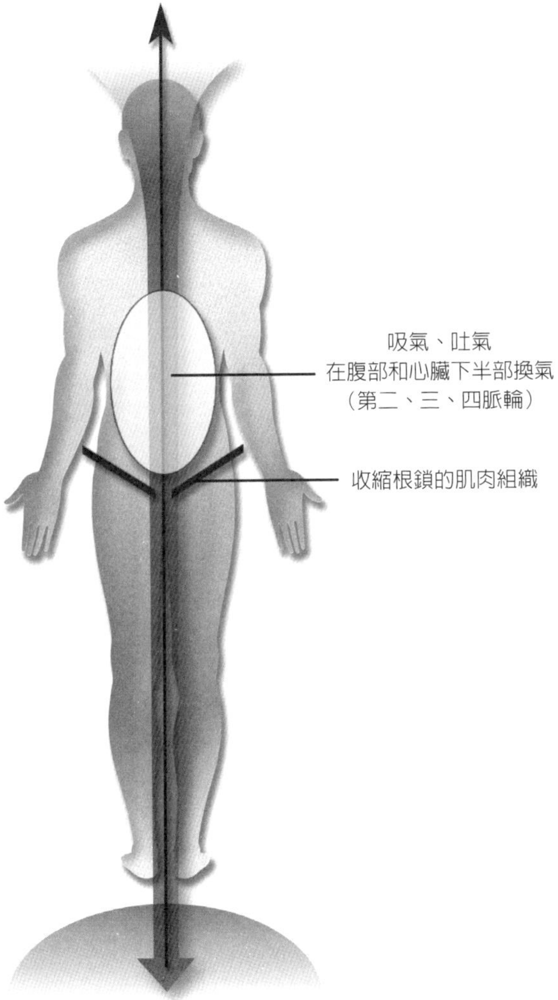

**圖8-1，船式呼吸法：第二脈輪
（彌勒佛腹式呼吸法）**

進行中樞通道呼吸法，從頭頂吸氣，穿過中樞通道，抵達肚臍下方的第二脈輪。

◆步驟：

1. 同時收縮根鎖，從內將括約肌往上提。
2. 吸氣和吐氣時，根鎖繼續用力。你可能會覺得有點難，因為你同時肚子要放開又要用力。讓兩者互動，創造出這個脈輪空間的覺知。這就是之前說過的：創造內在磨擦或阻力。
3. 加上整套中樞通道呼吸法，從頭頂上方到脊椎末端到地底，再從下往上，但根鎖要全程用力。這會整合第二脈輪的能量與中樞通道上其他位置的高頻能量。

太陽輪呼吸法：第三脈輪

太陽輪呼吸法（圖8-2）運用肌肉收縮來啓動太陽輪。這個呼吸法結合了第三脈輪，能強化自尊，讓你更果斷，得到更多力量。如果這個脈輪沒有啓動，就很難感受到自己的眞實本質——就算感受到也很難實踐。這個呼吸法，搭配其他脈輪的呼吸法，可以爲熱情之火加油，改變人生。

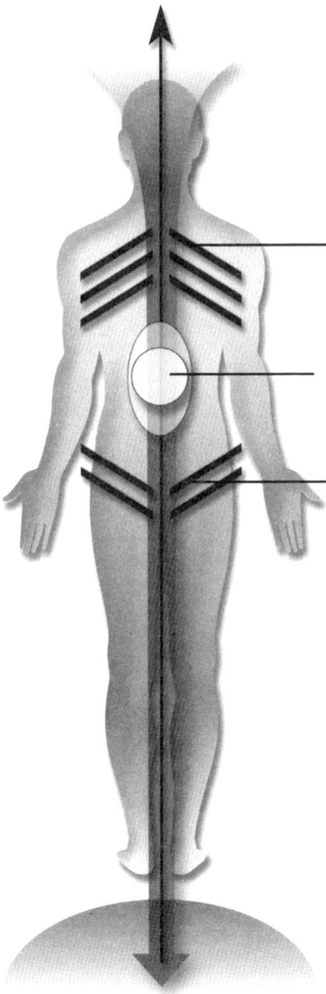

圖8-2，太陽輪呼吸法：第三脈輪

◆**步驟：**

1. 沿著中樞通道呼吸時，收縮根鎖，收縮胸腔上半部的肌肉，肩胛骨併攏往下垂。從內揉捏、按壓胸膛，好像你穩穩地「捧著」心口，或者從胸膛內部擁抱自己。
2. 呼吸時帶到肚臍上方、肋骨下方（這個位置若是被擊中會立刻昏過去）。從這個區域呼吸的方式，我稱為「棒球與葡萄柚呼吸法」。
3. 吸氣時，把上腹部的這個位置往外推，鼓得像葡萄柚一樣大；吐氣時，要縮成和棒球一樣。
4. 練習棒球與葡萄柚呼吸法，然後同時做中樞通道呼吸法。從頭頂上方吸氣，讓太陽輪區域的「棒球」膨脹成「葡萄柚」，然後吐氣到地底，讓「葡萄柚」縮回「棒球」。
5. 再反過來，從地底下吸氣，穿過身體，從頭頂吐出去，吸氣時太陽輪像「葡萄柚」，吐氣時像「棒球」。

和諧一心呼吸法：第四脈輪

和諧一心呼吸法（圖8-3）著重於拓展心輪，也就是第四脈輪，啓動愛的能量與心的動能，同時將意識錨定於有靈魂的自己。這個呼吸法也會協助你化解衝突、接收愛，立刻邀請更多的喜悅與安寧進入生命中。

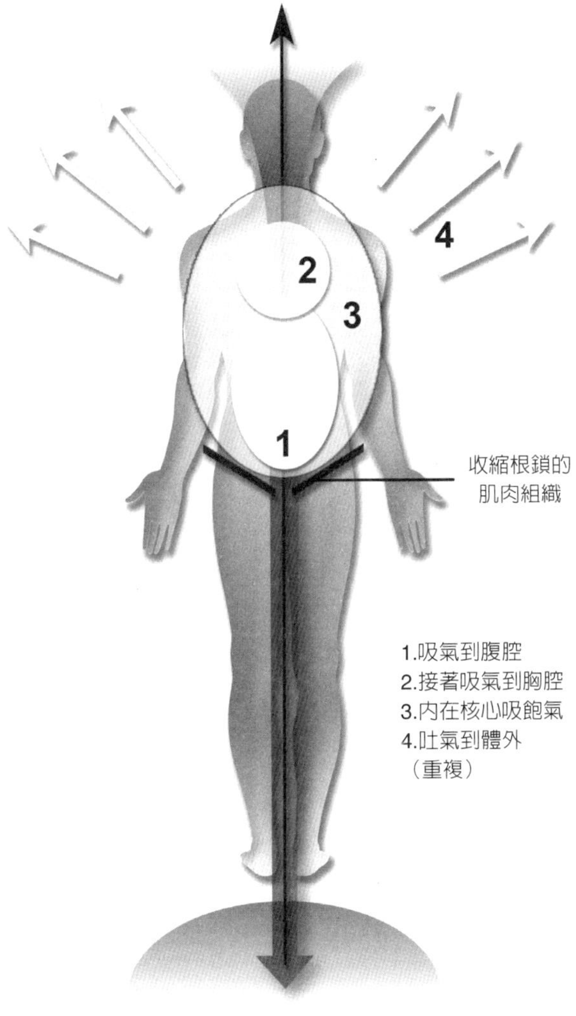

圖8-3，和諧一心呼吸法：第四脈輪

◆**步驟：**

1. 先從船式呼吸法開始，讓下腹部吸滿氣。
2. 繼續吸氣到肚子裡，直到胸口中間（心的位置）也吸滿氣，胸腔往上提，最後填滿上肺部的氣管。
3. 隨著呼吸讓能量超越身體，想像呼吸流出身體，往外擴散。
4. 吐氣時，胸口和上肺部先消氣，然後吐掉胸膛的氣，再吐掉腹部的氣。
5. 吐氣到最後，將肚臍往內縮往上提，好像要碰到脊椎。把氣完全吐乾淨，肺裡的最後一口氣都不剩。如此能重新設定你神經系統的戰或逃反應。
6. 反覆練習六至八次，配合中樞通道呼吸法一起做，從你站著或坐著的位置底下把氣吸到肚子裡，從頭頂吐氣，再反過來從頭頂上方吸氣，吐到地底。

實現呼吸法：第五脈輪

實現呼吸法（圖8-4）會啓動喉輪，也就是眞相的位置。這裡的意識甦醒之後，我們可以更眞誠、更坦率地聽和說。我們會專注於實現最偉大的眞相，不只是我們個人的眞相或防禦性格的觀點或意見。這會讓生命優雅展開，因爲我們坦率、自由且符合宇宙的法則。

運用這套呼吸法來協助你，讓世界認識眞實的你，實現你的目標，並且透過有靈魂的自己來採取行動，揚棄防禦性格。

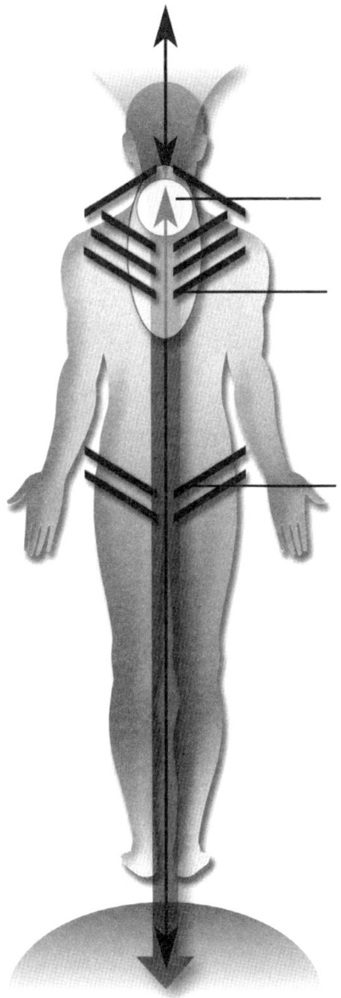

圖8-4，實現呼吸法：第五脈輪

◆步驟：

1. 根鎖定位，先做太陽輪呼吸法——揉捏、按壓你的腹部，肩胛骨收緊往下帶，胸腔肌肉用力。讓呼吸填滿腹部和心口。
2. 下巴保持水平，帶向頸子後方。想像下巴「鎖在」那個位置，每次吸氣和吐氣都要集中在這裡。核心其他地方的肌肉都要收縮，只讓喉嚨放鬆。
3. 從頭頂上方吸氣，用意念帶到喉嚨。從喉嚨下方沿著中樞通道吐氣，讓氣息入地。再從地底吸氣，經過身體到喉嚨，從頭頂吐氣。讓喉嚨成為呼吸交換的樞紐，但是要確定你感覺得到氣息（那就是你）沿著中樞通道上下，就像溫暖的、液態的光。

視線呼吸法：第六脈輪

視線呼吸法（圖8-5）會啓動上腦中心和第三眼，協助你更準確地察覺處境，並看透防禦性格的面紗，直視有靈魂的自己，看到眞相。這套呼吸法會培養出更澄澈清晰的思想與內在覺知，讓你讀懂身體透露的微妙能量訊息。若要獲得最佳效果，可配合本章其他呼吸法，穩定第三眼以下的中樞通道。

在這個練習中，先暫時不做中樞通道呼吸法，我們要想像從額頭前方的焦點吸氣，經過大腦中央，從後腦勺吐氣。在做這個練習時中樞通道的錨點都要用力，尤其是根鎖。閉起眼睛，眼球向上轉，感受到這個錨點在用力。專心注意這個區域，但身體要放鬆，

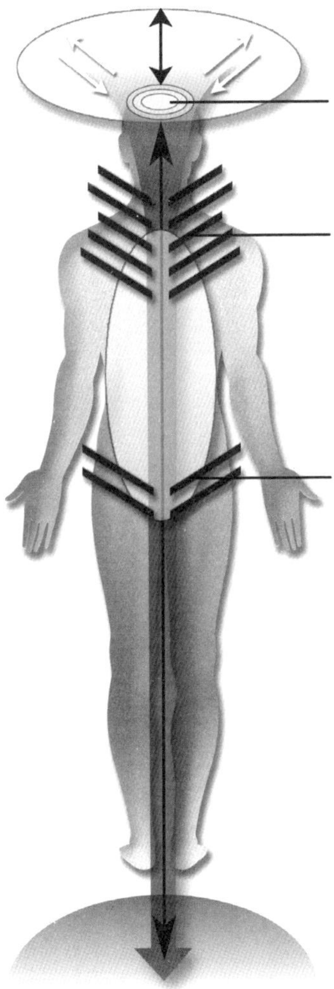

圖8-5，視線呼吸法：第六脈輪

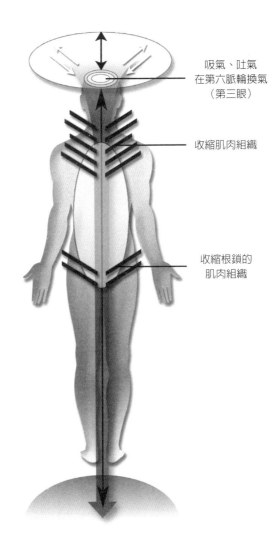

如果注意力飄散了，就再用力一次。

◆**步驟：**

1. 察覺自己從額頭前方吸氣，經過大腦中央，雙眼後方的錨點。想像你感覺到氣息填滿了大腦所有細胞間的空隙，啓動腦細胞、滋養腦細胞。
2. 從後腦勺吐氣。氣從多遠的地方吸進來，就要吐多遠。
3. 現在反過來，從後腦勺吸氣。
4. 把氣吐到額頭前方的焦點。
5. 重複數回，然後每次換氣時要將這個動作連結到垂直的中樞通道。從頭頂上方吸氣，進入大腦中央的錨點，再一路沿著中樞通道往下吐氣到地底。

☼第二項練習：一千根小吸管呼吸法

我們其實就是由上千條能量的小通道所組成，這些小通道梵文稱爲**「脈」**，大條的稱爲「經絡」，就存在我們身體裡。「一千根小吸管呼吸法」（圖8-6）會讓我們將意識帶到不同的經脈，更加甦活我們的系統。若要療癒傷害或長期疼痛，這套呼吸法就是康復的基礎，我們會把「空間」吸進肌肉和結締組織裡，也會喚醒中樞通道上的組織和身體較外層的組織

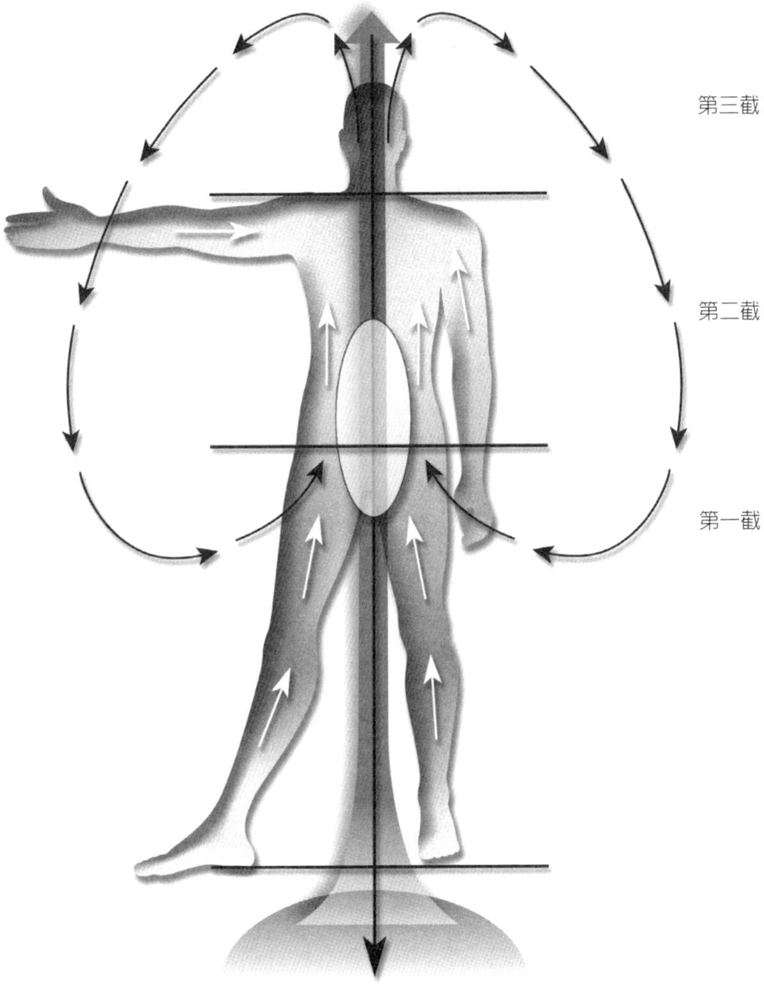

圖8-6，一千根小吸管呼吸法

（包括四肢），可以幫助你發揮天賦、才華和人生使命，因爲這會清除情緒包袱，讓你覺醒，感受到振動與眞相，讓你獲得過去沒有的能力。這套呼吸法有整合能量的強效。

首先，你要先想像身體分成三截，如圖8-6所示：

第一截：從雙腳到髖部上緣。

第二截：從髖部上緣到肩膀，包括雙臂。

第三截：從肩膀上方到頭頂。

◆**步驟：**

1. 先收縮第一截的所有肌肉（從雙腳到髖部上緣）。
2. 吸氣往上穿過這個區域，從腳掌下方開始，好像你的能量體有一千根小吸管，你要用這些吸管把濃稠的奶昔一公分、一公分地吸上來。
3. 身體內部繼續收縮，用力吸氣。到了第二截，吐氣，**但不要放鬆肌肉**，連第二截的肌肉（從髖部上緣到肩膀和手臂）都要繼續用力。再吸氣時，把能量一公分、一公分地往上提，穿過身體，提到肩膀上方。
4. 把氣吐到肩頸的位置，但**不要放鬆**肩頸以下的肌肉。
5. 接下來，加上第三截（從肩膀上方到頭部，包括頸、臉、口、頭皮）。吸氣時，透過這個部位的小吸管一公分、一公分地把能量帶到頭頂。

6. 憋氣一秒鐘，然後從頭頂吐氣，身體的肌肉都不能放鬆。
7. 感受能量如湧泉噴出，再沿著身體外圍往下流，然後，全身放鬆！想想第三章介紹過的人形環狀圖和三維能量。
8. 深吸氣，吐氣，放鬆地發出「啊——」的聲音。感受到新能量從頭頂灌入體內，好像你就站在瀑布下。**讓身體感覺很舒服**。你的系統獲得能量補充了。
9. 重複練習兩、三回。
10. 最後同時收縮全身肌肉，從頭頂吸氣，穿過全身吐到地底。

這是一套比較進階的呼吸法，最好在能量七密碼工作坊中看教練示範或是看線上示範影片（請見drsuemorter.com/energycodesbook）。因爲有強大的療效，所以我希望大家透過書本也能學會。熟練之後，你就掌握了強大的工具，可以清除體內細微能量流的擾動——讓你的能量流看起來就和人形環狀圖一樣。請試試，你會愈來愈熟練。

你也可以結合「一千根小吸管呼吸法」與本章的其他練習來療癒創傷與慢性疼痛，你一定會愛上這方法帶來的效果！

第三項練習：蕨葉呼吸法

蕨葉呼吸法（圖8-7）整合了脊椎裡的能量細流，能讓我們努力創造的變化持續得更久。這套呼吸法會建立細小的神經迴路，剛開始聽起來可能很複雜，但熟練後會愈來愈簡單自然。

想像一株捲起的蕨葉，觀察它是怎麼緊密地捲成圈。現在想像這個圈緩緩展開，曲線逐漸伸直，蕨葉最後完全開展。這就是我們接下來要做的事：先捲起來，再慢慢打開身體，一邊做一邊深呼吸。

進行蕨葉呼吸法時，能量系統中有一個地方要用力——就在腹壁後方，根鎖上方，脊椎末端，薦骨正面。不少東方的練習將這個位置稱為**「丹田」**。丹田用力，每次吸氣時，逐漸打開身體，並將丹田往上提。我們要一節一節

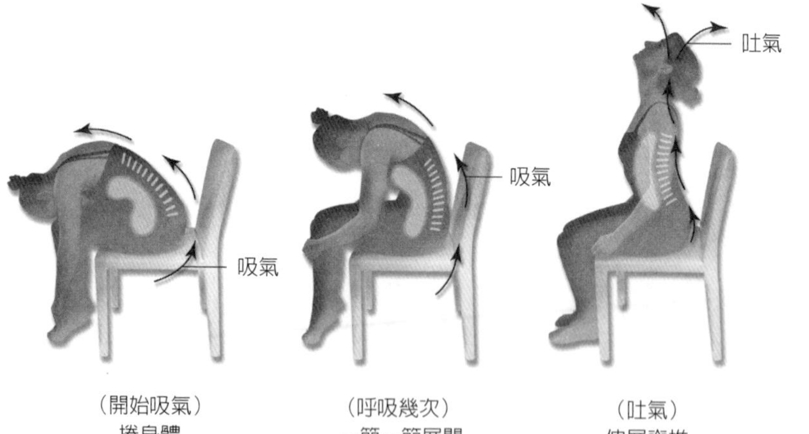

圖8-7，蕨葉呼吸法

打開脊椎骨，打開的過程中，每一節都會輪流成爲身體曲線的頂點。

◆ **步驟：**

1. 坐在椅子上，或在地上鋪瑜伽墊後，盤腿坐在墊子上。
2. 收縮根鎖，找到丹田的位置（即腹壁後方，根鎖上方，薦骨前方的空間）。想像一個小光球，進行以下幾個步驟時，讓光球沿著中樞通道往上。
3. 吸氣，讓下顎抵住胸口。繼續吐氣，將胸口往下捲，靠近腹部，再往內收，讓胸口靠近大腿。整個人捲起來，就像收合的蕨葉。在身體不會痛的情況下，盡量往內捲，一直吐氣直到肺臟裡完全沒有空氣。想像你的脊椎就像蕨葉一樣彎曲成完美的螺旋，不是只把脊椎底部凹起來而已。
4. 吸氣，雙手貼著大腿上方。把脊椎往後推，遠離雙手，一節一節慢慢把身體往上頂。在完全坐直之前，下顎都要抵著胸口，軀幹都伸直了以後才展開頸椎。伸展頸椎時，想像自己一節一節地伸展頸椎，最後到了頭顱下方。（注意：在脊椎逐漸開展、伸直的過程中，都要吸氣，剛開始可能需要吸兩、三口；如果你需要吐氣，就維持姿勢吐氣，吸了氣以後再繼續伸展。）
5. 接下來，讓鼻尖朝向天花板，雙眼同時往上轉，讓氣息從額頭中央和頭頂呼出去。
6. 以同樣的姿勢吸氣，然後吐氣，再開始捲起來，身體往下捲時要把氣吐乾淨，最後全身捲起，下顎抵著胸口，胸口往下靠近腹部。讓額頭和頭頂朝向地板。和開展時一樣，你可能會需要好幾口氣，如果你得吸氣，那就暫停動作，深吸氣之後，從這個姿勢繼續往下捲，一邊捲一邊吐氣。

7. 重複兩、三回。

這個練習中最重要的就是要讓意識集中於每一節脊椎，能量才能沿著整條脊椎充分整合。這個練習可以結合其他呼吸法一起做（如七個脈輪各自的呼吸法和一千根小吸管呼吸法），即可大幅提升整合效果。當你愈來愈熟練這些呼吸法，很清楚所有該注意的細節，就會真正感覺和察覺到身體裡不同的能量結合在一起。當你能感覺到你的眞實自我就是體內的能量，便能掌握並主導能量的流動；當你可以左右體內的能量，就能左右人生中的能量，很快改變你的處境，邁向夢想中的奇幻人生。你不只能療癒自己，還能開創人生。

不急，我們現在就可以發揮療癒力！

第四項練習：療癒呼吸法

身體會痛苦（更準確地說，是身體失能或持續缺乏自癒能力），是因爲那個部位能量流不足。能量包袱會造成過多的能量堆積，就像河道淤塞，就會產生疼痛。若要讓能量順流、

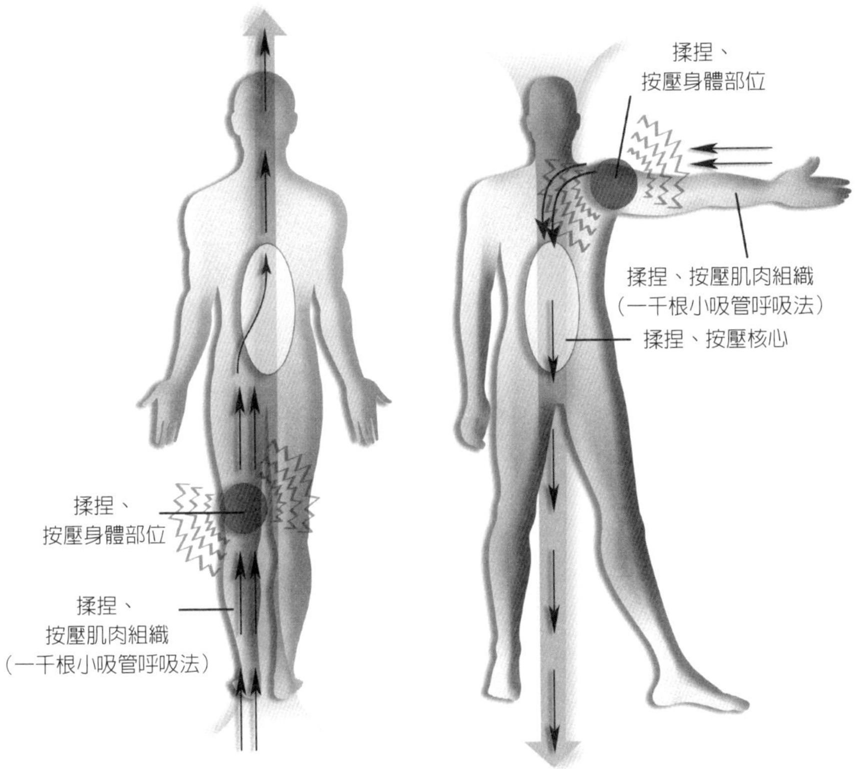
揉捏、
按壓身體部位
揉捏、
按壓肌肉組織
（一千根小吸管呼吸法）
揉捏、
按壓身體部位
揉捏、按壓肌肉組織
（一千根小吸管呼吸法）
揉捏、按壓核心

圖8-8，療癒呼吸法

重獲健康，就要讓能量穿過淤積處，讓停滯的能量流通，再度整合到系統中。

如果身體有個部位很虛弱，這表示體內流過那個部位的能量不足，就像河道被堵住以後，水流就變細了。要加強那裡的能量流，就要把意識和注意力帶過去，透過呼吸灌注能量，疏通淤塞。療癒呼吸法（圖8-8）可以將能量導到較虛弱的部位，讓身體恢復功能。

◆**步驟：**

1. 揉捏、按壓疼痛的部位。不要只是機械式地按壓，可想像自己從體內擁抱這個部位，讓意識碰觸到這個部位，並表示：「我在聽。我不會忽略你了。我在擁抱你要告訴我的訊息，我現在知道我們要一起面對。」
2. 接下來，讓氣息穿越這個部位，進到心臟中央，然後從中樞通道的另一端吐氣。讓氣息穿越這個部位的意思是從四肢中最靠近的一肢吸氣，把呼吸帶進來。例如，如果你的膝蓋會痛，你要先用「一千根小吸管呼吸法」揉捏、按壓膝蓋，然後透過想像，從腳底吸氣把能量從地底帶上來，穿過腳掌、小腿，抵達膝蓋；然後穿過膝蓋，經過臀部、腹部，一路往上直達心臟。接下來吐氣，經過喉嚨、大腦、頭頂。如果是髖部疼痛或失能，你的起點也是腳底。如果健康問題是在肩膀，那就從手部或頭頂吸氣，看哪邊比較相關。不管你從哪裡吸氣，都要吸到心臟，然後從中樞通道的另一端吐氣。
3. 當你讓呼吸穿過有狀況的部位時，要沿途從內揉捏、按壓肌肉。在呼吸時要同時揉捏並伸展肌肉。這會讓能量直接穿過組織，喚醒能量迴路，所以要吐納、伸展、揉捏。

4. 接下來逆向，從中樞通道的新端點吸氣，經過心臟，吐氣時穿過有狀況的部位，再從原本的起點把氣呼出去。氣息經過時，沿途的肌肉都要用力收縮並延展。

這套療癒呼吸法可用於所有疼痛、緊繃或經常有狀況的身體部位。剛剛我已經提供了幾個常見的例子，讓你知道如何修復這些部位。若需要影片示範，請至drsuemorter.com/energycodesbook。

這些不同脈輪的呼吸法也可以修復心理或情緒的創傷，可能是來自身體、精神、情緒或性虐待。「讓身體來處理」對我特別有用，根據不同的脈輪表現來進行特定的呼吸法也很有用。此外，我建議你在做這項練習時，特別留意並感受你的心是不是有一股深刻又緊密的連結（如果你覺得很難，可以溫習心的密碼）。我和我的患者分享這個建議之後，他們的情緒張力減退了，人生觀改變了，而且都能完成量子翻轉。我很清楚這也能幫助你。

吐納密碼對應的脈輪：喉輪

吐納密碼對應到第五脈輪，即喉輪，就在心臟和喉頭的中間、頸部底座的位置。梵文的

表8-9，吐納密碼對應喉輪

名稱	第五脈輪、喉輪
位置	心口和喉頭中間，就在頸子底部的中央
顏色	藍色
音符	G
影響的身體部位	口、喉、雙耳、頸、聲音、肺、胸、下顎、氣管、後頸、手臂、甲狀腺和副甲狀腺
覺醒模式背面的症狀	完美主義、無法表達情緒、創意受阻、喉嚨痛、甲狀腺問題、脖子痛、耳鳴、氣喘
覺醒模式正面的特點	擅長溝通、容易靜心、有藝術靈感、懂得傾聽。「我能透過愛和關懷聽到並說出真相」「我在這裡充分體現自己」「我的人生反映了我的內在世界」。
練習	·七大脈輪呼吸法 —中樞通道呼吸法：第一與第七脈輪 —船式呼吸法（彌勒佛腹式呼吸法）：第二脈輪 —太陽輪呼吸法：第三脈輪 —和諧一心呼吸法：第四脈輪 —實現呼吸法：第五脈輪 —視線呼吸法：第六脈輪 ·一千根小吸管呼吸法 ·蕨葉呼吸法 ·療癒呼吸法
呼吸法	實現呼吸法
整合喉輪的瑜伽動作	·眼鏡蛇式 ·鋤式 ·橋式 ·唱誦

意思是「特別純淨」。喉輪不只掌管我們的聲音和呼吸，若讓脈輪發揮作用，也可以實現我們眞正的道路，因爲有靈魂的自己就是靠脈輪代言的。喉輪會和外在世界互動，表達我們眞實的創意本質。喉輪也和想像力有關。要成爲人生的創造者，我們經常要冒險採取一些行動，即便沒有證據能證明這些行動會不會有結果、夠不夠安全，而當我們有意識地呼吸，喚醒喉輪，就會感覺到自己逐漸獲得引導與啓發。

【表8-9】整理了喉輪的特質。請注意喉輪的能量特質反映到哪些身體部位。

在整合喉輪時，完美主義、創意受阻和說不出我們內心的眞相、無法分享眞實的想法等現象都會獲得改善。我們會感受到充分連結與自由。常見的效果還包括：溝通更順暢、更容易靜心、藝術表現更豐沛；甲狀腺問題、喉嚨痛、耳鳴、氣喘等健康問題也會在喉輪平衡後改善。

除了本章介紹的呼吸法，下列瑜伽動作也能幫你啓動並整合喉輪，促進能量順流。

吐納密碼的瑜伽動作

☼ 眼鏡蛇式

雖然眼鏡蛇式（bhujaṅgāsana / Cobra）也可用於其他脈輪（最知名的是心輪），而且能夠改善喉輪的瑜伽動作也很多，但我在這裡選擇眼鏡蛇式，是因爲這個動作很簡單，每個人都做得到。此外，眼鏡蛇式會沿著中樞通道的正面開啓溝通與覺知的線路。

◆ **步驟：**

1. 趴在瑜伽墊或毯子上。如果可以，把腿併攏，大拇趾靠在一起。如果會不舒服，雙腿距離不要超過臀部的寬度。
2. 額頭貼在地上，把雙手直接帶到肩膀下方，指頭朝前。
3. 手掌貼地。腳背貼地，啓動雙腿。啓動根鎖，把胃部和下腹部往上提、往內縮。
4. 下巴微向內縮，讓頭和心口離地愈遠愈好，雙腿和腳背繼續貼地。你的背會呈曲線。肩胛骨往下帶，不要聳肩，不要讓肩膀靠近耳朵。
5. 下巴往上抬，對到天花板與牆壁相接之處，露出喉嚨。不要只是把頭往後仰，要延伸頸椎並用力。

6. 從這裡吸氣和吐氣，感覺到呼吸沿著中樞通道上下移動。
7. 結束時緩緩收下顎，讓胸口和頭貼回地板。雙臂往前伸到頭頂或往兩側延伸，頭轉向側面。深呼吸，身體放鬆。然後進行下一個練習。

現在，將吐納密碼與身體覺醒瑜伽練習一起整合到眼鏡蛇式中：

1. 趴在地上，雙手放在肩膀下方，雙腿併攏，大腿內側和雙膝一起用力往外推。
2. 腳背貼地，想像趴著的位置下方六十公分處有能量庫。
3. 根鎖用力，腹部貼地，同時吸氣，從腳底之外把能量沿著中樞通道的正面往上拉近核心。感覺到你就在這個開闊的腹部空間裡。肩胛骨用力靠近，往下垂，吸氣時把心臟和胸腔拉到肩膀前方，打開喉嚨。
4. 眼球往上轉，感覺到張力，吐氣時穿過那個空間，從頭頂呼氣出去。
5. 吸下一口氣時，從頭頂上方六十公分處吸氣，吸進大腦中央，經過喉嚨和胸口，沿著身體正面往下到腹部，讓腹腔貼地。
6. 吐氣時，根鎖用力，然後從脊椎末端、雙腿、雙腳吐氣，雙腿持續用力，就像「一千根小吸管呼吸法」一樣，腳背貼地。感覺到做眼鏡蛇式時全身連成一直線。

整合喉輪的其他瑜伽動作

除了眼鏡蛇式，你還可以利用以下動作來強化吐納密碼的練習。揉捏、按壓你想著的部位會很有用，但是做這些動作時放鬆也很有效。盡量在做這些動作時融入吐納密碼的練習。

- 鋤式（halāsana / Plow）
- 橋式（setu bandhāsana / Bridge）
- 唱誦（Oṁ, Ma, Ha）

吐納密碼透過有意識的呼吸啟動能量流，並把能量流帶入每一個脈輪，讓我們能更充分地體現有靈魂的自己，實現欲望與真實的道路，療癒生活中的所有面向。接下來，「荷爾蒙密碼」會提供另一個關鍵提示，讓我們理解怎麼體現有靈魂的自己，並讓我們創造適合的條件，讓身體能夠配合。健康和活力在下一章等著你！

第九章
人體化學密碼：體現靈魂的煉金術

二十年前，約翰走進我的診所時，病歷厚到根本搬不動。其中一部分厚達二十五公分，全都是檢查報告、診斷結果、掃描影像、診療方式、血檢結果、骨科和神經科的意見，以及各種病症的描述：關節炎、痛風、糖尿病、潰瘍、潰瘍性結腸炎、慢性頭痛、頸部疼痛、背部疼痛、膝蓋疼痛、甲狀腺和腎上腺疲勞、濕疹、牛皮癬、胃食道逆流等。「他們宣告我活不過一年，」他聲音顫抖著說，「我聽說妳用神奇的方式幫助了很多這類病人。」

他語氣謙和，又深受病苦，我能感受他的難過。「請坐，」我說，「來看看我們會有什麼發現。」

我們討論了幾分鐘，翻閱報告，我發現他時不時把手伸進口袋，拿一點東西放進嘴裡。我原本以為他是要控制血糖，所以一直吃堅果，可是他的動作太頻繁了，不可能是血糖管理。

我只好開口問。「約翰，你在吃什麼？是零食嗎？」

「哦，這個嗎？不是，這是鹽。我愛鹽巴……就是嘴饞！」

「所以你每一、兩分鐘就吞**鹽巴**？」我問。

「對。我買量販包，每天早上倒一點到口袋裡，時不時抓一點來吃。」

我馬上明白他到底怎麼了。他的問題沒有太空科學那麼深奧——他有鹽癮！鹽有毒素，會造成身體脫水，還會過度刺激他的系統，造成高血壓和身體過酸。他還對其他刺激物上癮：糖、汽水、尼古丁、咖啡因，不一而足！

接下來幾週，我們透過自然的方式處理他體內的激素，利用生物能量療法清除潛意識的包袱，解除他必須持續刺激身體的癮頭。幾個月內，約翰大部分的症狀都好了。剩下的症狀都很容易控制，再花幾個月就消除了。

七年後，約翰幸福愉快地走進我的診所，我正好經過掛號台。我已經好多年沒見到他了。他搬到佛羅里達，那時回來看孩子。他特地來謝謝我，給我看孫子的照片時透露出他人生美滿。

「想來點零食嗎？」我故意問。

「才不要！我現在狀況好得很，一點都不想要破壞。」他說。

什麼是人體化學密碼？

多年前，立普頓醫師在出版《信念的力量：新生物學給我們的啓示》之前，在研討會中聽到了我和父親、哥哥一起發表的簡報，介紹如何運用生物能量學進行自然療癒。表觀遺傳學是個全新的科學領域，立普頓醫師發表了具突破性的表觀遺傳學研究發現。簡單來說，表觀遺傳學研究基因表現，了解基因在哪些情況下會有特定的行動，或者生活方式、年齡、疾病或思維如何影響基因。人類向來很想了解自己與生俱來就能影響或療癒身體的能力，而表觀遺傳學提供了一些答案。

對我來說，或許最精采的發現在於身體內每個細胞的表面都有天線或接收器，會告訴基因如何根據外在環境所傳來的能量或化學訊息來反映。不管我們的基因如何構成，或者DNA如何排序，或者我們從父母或祖父母身上繼承了哪些素質，細胞會根據細胞表面接收器從環境所接收到的「資訊」來行動。最棒的是，我們能大幅控制這些「訊息」，還有我們要爲細胞創造什麼樣的環境，因此我們可以**有意識**且**刻意**地告訴基因要如何行動。

我們的細胞和萬物一樣依賴能量來獲得資訊。這股能量在身體產生化學激素（如荷爾蒙、酵素等）時就會從抽象轉爲具象，而身體是根據能量場的資訊來產生激素。這些化學激素會創造出內在「環境」主導細胞功能，主掌人體化學。當我們的能量場有了變化，人體化學也會有變化。例如，能量場會決定甲狀腺和腎上腺要製造多少荷爾蒙，這些腺體的細胞會透過細胞表面和天線一樣的接收器「察覺」到身體的能量。

因爲內外會互相影響，我們也可以反向操作：由人體化學影響我們的能量。這表示我們的人體化學可以阻擋、也可以幫助我們體現有靈魂的自己。

這一章會教你如何創造出理想的環境，讓身體自然地冷靜、放鬆、平衡並且更有效率。當身體進入了最理想的狀態，能量場就甦醒了。我們可以重新啓動關閉的迴路，整合破碎的能量，讓身體獲得力量自我療癒、產生創意（這原本就是身體與生俱來的能力），最後活出有靈魂的自己。換句話說，當身體在最理想的狀態時，我們就能布置舞台，讓幸福人生上場。

在這個過程中，身體的酸鹼平衡很重要。

體內酸鹼値的重要性

本章一開始就先介紹約翰的故事，其實就是在描述人體化學，特別是全身體液的酸鹼平衡，這決定了細胞要活在酸性（酸鹼値偏低）或鹼性（酸鹼値偏高）的環境裡。這很重要，因爲細胞在鹼性環境裡能夠保持健康活力，並擁有自我修復的能力（胃部細胞除外）；在偏酸的環境裡則會故障或崩壞。

九五%的病症都發生在身體偏酸時，癌症是極酸狀態下最極端的結果。其他常見疾病如胃酸逆流、骨質疏鬆、高血壓、痛風、關節炎、高膽固醇、甲狀腺亢進、糖尿病和蓄積過多脂肪等，都是酸性身體環境下的症狀。可惜的是，多數人的身體都太酸了，細胞無法發揮修復能力，所以現在慢性病才會如此普遍。雖然大部分人都知道不要成天嚼鹽塊，但我們每天還是在不知不覺中破壞了身體自癒的能力。

我們的身體總是會先把能量用來求生。尿液和唾液的酸鹼值是身體系統的指標，讓身體曉得我們面臨求生的威脅（過酸）或是目前很安全（微鹼）。我們的細胞生來要漂浮在鹼性環境裡，在發揮作用的過程中產生酸性物質。身體太酸就會威脅生命！身體極酸則稱爲酸中毒，會導致心臟問題、中風、腎衰竭和重大器官衰竭。所以身體如果有其他問題，甚至是嚴重的病症，也要先恢復酸鹼平衡，才能分配療癒能量和資源去處理疾病。

因爲身體必須時常維持鹼性，而很多人的舊傷會復發，或是有慢性疾病——這表示其實他們始終沒有痊癒。例如，如果有人說背會痛，而身體過酸，如果我作爲一名醫師，只處理身體症狀的話是看不到進步的。爲什麼？因爲他們的身體把所有的療癒能量都用來中和酸鹼、避免系統失能了。背痛不會死，但酸鹼失衡會死。系統在恢復酸鹼平衡之前，會選擇將所有能量都用來管理攸關性命的問題，所以比較不要緊的細胞就得不到修復所需的資源。

過去三十多年來，我看過數千名病患因爲酸鹼失衡，持續有背痛、膝蓋受傷、頭痛、憂鬱症或焦慮症，遲遲無法恢復。當我們修復他們的體內化學平衡，讓身體多一點鹼性，系統就能轉換焦點，開始處理這些較不急迫的身體狀況了。

儘管有這麼多證據，酸鹼平衡還是個備受爭議的主題，主要是因爲有很多變數會導致檢驗結果互相衝突，例如要檢查病患的哪一種體液、病患的膳食、情緒狀態和測試期間還有哪些健康疑慮（酸鹼值測試會用唾液和尿液，因爲身體會盡量維護血液酸鹼值，甚至犧牲骨骼和肌肉裡的鹼性礦物質）。此外，酸鹼值的檢查報告和建議也飽受誤解。例如，罹患第四期癌症的病患可能會測出鹼性尿液，那是因爲細胞崩壞，而不是因爲身體維持了化學平衡。過去四十年內，我見過許多營養建議和飲食風潮，而我和父親的臨床觀察發現，攝取鹼性飲食以維持「鹼庫」（在細胞外液裡，最後會成爲肌肉與骨骼組織爲身體儲存礦物質的地方），讓身體獲得足夠的鹼性物質，能讓身體有療癒的力量。

人體化學（而不是我們的意志力或情商）最終會決定我們自癒或轉變的難易度，因爲人體化學在能量場裡和意志力或情商的影響力一樣大。事實上，身體的酸鹼值會影響到我們能不能實現人生中的欲求，因爲我們能否連結有靈魂的自己、得到靈感、獲得鼓舞、主動積極和療癒自己，這些都和酸鹼值有關。

因此我們想了解這個關鍵問題：**要如何平衡體內酸鹼值？**

很多東西都會影響人體化學。我經常想成這是一碗家常的綜合湯，裡面有很多成分，最後創造出不同的組合。這些成分有的很明顯：飲食、呼吸的空氣、攝取或吸收的化學物質等；有些成分則比較不明顯，像是意識和潛意識裡的思緒、情緒和信念。

有趣的是，大腦裡儲存潛意識的「空間」也是製造這碗**身體化學湯**的地方。許多東方傳統醫學稱這個空間爲「婆羅門之窟」「創造之窟」或「協作之窟」，一般相信這裡就是創意思維生成的位置，我們的新實相也在這裡產生。這是許多身體功能的指揮中心，所以這裡發生的事情將大幅影響體內的酸鹼值。荷爾蒙、神經傳導物質、神經突觸的反應之間如何交互影響聽起來很複雜，但你可以用以下這個簡單的方式來理解。

想像大腦中央有個小小的洞穴，地面由下丘腦細胞組成，會接收體內的資訊（也就是內在世界的訊息），並以化學激素的方式回應；若體內化學失衡，就要由這個地方來調節。現在，想像自己坐在這個小洞穴裡。如果你把腿伸直，就會碰到旁邊的腦下垂體，這個腺體會控制荷爾蒙系統。下丘腦和腦下垂體可以直接互動，前者是後者的「溝通中心」，在這裡交換資訊，理解身體需要哪些荷爾蒙、量又是多少。洞穴的牆壁由丘腦構成，它會接收五感的神經衝動，這些資訊來自**外在**世界。若往後倒，你就會碰到松果體——這個腺體的細胞有很多桿狀和錐狀細胞，就和眼球一樣。松果體和雙眼都能感光，大腦中間無法接觸到外在世界，但松果體可能可以感受到比可見光更高的頻率，例如我們的能量體頻率和有靈魂的自己（我自己就經歷過）。最後，在洞穴地面有個活門，下面就是潛意識，我們意識所否認、抗拒或切割的人生經驗都和未覺醒的自己一起藏在這裡。這些細胞和腺體的所有反應都會持續影響我們的能量和生理。

丘腦、下丘腦和松果體收集了資訊，會讓許多重要成分流進這個洞穴。洞穴不斷散播和傳送身體的化學湯，透過腦下垂體、腦脊髓液和其他神經訊息傳遞給細胞。大腦和身體的細胞就浸泡在這些湯的訊息裡，並加以回應。

這碗湯的化學性質不只決定了我們怎麼痊癒，也會決定我們何時覺醒、用什麼方式覺醒，最終明白我們就是多維度的永恆能量體——即有靈魂的自己。人體化學會讓我們完成量子翻轉。

我們先來看看有哪些成分會加進身體的化學「湯鍋」裡。

我們攝取的飲食

你可以把消化系統想成是一個燒柴的爐子，當你把柴火放進去，就會變成燃料消耗掉，副產品就是灰燼。一旦物質被身體代謝了之後，產生的副產品就是「灰燼」。我們把鹼性的副產品稱爲「鹼灰」，酸性的副產品稱爲「酸灰」。

我們攝取的飲食在消化之後會影響身體酸鹼。有些酸性物質（如咖啡）在代謝之後會產生酸性，有些鹼性物質（如蔬菜）在代謝之後會產生鹼性；還有些物質（如檸檬和柳橙）雖然是酸性物質，但代謝之後會產生鹼性，另外有些鹼性物質（如牛排）代謝之後則會產生大量酸灰。

爲了創造並維持健康的細胞環境，我們要吃大量能產生鹼灰的食物，減少會產生酸灰的食物。否則，身體就必須從鹼庫提取鹼性物質來中和食物所產生的酸灰，才不會導致消化系統過酸，腎臟和結腸的組織都被燒壞，在代謝的過程沿途造成細胞損壞、疾病等。當我們吃了許多會產生酸灰的食物，借用的鹼性物質比還回去的多。若只是偶爾爲之就不是大問題，但若長期持續攝取酸灰食物，鹼庫就會耗竭，最後身體無法緩衝。這時，系統會繼續變得愈來愈酸。在這些狀況下，原本應該要在鹼性環境裡漂浮的細胞就會逐漸損壞、崩解，疾病就產生了。

脂肪蓄積就是體內過酸的結果。因爲脂肪是鹼性的，身體會留住脂肪和體液，好中和或稀釋體內逐漸累積的酸液。身體若呈鹼性，就比較容易減重。

接下來，表觀遺傳學就上場了。長期以來，大家都以爲某些疾病（如糖尿病、心臟與循環問題和癌症）和遺傳有關。或許眞的相關，但之前說過，基因行爲並不完全和遺傳獲得的DNA素質有關，細胞生存的環境也會影響基因行爲。在很多案例中，長期攝取會產生酸灰的食物將在體內創造出酸性環境，讓疾病更容易發生。

這項發現令人振奮！原本我們以爲如果你遺傳到了好發體質，遲早會發病，但原來這些疾病是可以預防的，只要在體內創造出鹼性環境就好了。我們透過生物能量同步療法醫治病患後獲得長期的證據，顯示當一個人減少攝取讓身體變酸的食物，並增加攝取讓身體變鹼的食物時，就有更強的自癒力。只要給身體適當的協助，身體便會自動回到健康的自然狀態。

「人體化學密碼」會提供你工具來創造新的化學湯「食譜」，恢復人體化學平衡，給細胞所需的理想鹼性狀態。細胞需要鹼性狀態才能適當發揮功能，能量場和細胞表面互相傳遞訊息也需要鹼性環境，這樣細胞才能產生適當的化學物質，讓大腦詮釋資訊。在酸鹼平衡的環境裡，感官系統才能對人生有正確的回應。

鹼性食物主要爲蔬菜水果，其他食物會產生不同比例的酸灰。動物性蛋白質讓身體變酸的能力最強，第二、三名分別是乳製品和穀類。咖啡因讓身體變酸的能力也很強，糖、汽水、酒精和含人工色素與人工調味劑的加工食品也不遑多讓。另外，尼古丁和會讓人上癮的化學物質當然也會產生酸性和其他傷害身體的效果，這部分文獻相當豐富。光是靠多吃鹼性食物未必能抵消其他食物所產生的酸性。例如，一天之內吃下太多動物性蛋白質（超過三十克）所產生的酸性，不管我們吃再多蔬菜，都無法在二十四小時內中和掉。

我父親總是說：「我們的飲食要愈接近大自然的形態愈好。」不過，現在基因改良進展飛快，就連吃原型食物也不安全了。有些研究發現基因改良過的食品會影響哺乳類動物的腎臟、肝臟、心臟、脾臟和腎上腺素，我認爲這是因爲身體不認爲這些是「眞正的食物」。我和很多人一樣相信經過基改的食品因爲天然化學性質被改變了，身體比較難完整代謝，或是在代謝的過程中難度會增加，因此酸灰累積更多，身體得花更多力氣才能消化。因此，我們應該盡量吃有機食物，不要吃基因改造食品。

飲食對我們的人體化學健康很重要，但另一個因素可能有更強大的影響力：我們的思緒。

我們產生的思緒

思緒會產生化學物質。低頻思緒會產生讓身體變酸的化學物質，高頻思緒會產生讓身體變鹼的化學物質。愛的體驗在我們的系統內讓身體偏鹼的力量最強大。

承受壓力時，身體會產生化學激素（如「壓力荷爾蒙」可體松），以抵禦壓力。可體松濃度持續升高會造成體內酸性，因爲戰或逃反應會先面對我們的求生威脅，之後才處理身體要過濾、淨化和痊癒的需求。當我們感覺很愉快時，身體會產生不同的化學激素（如「快樂荷爾蒙」多巴胺），呈現出截然不同的人體化學。亞瑟．蓋頓（Arthur Guyton）在《醫用生理學教科書》（*Textbook of Medical Physiology*）中說，腦部網狀刺激系統扮演守門員的角色，會將大腦收到的刺激排序，但這個系統會受到我們的思維左右。因此，我們的內在思維可以直接影響戰或逃反應，導致體內酸鹼值無法調節。思緒的影響力強過健康飲食爲體內化學平衡帶來的好處，這表示就算我們吃下完美的鹼性飲食，身體可能還是會偏酸，因爲意識或潛意識的思維會產生低頻的情緒，如憤怒、憎恨、怨恨、悔恨，或者是造成酸性物質在體內累積過多的冠軍——多慮。沒錯，習慣動不動就煩惱或持續煩惱所產生的過多酸性，身體根本無法中和，不管吃多少鹼性食物都沒有用。

如果體內酸鹼失衡不是飲食造成的，我們可以在數週之內就把偏酸的身體調整回來。不過，我看過太多病患的唾液和尿液酸鹼值過低，顯示身體已經非常酸，但是當我請他們記錄飲食的時候，又發現他們的飲食內容近乎完美，而且已經持續了一陣子——早該影響體內酸鹼值了。碰到這種情形，接下來就要了解他們的思維模式，還有哪些思緒會帶來什麼情緒。有時候病患很清楚自己面對了難題，正在經歷壓力、恐懼、擔憂與憤怒，不過，我們往往會發現他們的意識並沒有這些負面的感受或想法，他們把精神集中於療癒、愛、寬恕，可是身體系統卻還是很酸。在這種情況下，就是潛意識裡潛藏的模式在產生酸性。要解決這種問題，我們會運用淨化密碼的練習、生物能量同步療法、生物能量同步療法解放版等工具來清除病患腦中活門下的潛意識危機，重新設定主導丘腦和下丘腦關係的「指揮中心」。

潛意識對人體化學的影響力不容小覷。身體一定要得到正確的訊息，知道危機解除，現在已經安全了，才能以放鬆的意念眞正放鬆；當我們去度假時，才能眞的恢復青春，體內的環境才能再度充滿能讓我們恢復健康的化學物質，我們也才眞的能夠自癒。

意識無法靠諒解和寬恕過去的人生經驗來調節體內酸鹼，所以我們必須要靠淨化密碼的能量練習來建立新的神經迴路，解決潛意識的擾動問題，儘管我們可能不知道潛意識有什麼狀況。人體化學密碼又增添了更強效的資源，因爲當我們讓體內酸鹼達到理想狀態時，就更能夠增加能量流，接納有靈魂的自己。

身體本來就能自行製造化學激素，如果我們能創造更多，體內的化學環境就會有穩定的力量，就能持續回饋給能量場和人體化學，讓我們能更輕鬆地在各種外在環境下安定有靈魂的自己。換句話說，我們更能夠面對壓力，不管是防禦性格或有靈魂的自己都可以！

人體化學密碼的目標就是要創造出等同於安寧、和諧、喜悅、幸福和自癒的身體化學「湯」。我們體內的化學物質愈接近幸福圓滿的狀態，那麼外在環境變遷時，維持幸福圓滿的機會就愈大。改變身體的狀態就能讓幸福圓滿更具體，讓我們更能將能量錨定於幸福圓滿的狀態中，而那才是我們應該存在的真實狀態。

芭芭拉是我的患者，她的經歷最能說明這個道理。

芭芭拉的症狀不只有膝蓋痛、背痛、手腕痛、喜怒無常、嗜睡、脹氣，還有憂鬱症、焦慮症、失眠，工作時也無法專心。她發現自己對很多事都會過度敏感，嚴重到無法參加團體活動，也無法談感情。有時她絕望到想要放棄生命。

進行鹼化後才過了十天，芭芭拉的關節疼痛就大幅改善了。三週內，她的焦慮症明顯減緩，而且能一覺到天亮了。情緒波動和專注力不足的現象也每天都有改善。「就好像我的身體裡長出了一個新的人！」她說。幾週之後，芭芭拉被開除了。她一直都對工作環境很不滿意：老闆朝令夕改，又不重視她對業績的貢獻，常常安排了會議又突然取消；她給公司的建議，老闆從來不聽。即便如此，芭芭拉從來沒想到自己會被開除——還是用電子郵件通知的。她很失落，因為那份工作是她的生計，也是她發揮才能的方式。「感謝老天，我正在進行鹼化身體的計畫；感謝老天，我學會了這套方法。這是我這輩子第一次好好面對挫折。以前，像這樣的打擊會讓我好幾個禮拜、甚至好幾個月都提不起勁。」她說。多虧了現在偏鹼而更為強大的身體，芭芭拉比過去更清楚自己在人世間的分量，她的內心深處一直都明白那份工作不適合自己，而她現在很清楚生活中的發展都是為了她好。她能量穩固，不需要靠外在肯定，她可以從內穩住自己——那是多麼偉大的心境！

人體化學密碼的練習會讓我們透過食物、思緒和情緒處理體內化學，創造出鹼性環境，讓有靈魂的自己可以發亮，身體能夠自癒，人生得以圓滿。我在書中列出了鹼灰營養飲食計畫，可幫助身體達到最理想的酸鹼值，還有許多幫你掌握思緒的練習。你很快就能平衡體內化學，如果你持續進行能量七密碼的練習更好。

我們先從營養飲食計畫開始吧。

人體化學密碼的練習

第一項練習：鹼灰營養飲食計畫

鹼灰營養飲食計畫詳細列出能創造理想酸鹼平衡與荷爾蒙平衡，讓身體自癒、細胞再生、恢復生氣的食物。鹼化身體的時間愈長，就愈年輕。

七五%至八○%的新鮮蔬果

在理想情況下，我們會生吃蔬菜水果。如果剛開始很難，就慢慢來。或許剛開始身體太酸，無法生成足夠的酵素來消化大量生食——老年人的消化系統，以及長期攝取垃圾食物、油炸食物和速食而虐待了消化系統的人都會這樣，但只要你慢慢開始，你的耐受度會愈來愈高，年紀也不會是問題。我看過九十幾歲的人在幾週或幾個月之內就因爲鹼化飲食而變得更年輕。

如果有些蔬菜水果你吃了會有不好的反應或「過敏」（例如口腔酸酸的、皮膚癢、起疹子或鼻子不舒服），那就選你能吃的，因爲這些反應其實透露出你的身體太酸，你需要你能接受的生食來鹼化身體。身體的酸鹼值升高後，你就能接受更多種類了。身體會依照供需來製造酵素，所以如果你的飲食中有些沒吃過的食物，先煮過，這樣身體比較容易接受。不過，記得保持開放，讓你的身體產生變化，未來就能吃下更多不同種類的鮮食。如果你希望身體更有活力，就要吃下更「鮮活」的食物！

食物的搭配也會影響到身體的消化能力，因爲不同的食物需要不同的酵素，而這些酵素可能會互相衝突。例如，蛋白酵素專門消化蛋白質，澱粉酵素、麥芽糖酵素、蔗糖酵素和乳糖酵素則消化碳水化合物，這兩類酵素需要的環境就不一樣。如果蛋白質搭配碳水化合物一起吃，酵素分解各種食材的效果就會比較差；如果分開吃，就能消化得比較完整。瓜類因爲水分較多，最好避開油膩的餐點，否則水分會稀釋酵素的環境，讓消化變慢，這就是爲什麼如果午餐吃了一片西瓜，你就會飽得很不舒服。同理，吃飯時最好不要喝大量的湯湯水水。

若你有關節發炎、長期鼻竇充血、過敏、肌肉疼痛和各種慢性頭痛，或唾液酸鹼值偏低，可以參考以下的指南與【表9-1】。這些飲食方式能夠幫助消化，增加鹼庫的存量。

- 蛋白質和蔬菜一起吃，別和澱粉一起吃。
- 澱粉和蔬菜一起吃，別和蛋白質一起吃。
- 水果單獨吃。
- 避免乳製品。

可提升身體酸鹼值的飲食搭配法

· 七五%至八〇%的新鮮蔬果
· 水果單獨吃
· 瓜類單獨吃
· 蛋白質配蔬菜
· 澱粉配蔬菜

別吃：
· 澱粉配蛋白質
· 一餐超過四至六樣菜
· 乳製品

表9-1，如果你的身體酸鹼值太低，就照這方法吃，直到酸鹼值上升為止

只要你的酸鹼值測出來偏低，就應該大幅減少動物性蛋白質的攝取量，直到酸鹼值升高，症狀減緩爲止。

飲食時間也會影響到身體消化不同食物的程度。中午前，身體要消化蔬菜水果最容易。若你想要鹼化飲食，中午前要少吃點油膩的蛋白質。最豐盛的一餐適合當午餐，從中午到傍晚六、七點消化能力最好，那時身體深入了**消化**模式，接下來身體就會進入**吸收**循環，一天之內吃進去的營養都會在這時候吸收到細胞結構中，幫助身體。這會持續到凌晨三點。在這段時間裡，你的系統會開始**消除**一天內所產生的毒素，丟棄不需要的消化副產品（也就是你不必儲存的東西），在你上午醒來之後，這個循環會持續到中午。最理想的狀態下，晚上七、八點以後就不要進食了。

太早醒來，通常有兩個原因：一是你可能攝取了太多有毒食物或會讓身體變酸的食物，所以系統在消化的循環中承受了不少壓力，已經過載了；第二個原因，東方傳統醫學認爲和意識的發展有關，你在消化的循環中可能比較能接收高頻能量，所以你的意識會在睡眠中升高到潛意識和細胞層。因此，若想要更進步，通常會建議斷食。我帶領過許多人進行排毒與淨化療程，協助他們減重、提升能量振動，以及治療氣喘、過敏、慢性頭痛、背痛、結腸炎、胃潰瘍、食物過敏、蕁痲疹、睡眠不足、暴躁易怒、食物成癮等問題。改善體內化學環境以後，你的系統可能會「想要」你醒來，這樣意識才能接通新的「振動頻道」，建立新的神經迴路。

表9-2，唾液酸鹼值測試：結果分析

	酸鹼值	顏色	徵兆	鹼性物質	飲食建議
	7.2-8.0	藍色到藍色	憂慮、焦慮 身體過度疲勞	有庫存	素食者可 增加米飯或 穀類
	8.0-6.4	藍色到綠色 或黃色	慢性壓力 未來會有 健康問題	尚有庫存	增加蔬菜 和糙米
	6.4-5.5	綠色到黃色	慢性壓力 未來會有 健康問題	尚有庫存	增加蔬菜 和糙米
最理想	6.8-8.0+	綠色到藍色	妥善處理壓力	庫存量充足	蔬果占四分 之三、肉類 和穀類占四 分之一
	5.5-5.5	黃色到黃色	必須立刻 做出改變	庫存沒了 或用不上	逐漸增加煮 熟的蔬菜
	5.5- 6.4/8.0	黃色到綠色 或藍色	不是最好也不是 最差的狀況	庫存還可以 但身體承受壓力	減少肉類和 乳製品，增 加蔬果
	6.2-6.8	綠色到綠色	較不理想的 身體狀況	有庫存	減少肉類和 部分水果， 增加煮熟的 蔬菜

※若需唾液酸鹼值測試的指示和建議，
請點drsuemorter.com/energycodesbook看影片。

操作說明：

· 測試唾液酸鹼值前兩小時只能喝水，禁止飲食。
· 撕下一張「1」試紙，讓唾液累積在舌下。拿試紙沾唾液，不要碰到舌頭，沾唾液的那一端也不要碰到手。
· **立刻**比較試紙的顏色，顏色在幾秒鐘之內就會有變化。把數值寫下來。
· 把半顆檸檬搾出來的汁倒入口中，整個口腔都要嘗到。
· 吞嚥四次，確定口中沒有檸檬汁後，重複用試紙沾取舌下唾液的動作，**立刻**記錄顏色和數值。
· 理想數值：第一次是6.8，第二次是8.0。

所以，如果你夜裡醒來也不要難過，別擔心自己到了早上可能沒有獲得足夠的休息。其實，你只要溫柔地進行中樞通道呼吸法，掃描身上有沒有能量特別高漲的部分，利用這個機會提升振動頻率。接下來在醒著時，追蹤、記錄你的酸鹼值（表9-2）。如果在理想的範圍內，那麼你就是在提升頻率；如果沒有，就採取必要的改變，讓身體的酸鹼值落在理想的範圍內，這樣你就可以調整到新的振動頻率，讓有靈魂的自己上線。

能量七密碼寬限值

如果你在進行這個營養計畫之後，很想吃一些會讓身體變酸的食物，不要誤以爲你意志力薄弱，其實嘴饞有更深層的原因。之前提過我們在進化過程中都會經歷「拓展再錨定、拓展再錨定」的循環，當我們開始整合能量，調整體內的化學湯，能量場可能會拓展——這表示我們的能量場有一部分可能跳到了更高的振動頻率，意識也相對擴張了。忽然間，我們可能沒辦法認出自己，因爲我們的思維頻率比平常更高。我們的心智敞開了，而我們在更深的細胞與振動層上反而不熟悉自己了。

這時候，潛意識會開始想辦法讓我們連結上熟悉的頻率，感覺更踏實一點。結果我們就會想念「慰藉型食物」，以降低振動頻率，身心就會更自在。這些「錨定靈魂的食物」通常是比較有分量的食物，像是肉品或乳製品、脂肪含量高的食物（如冰淇淋和油炸品），以及刺激性高的食物（像是糖和澱粉）。這些食物不但能量比較沉重，也會讓身體變酸，而酸性會讓能量的振動頻率降低（儘管糖會讓我們亢奮，好像有擴張的效果，但只是暫時的。吃糖的長期副作用是細胞活動增加，導致酸性，產生酸灰，讓振動頻率下降）。

以上的解釋只想讓你知道會有這些口腹之欲很**正常**。如果你允許自己在特定時刻滿足口腹之欲，不但能斷了嘴饞的念頭，還能讓能量錨定，整合能量場拓展以後的新能量。所以，有意識地寵自己其實可以協助你在整合能量的過程中往前進。不過，你應該有注意到我說的是**「有意識」**！如果我們無意識地寵溺自己，往往會發生兩件事：脫軌或退步。如果我們沒有自覺地享受口腹之欲，可能會覺得自己「半途而廢」而責備自己。我們會怪自己太軟弱、缺乏意志力和紀律、不夠自愛，這種自我批評會把我們丟回防禦性格，浪費更多時間和精力，讓我們失去動能和速度。如果我們能換個方式，更意識到怎麼解釋身體的經歷，就不會自責，這才是往前進的關鍵。

無意識地沉迷於口腹之欲太久，也會讓我們退步。我們可能會在情緒上投降，以爲自己永遠都沒辦法吃正確的飲食、好好照顧自己。因此，你要有警覺心，知道自己可以寬限多久。身體有三日、**七日**和二十一日的循環，如果你連續三天以上都很想破戒，那就要提醒自己第七天就是最後一天，這七天之內都要用能量七密碼來安定能量。你不會想要進入二十一日的循環，這很重要，因爲很多研究都證實了二十一天就能養成固定習慣，如果你花了二十一天建立酸性飲食的習慣，要戒除就更難了。

理想中，當你覺得需要食物的慰藉時，就放肆一下——但只能一下下，在你能控制的範圍內。你只要更深入練習呼吸，還有我們推薦的瑜伽動作與能量七密碼的其他練習，就會感覺更踏實。平衡之後，會讓你習慣從眞正能持續帶來慰藉的境地獲得安慰：有靈魂的自己。長期來說，外在所提供的慰藉（不管是食物或其他種安慰）都只有暫時的效果，無法持續。

第二項練習：有意識的運動

要建立正向人體化學並創造合適環境，讓有靈魂的自己安居，還有另一個方法，就是透過刻意而有意識的身體運動。

通常大家在做運動時，並沒有完全將意念集中於體內。很多人在跑步機或重訓時會聽音樂或看電視，結果就分心了。他們把心思放在其他地方，這樣身體才能用力更久。他們說：「這樣可以讓我撐完一堂。」

如果你在運動時進行中樞通道呼吸法，其實只需要更少的時間就能獲得一樣或更好的效果。我訓練過專業運動員、三鐵選手和越野賽跑冠軍，協助他們打破自己的紀錄，靠的就是在健身時進行中樞通道呼吸法。當你運動或健身時，將意識和意念集中於讓呼吸沿著中樞通道上下，你可以走得更遠、更快，完全不會累。這是因爲你把覺知帶往有靈魂的自己，反而能獲得更多能量。我稱這種刻意的練習爲：有意識的運動。

當你同時刻意移動身體與呼吸，就會開始建立神經迴路，連結身（動作）、心（注意力）、靈（呼吸）。數千年前古代的東方大師就教我們要用這種方式結合身心靈了，這可以眞正在很短的時間內就改變體內化學。

若你在做動作時都能保持覺知，瑜伽就是最棒的意識運動，身體覺醒瑜伽結合了中樞通道呼吸法裡的意識元素和傳統瑜伽動作裡的心智專注。如果你不喜歡瑜伽，還有很多種意識運動可以爲有靈魂的自己建立神經迴路。其他常見的運動如健美體操、慢跑、舉重都可以融入中樞通道呼吸法，我上課時會仔細教授，而你可以到drsuemorter.com/energycodesbook看意識運動的示範影片。

圖9-3的常見運動，畫出了你吸氣或吐氣時能量如何沿著中樞通道流動。

◆ **步驟：**

1. 舉重時，從地底把氣吸上來，經過根

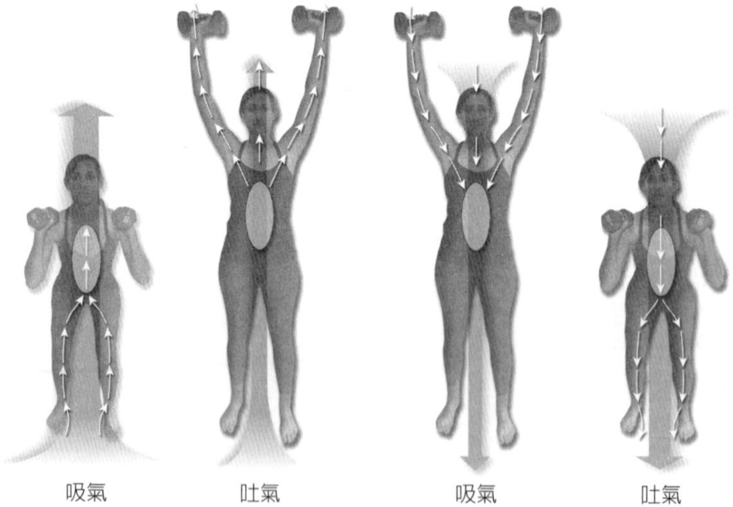

圖9-3，有意識的運動

鎖，把氣吸入核心。

2. 放掉重量時，沿著中樞通道從頭頂吐氣。
3. 再反過來，從頭頂吸氣。
4. 重複數回，每次運動都要沿著中樞通道呼吸。

我已教導數百名患者和學員如何在運動時讓能量流貫全身，成效卓著。你每天的運動時間不但會變得更愉快（因爲你眞的能在身體裡馬上感受到自己更強壯、心情更振奮），而且還能**隨時**保持能量充沛。當然，把意識運動加入能量七密碼的練習中，就能加速人生的轉變。

☼ 第三項練習：透過思維調整體內化學

這項練習要運用你的思維來刻意鹼化身體。你要集中精神想些正念、高頻的念頭，當腦中出現低頻的思緒時，就能立刻察覺並加以調整，避免造成酸性體質。這項練習可以加強其他練習的結果，創造出健康的體內化學環境，對細胞和能量都更好，讓有靈魂的自己覺得你的身體更像家。

◆**步驟：**

1. 先從中樞通道呼吸法開始，把能量拴在錨點上。
2. 集中精神想著人生中的勝利時刻——當時你克服了重大挑戰，感覺勝利在握。仔細回想，注意體內的能量如何流動。或許是覺得頭頂亮了起來、雙肩輕盈或心口澎湃。溫柔地從內揉捏、按壓那個區域，把注意力更集中地帶過去。
3. 維持那個動作，溫柔地沿著中樞通道上下呼吸，直到全身都有那股振動的感受——也就是說，直到你的心、頭、喉嚨（或任何有感受的部位）察覺到的勝利感也能在腹部、臀部、雙腿等部位感受到。你要讓全身都打開，充滿同樣的感受。

這是個反射性靜心式呼吸練習。你會創造出一個開放的狀態，這樣整個系統都可以呼應同樣的振動頻率，因爲振動會影響體內化學。你要讓整個身體都感受勝利的振動，你要**體現**這股勝利。

你可以用這項練習搭配更高的振動頻率，像是靈感、喜悅、愛。用這種方式調頻，收聽不同的正向「頻道」，體現不同的頻率，就可以開始透過思緒影響體內化學。

請注意這和「正面思考」不一樣，正面思考沒辦法療癒你。正面思考（就算意識和潛意識之間的活門**開著**）也只是不讓你進行**負面思考**，這會干擾你身體的自癒機制（如果活門關上了，我們的思緒就很難影響健康和幸福）。儘管你在這個練習中**會**集中精神感受正向思維，但這不同於單靠大腦進行正面思考、鼓勵自己或做夢。你是大範圍地把正向情緒的**振動**帶到全身——這麼一來，所有組織的振動頻率都會提高；把那個身體部位的靈魂喚醒，再將靈魂錨定於可以對你產生更多影響力的位置。

你也可以運用這個練習把「**怎麼做**」和「**好**」結合在一起——讓夢想的可能性結合你已經擁有這個夢想的**感受**。我們通常會覺得目標或夢想很遠大，想要達成那個目標，但同時又心想：「我憑什麼認爲自己能得到？」「我怎麼可能辦到？」但如果我們不相信一件事（如果我們不把自己的名字寫上去，這就表示我們沒有把自己的名牌貼上去），就代表我們的能量裡沒有那樣東西，這東西的能量就沒有**活在**我們的能量場內。那麼，我們現在已經明白了，如果這個想法不在我們的核心和能量場裡，就不會成眞，或者成眞了也無法持久。當我們有足夠的信念，願望就能實現並且長久，這要靠我們的感受，我們在細微能量和具象的身體裡都要能感覺到自己就是那個目標。爲了達成這一步，我們必須體現夢想的振動，調整能量流，創造想要的結果。這個練習可以幫助你。

結合「怎麼做」和「好」的練習

◆**步驟：**

1. 坐下來想像「好！」，就這個字，想像整個宇宙對你說「好！」，想像世間一切只有「好！」。感覺就像你在最能接納未來和最能成就夢想的狀態——能量大幅擴張，你感覺到自己很完整、很圓滿。

2. 繼續坐著感受最奇妙的「好！」，注意能量在體內的感受和能量流動的方式。有沒有哪個身體部位把你的能量往特定方向拉？或許能量朝四面八方擴張，或是身體某個地方感覺很輕盈。

3. 現在想一個目標。既然還是目標，那就是個還沒實現的願望，我認為當你想著這個目標時，能量會有點變化。這可能表示這個目標會帶來潛意識的擾動，讓你無法達成——或許是因為你打從心裡覺得難，或是覺得沒資格擁有這麼美好的未來，不管是哪種念頭，你身體的感受和乾脆的「好！」不一樣。

4. 注意身體的能量模式，把能量錨定在覺知中，注意哪個身體部位有高漲的能量，或是哪裡的能量特別突出。

5. 回到「好！」的模式，然後慢慢在兩種模式中切換，讓這兩種模式逐漸在覺知中連結。很快地，兩者就會連在一起，開闢出一條能讓光子流過的新路徑，這樣一來，你的目標和「好！」就會出現在同一個能量模式裡。身體會逐漸適應這個混和模式，愈來愈熟悉。

如果你有個夢想，又不知道該怎麼實現，因而猶豫不前，這個練習能幫助你開闢出能量的通道，讓宇宙爲你說：「好！」

你要知道，你的夢想屬於你，那就是你的一部分，否則你就會有不同的夢想。當這些夢想能讓你的人生至善至美，這些夢想就「注定會實現」。不管你的意圖、願望、夢想是什麼，記得一切進展都會先從體內開始！

☼第四項練習：腦部瑜伽（時鐘呼吸法）

瑜伽就是要同時移動不同的身體部位，將注意力集中在這些地方，並且有意識地呼吸。奇妙的是，同樣的動作也能活化腦部細胞，我稱之為「腦部瑜伽」。

上腦中心和婆羅門之窟所送出的訊息對體內化學平衡很重要，因此我們要啓動並活化這個區域的組織，讓這兩個區域能更有效溝通。我們要讓這兩個區域「做運動」——移動一下，同時呼吸。這可以喚醒腦部，讓我們更明白我們就是有靈魂的自己。

這個運動的基本原則就是：動眼的時候頭**不**動。

◆**步驟：**

1. 鼻子朝前方，下巴與地板平行，眼睛盡量往上轉，好像要看著天花板。你會立刻感覺到雙眼後方在出力。
2. 接下來，揉捏、按壓其他錨點（根鎖、心口、喉嚨），同時眼睛一直朝上轉（整個運動過程中錨點都要用力）。

3. 深呼吸把氣從地下帶上來，沿著中樞通道進入核心。呼吸時放輕鬆，感覺很舒服，然後從核心沿著中樞通道吐氣，讓呼吸進入雙眼後方用力的位置，從頭頂呼氣出去。

4. 現在想像牆上有個大鐘。你的眼睛往上看，那就是十二點的方向。現在雙眼轉到一點鐘的方向，看著一點鐘，從頭頂上方深吸一口氣，往下進入雙眼後方用力的位置，再沿著中樞通道往下進入核心。從核心吐氣，經過根鎖，吐氣入地。

5. 接下來讓雙眼轉到兩點鐘的位置。從地底吸氣沿著中樞通道進入核心，再從核心沿著中樞通道往上吐氣，感覺到雙眼後方的新張力，把氣吐完，想像從頭頂呼出去。

6. 接下來雙眼轉到三點鐘的位置，重複上述步驟，從頭頂吸氣進入身體，錨點用力，經過身體之後從下方吐氣。

7. 重複這些動作，直到順時鐘走完一圈。

8. 完成一圈之後，進行鼻孔交替呼吸法（梵文稱為「純淨通道呼吸法」）。食指按著第三眼，用中指和拇指輪流按著兩邊的鼻孔。右邊鼻孔打開時吸氣，然後按住右邊的鼻孔，放開左邊，吐氣；接著從左邊吸氣，按著，從右邊吐氣。結束時從右邊鼻孔吐氣。整個循環重複六次。

整套腦部瑜伽最好做四回——張開眼睛做一次順時鐘、一次逆時鐘，再閉上眼睛做一次順時鐘、一次逆時鐘。儘管你可能不會每次都做完整的四回，我還是建議你只要一開始這個練習，就要完成一圈，不要做到一半停下來。若能順向、逆向各做一圈，就能達成體內平衡。

這個練習結束後，你要看著正前方，你的頭腦中心會立刻有不太一樣的感覺。你會有更強大的自我感或主體感——靈魂在體內建立了存在感往外看世界。腦部瑜伽也會啓動我們想要活化的腦部重點區域，也就是第三腦室、稱爲婆羅門之窟裡外周圍的區域，可以增加循環與電磁能量流，建立理想的環境，做出健康平衡的體內化學湯。就像彈鋼琴可以讓手指感覺更敏銳、動作更靈巧，這個練習也會讓腦部的重點區域更靈敏、更靈巧。

人體化學密碼對應的脈輪：第三眼（眉心輪）

人體化學密碼對應第六脈輪，也就是額頭中央、眉心上方。第六脈輪擁有高等智慧直覺、洞察力和靈感，這個能量中心通常稱爲「第三眼」。梵文稱第三眼爲「指揮所」。第六脈輪連結到松果體和腦下垂體也不是巧合，本章已經說明過了，松果體和腦下垂體就在婆羅門之窟裡，負責管理體內化學、喚醒意識。本章提供的營養建議和身心練習對於啓動這兩個腺體很重要，也有助於穩定第三眼，提升身體的能量振動，讓我們更健康、更有生氣、更有

表9-4，人體化學密碼對應第三眼

名稱	第六脈輪、第三眼、眉心輪
位置	額頭中央的內側靠近大腦中心、眉心上方
顏色	靛色
音符	A
影響的身體部位	雙眼、頭顱底部、雙耳、鼻子、左眼、左腦、鼻竇、腦下垂體和松果體
覺醒模式背面的症狀	噩夢、妄想、頭痛、學習障礙、視力不佳、腦神經問題、青光眼
覺醒模式正面的特點	領袖魅力、強烈直覺、健康的人生觀、隨遇而安、創意豐沛、超越五感的覺察力、理解「背後」的意義、「我所見超越了雙眼」。
練習	·鹼灰營養飲食計畫 ·有意識的運動 ·透過思維調整體內化學 ·腦部瑜伽（時鐘呼吸法）
呼吸法	視線呼吸法
整合第三眼的瑜伽動作	·下犬式 ·肩立式 ·嬰兒式 ·反轉戰士式（又稱戰士四式） ·平衡式

力量。我們在這裡結合天堂（松果體）和凡間（腦下垂體）的能量，透過整合能量發展第六感，這就是我們在人生歷程中要完成的任務。

第六脈輪能量受阻的人通常無法「看清」自己體內和周遭發生的事。他們可能會忽略身體的信號，誤解了哪裡的能量或體內化學需要調整；可能會受低頻思想或感情模式蒙蔽，持續在體內製造壓力；也可能很難信任內在認知（這些訊息來自下丘腦，就是要說明身體和能量場裡發生了什麼事）。他們可能有頭痛、眼睛問題或暈眩等狀況，也可能受憂鬱症或成癮行為所苦，因為體內化學失衡，又沒有足夠的能力調節酸鹼。

【表9-4】整理了第六脈輪的特色。同樣地，請注意第六脈輪的能量會如何對應到身體部位。

人體化學密碼的瑜伽動作

除了本章的練習，下列瑜伽動作也可以整合和平衡這個能量中心。

下犬式（adho mukha śvānāsana / Downward Dog）可能是最典型的瑜伽動作。通常這是瑜伽新手學到的第一個動作，在各種練習中都很普遍，小孩也經常在遊戲過程中自然做出這動作。下犬式直接把靈魂整合到我們凡間的人生裡，對第三眼幫助很大，因為這個動作可以把能量、注意力和血流導向大腦。

☼下犬式

◆**步驟：**

1. 雙手雙膝貼在瑜伽墊上。雙手打開與肩同寬，食指和中指朝向正前方。整個手掌要穩穩貼在墊上，這樣才能感覺到手掌和五指都完整接觸到地面。
2. 雙腿分開與臀部同寬，腳趾頭往下，慢慢抬高臀部向後。雙腿盡量深植，這樣身體會呈三角形。感覺到腳掌和腳趾穩穩踩在瑜伽墊上（如果你的腳跟碰到了地板，那就踩穩，雙腳的外緣也要踩穩），腳趾要朝向瑜伽墊前方，或微微朝內。
3. 手臂深植，讓肩胛骨往兩側滑開，離開雙耳，讓肩膀上方更開闊。手肘內側輕輕轉向天花板，這樣兩隻手都能緊貼瑜伽墊。
4. 下巴微微向內縮，上背不要拱起，要維持頸椎和脊椎呈一直線。看肚臍。
5. 維持至少六十秒（或盡量愈久愈好）。
6. 結束時，眼神先看向雙手。膝蓋微彎，把背緩緩降到地面。

現在，把身體覺醒瑜伽練習結合下犬式：

1. 維持下犬式的動作，想像雙腳錨定於地底的能量庫，就在瑜伽墊下六十公分處。腳掌的四個角落都要踩穩，汲取那股能量（你可以稍微抬起腳趾，讓腳拇趾掌丘更穩固地踩在瑜伽墊上，再放下腳趾）。
2. 啓動雙腿，如果腿伸直了，將膝蓋骨和大腿肌肉往上提，股骨的上緣進入髖關節；如果膝蓋彎起來，就擁抱骨頭周圍的所有腿部肌肉。感覺一切都啓動了。
3. 根鎖用力。將呼吸從腳底沿著雙腿往上帶進核心，就像吐納密碼中的「一千根小吸管呼吸法」。吸氣時讓核心充滿能量。雙手穩穩按在瑜伽墊上，但不要讓肩胛骨靠近耳朵。揉捏、按壓心臟周圍，用肌肉把肋骨兩側朝胸口中心包起來。感覺到這會讓你的手更穩固地連結到地面。
4. 雙眼堅定地往上轉，感覺到眼球後方的張力，同時從頭頂吐氣——也要讓呼吸穿過手臂，從手掌吐進地底。
5. 吸下一口氣時，眼睛繼續朝上轉，從頭頂上方六十公分處吸氣，也要從雙手下方六十公分處吸氣。讓呼吸穿過頭部、大腦中央、喉嚨、胸口，同時讓呼吸從手掌往上到手臂、肩膀，進入心臟。讓兩股呼吸合併，往下進入腹部。揉捏心臟，感覺很舒服！
6. 接下來吐氣時，根鎖用力，從脊椎末端把氣送到雙腿、雙腳，腿部要持續用力，雙腳的四個角落都要用力踩地。

整合第三眼的其他瑜伽動作

你可以用這些動作配合下犬式，來增強人體化學密碼的效果。請記住，從身體內部揉捏、按壓你想要更加注意的身體部位很重要，可是放鬆也很重要。做這些動作時可加入吐納密碼的練習。

- 肩立式（salamba sarvāṅgāsana / Shoulderstand）
- 嬰兒式（bālāsana / Child's Pose）
- 反轉戰士式（vīparita vīrabhadrāsana / Exalted Warrior，或稱戰士四式）
- 平衡式（Balancing Poses）

※ ※ ※

關於你最真實的本質，你已經學到了很多，也知道如何釋放或整合能量，體驗真正的自己。你已經學會了如何處理思緒、情緒，甚至食物，讓有靈魂的自己擴張並順利表達。

下一章〈靈魂密碼〉是能量七密碼的最後一道密碼，你會看到連結上核心自我本質後是什麼樣子，並了解如何在維持完整連結的狀態下生活。

第十章
靈魂密碼：能量合一之所在

許多年前，當時我已開始發展能量七密碼的練習好一陣子，也觀察到自己和學員身上不管是生理、心理或情緒都有驚人的效果，我感覺到自己必須更深入每日練習瑜伽。讓我高興的是，我發現瑜伽確實能讓我更快啓動神經迴路，整合並詮釋體內化學與能量場的資訊，更能理解並進入有靈魂的自己。

當我在做瑜伽動作，感覺到身體有個地方特別緊繃時，我會從體內去揉捏、按壓那個區域，接觸那個部位的組織。接下來，我會用氣「突破」那個部位。雖然瑜伽老師教我要把氣「帶進」緊繃的地方，可是我發現用氣「穿過」那個部位的效果很不同，只有這麼做才可以建立互連的溝通迴路。當我用氣穿過緊繃的部位時，我發現那股張力會瞬間釋放，我可以帶著更多力量、韌性和輕鬆的感覺完成瑜伽動作。我的身體感覺更輕盈，同時變得更強壯。

有天我起了個大早，開車半小時到常去的瑜伽教室。我本來想要上某個老師的課，因爲他的教學方式我非常喜歡，但當我抵達教室時，發現那位老師不在，會有代課老師。我很失望！雖然我不斷練習並教授能量七密碼，但我還是被自己的期望、預期和預設立場給綁架了——我發現事情不如計畫時不免很失落。

代課老師的課我以前上過，但不是很喜歡。倒不是他教得不好，只是步調對我來說太慢了。剛開始上課那幾分鐘，我發現自己很氣餒，一直想著：「這不是我今天想上的課！」然後，上了十分鐘左右，我對自己說：「蘇，這太扯了！現在是上午六點。妳五點就起床了，開了半小時的車來到這裡。妳可以選擇接下來的一小時都這樣提不起勁，也可以隨遇而安。妳要記得人生中不管碰到什麼，都是來支持妳的。」有了這個念頭之後，我就能順著老師較緩的步調來上課了。

當我讓呼吸慢下來，去配合老師的節奏，讓靈魂進入核心時，我發現老師帶領的動作對我來說有種新的涵義，讓我獲益良多。我們重複連續三個不同的瑜伽動作，讓我的思緒放下所有雜念進入**當下**，我完全感受自己在這間教室裡、在這副身體裡。我聽著老師的指導，但同時我的頻率也接上了更深刻、更核心、更內在的自己。

忽然間，我察覺到有個模糊的白色物質在我體內漂浮。當我閉上眼睛，可以「看到」這股能量組合成我在做的動作；然後，當我慢慢進展到下一個姿勢，這團白霧也會刻意跟著移動——當我夠沉靜，這團白霧就會讓我看到這個動作的細節。我不但從來沒有體驗過，也從未聽過任何老師如此深入地講解。這股強大的存在會透露智慧，帶領我的系統進入下一個動作。我從細胞層感覺到這就是瑜伽的起源，我們身體內部就是「知道」該怎麼動。瑜伽就是**接受靈魂本質的引導**，**透過意念讓身體進入不同的姿勢**，只要我們能取用這古老的智慧，就能輕易地發現這種狀態。

我目睹了靈性的自己，只想停下動作，感受這股存在——可是我知道我之所以能覺察到這股能量，就是因爲我的注意力、意念、**隨遇而安的自在**、呼吸和身體動作都完美地結合在一起，我想要繼續下去！我察覺到自己慢了下來，沒有跟上老師的指示，因爲我不想要分心。好笑的是，我一開始嫌老師的步調太慢，但現在又覺得他教得太快了。

這個情境正說明了我們必須要**擁抱生活的節奏與速度**，不管發生什麼，都要信任、配合宇宙。這樣一來，我們就能主動運用脈輪和婆羅門之窟裡的重要腦部細胞，以及上腦中心，這會讓我們成爲人生的創造者，眞正順勢而爲，接受靈性的振動。當外在生活不斷展開，我們能信任宇宙順勢而爲的時候，就會從內感覺到靈魂的存在；當我們學會呼吸、學會活在當下，學會同時重視內在世界與外在世界，就能輕鬆活出有靈魂的自己。

後來當我回想起那堂瑜伽課，我發現身、心、呼吸與動作協調了之後，我就能體驗細微又全面的自己，過去我只能在完全靜坐時才能進入這個狀態。我要啓動許多神經迴路，讓我能察覺到自己的細微能量頻率——這個振動頻率自動**開啓了**打造新迴路的程序，不需要我用意識去指揮。以前若是聽到瑜伽老師的指示或看到教室裡其他人的動作，我的注意力就會消散一點，就沒辦法完整收聽另一個「頻道」的細微眞相。但讓我興奮的是，如果我能做到這種程度的整合，**我就能教其他人做到**。

有了這個經歷之後，我開始教學員怎麼在做動作時召喚那團白霧，進入更深層的自己。很快地，他們不管是不是在做瑜伽，都能有這種深刻的體會。你只要訓練大腦去察覺我們都是有形的靈體，就能看得到自己的眞實本質。

什麼是靈魂密碼？

我有時候會碰到一些人說：「我不是很靈性的人。」這根本不可能，因爲我們**都是**靈魂。靈魂就是能量，體內的靈魂就是呼吸。眞正的靈性不是宗教，也不是神話，眞正的靈性要具體得多了。有靈魂的自己就是我們每天、每一分鐘都要把身體、思緒和能量整合爲一股力量。

當我們投入合一的狀態、做出各種行動時，「靈性」就成了我們體驗、表達和生活的方式。靈性和我們密不可分。當我們讓直覺來引導思緒，就是在過靈性的生活；當我們明白自己並非接受靈性能量的引導，其實我們**就是**那股靈性能量（靈魂就是眞實的我們，不是我們發現了靈魂或利用了靈魂），那我們就是**有靈魂的人**。

靈魂密碼將這份眞相安定在我們心裡，讓我們獲得工具去連結核心深層的智慧，讓這股智慧可以隨時出現在身體系統裡。在這一章，我們不再察覺和管理能量，而要集中思緒，不再把能量當作身外之物。就像兩個朝夕相處的人，不必開口就知道對方在想什麼，他們的默契就來自意識合一。

這就是我們的終極目標：讓思緒和靈魂持續又緊密地合作，最後合一，那就是量子翻轉。屆時有靈魂的自己會進入防禦性格裡，身體和思緒會成爲靈魂的僕人，讓靈魂透過身體和思緒在凡間表達意見。整合靈魂之後，我們就能獲得強大的力量和愛去展開人生。我們不會想著成就、不會想要控制或討好別人，我們會知道自己現在就很好，人生不但很安全，還會一直帶來美好的發展。事實上，根本不必想太多，人生就是要讓我們去活、去體驗的。在這種放鬆狀態下，不管發生什麼，我們都能活在當下；不但如此，我們還能開創新局，而不是一直想辦法回應。我們能在不猶豫、不遲疑的情況下就展開人生體驗，而這些體驗會讓我們更清楚自己的眞實本質和此行的目的。

當我們靠防禦性格過活時，五感都專注於外，偶爾還是會有直覺；可是當我們把注意力收回到內心世界，會察覺到更深刻的眞相一**直**在給我們提示。眞相從第二脈輪沿著中樞通道而上，隨時供我們參考，只不過我們的大腦過於分心，一直想著人生「應該」是什麼樣貌，無法專心去察覺眞相。

當我們的大腦能接納靈魂的眞相，全然地信任，就能更快察覺到體內不斷上湧的進化脈衝，並加以詮釋。很快地，你的一言一行、一意一念都是來自這深沉的認知。我們原本要回應人生的起伏，這時會和生命協作，一起開創和實現新的可能。這就是能量七密碼的目標：建立更多神經迴路，察覺到這些波動和脈衝，直到我們能自然又直覺地體會這些波動，變得比外在世界的訊息更「大聲」。只要有意識地根據大腦接受到的靈魂訊息決定自己要做什麼或不做什麼，就能更強化靈魂的力量。靠我們與生俱來的智慧和眞相來生活，就是活出有靈魂的自己。

這三十年來我不斷旅行和教學，和上萬人談過話，從沒聽過任何人說順從直覺之後很後悔，倒是聽過幾百次有人發覺直覺出現了卻沒理會，之後說：「啊，我好後悔！」我們眞應該統計一下！

我們都碰過不知所措的時刻，如果能把注意力導向核心，就能察覺一股波動冒出來，導引我們走向最崇高的道路。但因爲我們沒受過訓練，不知道怎麼引導注意力，所以接收不到直覺。結果呢，我們可能會根據防禦性格狹隘的思維、情緒或感官資訊來做決定。最後的選擇往往不一樣，只是防禦性格的選擇通常不是內在認知要我們做出的選擇。靈魂密碼會教我們充分整合身心靈，得到明確又肯定的方向，不費力就輕鬆從內心獲得指引，因爲內心才是我們的依歸。

有時就算你已經整合了身心、呼吸和能量，但當你需要直覺的時候……就是什麼訊號都沒有！你察覺不到任何波動或脈衝，就是覺得內心很空洞、黑暗，像是一片空白。這其實是有原因的，所以你不要又開始覺得自己不夠好、不夠格或有所欠缺，放棄了追隨眞相的能力。那個原因就是：你進入了創造力的空窗期。

☼ 創造力的空窗期

很多人以為人生是一條直線，但其實，人生的進展是弧線——形成一圈又一圈的圓、層層疊疊，就像是一個向上的螺旋。每走完一個圓，你就完成了一次**循環**，來到了那趟旅程的制高點，更接近圓滿的人生。這就是我們進化的過程，我稱之為「人生的循環」；或放大一點來看，就是「進化的循環」。一個循環結束後，就會往上到下一輪的進化體驗。

每個循環可以分成三階段（圖10-1）。在第一階段裡，我們會**「創造」**。我們會有新的波動或脈衝、新的靈感，會主動去實現。在這個階段，我們會為世界帶來一點新意——新公司、新感情、孩子、作品或音樂創作。接下來是**「持續」**的階段，你的專案會完成它的使命，讓我們從中獲益。我們在這個階段會持續貢獻，感覺充滿活力，甚至可能會體驗到成功和豐盛。接下來，當這個專案達成之後，我們就會有成就感或滿足感，然後覺得自己必須要往前進。如果我們不眷戀在持續階段所得到的體驗，就能夠輕易通過最後一個**「摧毀」**階段。在這個階段，專案會告終，我們必須要放手才能開始新循環。

不意外，摧毀階段往往是最難面對的。如果我們不知道人生是這樣的循環，只要繞過這個彎，新的起點就在前方（如果我們只看得到眼前，看不到遠方），那就很難放手——尤其是在我們經歷人生卻不理解深藏的眞相時，我們不知道現在面對的難題和困境會如何幫助自己進化和擴張。

在感情裡最能清楚看到大家不願意放手。你有多少次在一段戀情、友誼或職場人際關係裡待得太久？你有多少次不願意分開，但其實你知道分開才能讓你的人生更好？當我們打造了一樣東西，都希望它能夠長長久久。儘管愛能永遠存在，但具象有形世界裡的我們只有在完成循環時才能感覺到永續的愛。

每個人都要沿著這些循環而上，沒辦法跳過令人難受的階段。不過，我們**可以**選擇要用防禦性格或是有靈魂的自己來走過這些路程。當然，我們的目標是要喚醒神經迴路，就能以有靈魂的自己來經歷人生，並且順勢而爲，讓人生經驗更加圓滿。然後我們就可以說：「我來了，我放下一切執著，該來的就是會來。」

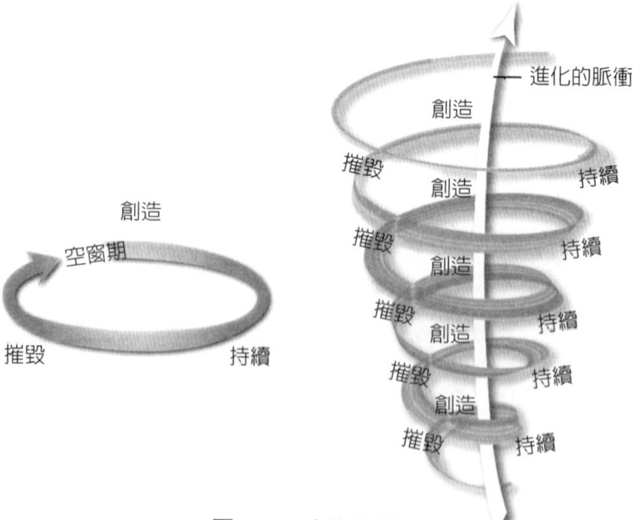

圖10-1，人生的循環

如果我們有所保留，不願意順勢而爲，就更難放下、前進，也就沒辦法感受到下一個充滿創造力的波動。

當我們知道自己正隨著循環進化，我們的創意本質不斷地重生，就更容易看出順勢其實很安全，要讓每個進化的波動浮現，並且去感受這些波動。

就算我們在每個階段都能完全擁抱生命，知道一個循環的結束並不是**終點**，還是會遇到「創造力的空窗期」。這個空窗期是一種暫停、靜止的過程，是一個循環結束、另一個循環要開始之前的空間。在這個空間裡，我們可能會往內尋求直覺或認知，想知道接下來會有什麼發展，卻沒有得到任何提示。我們甚至可能會覺得不知道自己是誰。我們的能量飄散，可能在好幾個心跳的時間裡離開了循環，飄進了無限可能中。

這很正常。當我們碰到空窗期，那是因爲我們抵達了舊的邊界外緣、穿過了邊界，進入了自己還沒經過檢驗的那個部分。我們無從參考，就連有靈魂的自己也沒見過，因此我們的直覺無法引導我們。我們要能夠在空窗期、在未知的狀態下也處之泰然，學會隨遇而安，做好準備迎接下一輪的創造力。有些古老的東方傳統表示一**切**都同時存在，**「唵」**的聲音結合了**所有**振動，而梵文的**「樂」**指的是「內在最本質的聲音」，則是一片寂靜，那就是空窗期。當我們能在「無」的狀態下處之泰然，就能完成量子翻轉，完整呈現自我。

這是很重要的學習，因爲矛盾的是，**空窗期來自豐盛！**在空窗期不可能找到任何訊息，因爲我們什麼都不缺。因此，我們的任務就是要在廣闊的虛空中找到意義，換句話說，我們要在無限可能中創造欲望！

本章的練習和工具會幫助你不再執著於過去，更優雅地進入空窗期，前往人生下一個充滿創造力的階段。你愈能輕易地往前進，就愈能安定在有靈魂的自己裡面，建立神經迴路，表達眞實的自己，恐懼、質疑和不確定都不會把你拉回防禦性格。最終，靈魂密碼就是要我們學會活在這個優雅的狀態中，相信你的人生會在必要時開展，你可以馬上看得出來人生的發展都是爲了你好，都是要引導你繼續成長。擁抱所有人生經驗，不要委屈、懷恨、質疑或對抗自然的人生循環，你就能夠成長，還能更快整合能量、實現更多願望。

靈魂密碼的策略會讓過度活躍的大腦冷靜下來，和有靈魂的自己接上頻率，讓有靈魂的自己眞實存在，並察覺到持續送出的波動。這一章將帶領我們越過目前能量醫學的認知，我們會將能量視爲一體、靠能量生活，並且開創出非常不同的實相。我們愈能夠認知到自己和能量並沒有分別（我們是由靈性能量組成，我們就是靈性能量），就愈能將能量視爲一體，便能夠更快不加思索採取行動，不質疑、不懷疑、不必獲得他人同意才有足夠的安全感進入新領域。當我們有意識地翻譯靈魂的訊息，織入具象的生活中，就把天堂帶到了人間。我們會眞正成爲創造者，住在人間天堂——因爲在你的境界裡，天堂人間已沒有分別。

這就是靈魂密碼要教我們的事，讓我來介紹靈魂密碼的練習吧。

靈魂密碼的練習

☼第一項練習：找出屬於你的靜心風格

要讓大腦知道它的工作就是服侍眞實的你，它就要**開始傾聽**眞實的你在說什麼。我們在尋找的「你」就是存在於深層、眞實、眞誠、有靈魂的自己——你知道你內心深處那個眞正的你。要活出圓滿的人生，你的大腦必須持續服侍這個你，永遠聽話。爲了達成這個目標，你必須教育大腦：它的工作不是一直思考，它必須慢下來，獲得足夠的時間來做眞正的工作，也就是觀察眞正的你發出了什麼提示。你可以每天騰出一點時間，**打斷大腦過度思考的習慣**。最後，你要記得：大腦就像小狗一樣需要反覆訓練，但能量場可以立刻改變。你的目標是要指導大腦和能量互相合作，才能有效率地創造出持久的變化。你不需要長期訓練，但剛開始要規律練習。大腦就像天花板吊扇一樣快速旋轉，要讓思考慢下來和靈魂協作，就得靠靜心。

靜心時，我們會把注意力從外在世界轉往內，傾聽有靈魂的自己。這很類似在之前的練習中所做的，不過現在我們不是要把能量場當作身外之物來觀察，而是要集中精神訓練**大腦**（它只是我們的工具），讓大腦學會自動察覺和詮釋眞實的我們，就和我在瑜伽課的體悟一樣。

要讓思考中的大腦屏除思緒或慢下來並不容易，這相當反直覺，防禦性格就是要大腦不斷地思考。有些靜心練習比較適合你，有些不太適合你——有些人靠視覺學習，必須要透過文字或圖像才記得牢；有些人靠動覺學習，他們必須要親自操作或演出來才能學會；有些人靠聽覺學習，必須要聽別人的指引或解釋。

我根據三種主要學習方式，列出了不同的靜心法，這些會用上你已經擁有的神經迴路。最好每天規律練習二十分鐘，就能訓練大腦在必須傾聽有靈魂的自己時靜下來，建立更多神經迴路，讓你接受內在的指引。

如果你靠「視覺」學習

◆步驟：

1. 舒服地坐好，點一根蠟燭，設定鬧鐘在五分鐘後響。
2. 做幾回腹式呼吸，然後從身體內部揉捏、按壓錨點：根鎖、心口、喉嚨、雙眼。
3. 開始緩慢溫柔地進行中樞通道呼吸法，整個靜心過程都要用中樞通道呼吸。
4. 現在，只要看著燭火。你的目標就是整整五分鐘都專心看著燭火。這表示思緒不免會跑進腦子裡，但你要打斷思緒。每當有個念頭跑進來，你就說：「我等一下再來想那件事。現在——只有燭火——什麼都別想。」你或許能多做幾次深呼吸才會有下一個雜念！

透過靜心來訓練大腦處理更少的思緒，我們才能察覺內在傳出的訊息，也才能有意識地選擇把注意力投入外在的哪些事上，不被大腦的過度活動所控制。像「我不知道自己做得對不對」「我沒辦法靜心」或「這太蠢了！」的思緒都很普遍——也很完美，因爲這些念頭讓我們知道大腦在搞什麼。所以當這些念頭出現時，只要對自己說：「不，你現在不能這樣。現在，只能看燭火。」給大腦一個視覺焦點，就能讓它更輕鬆地進入自己的角色：服侍眞正的、有靈魂的你！

如果你靠「動覺」學習

◆**步驟：**

1. 舒服地坐一會兒，慢慢地呼吸。不要勉強呼吸沿著中樞通道上下，只要順著呼吸——注意呼吸如何自然地經過鼻子、往上進入鼻竇，再往下進入喉嚨和下肺部。
2. 做幾次深呼吸，然後溫柔且緩慢地從身體內部揉捏、按壓心臟，再揉捏、按壓喉嚨。繼續溫柔地順著呼吸。注意揉捏、按壓過的部位和呼吸有什麼感覺，就好像你和它們在一起——都在身體裡。例如，你可能會注意到鼻孔涼涼的或溫溫的，或是空氣進入鼻竇時有一股明顯的氣流。吐氣時，你可能會注意到喉嚨的變化，或是肺臟怎麼排氣。有時呼吸往上行感受比較明顯，有時是下行比較明顯。盡量注意每一刻、每個動作的**感覺**。

3. 現在開始刻意延長呼吸，慢慢吸氣到四拍、六拍或八拍，然後用同樣的長度吐氣。最終要能讓呼吸慢到十拍、十二拍、十四拍或更長——不管你從哪裡開始，重點是吸氣和吐氣的長度要一樣，感覺呼吸流過全身。剛開始數拍子可以幫助你，甚至你必須數拍子才能持續規律練習。漸漸地，你不必數拍子，身體系統就能感受並察覺呼吸的韻律。

靠動覺學習的人指派大腦去追蹤呼吸，就可以打斷大腦「失控的思緒列車」，讓大腦有機會搭載著核心的能量流，體會有靈魂的自己。

如果你靠「聽覺」學習

◆**步驟：**

1. 安靜地坐在不會被打擾的地方。
2. 閉上雙眼，唱或唸出你選的梵咒——那是一個單字或單詞，能帶來特定的能量迴響，要反覆唸誦或唱出來。靜心時常用的梵咒包括**「唵」**（Oṁ，或寫成「嗡」），那是宇宙的聲音；**「薩南」**（Sat Nam），表示「我就是真相」或「真實」；**「唵哪瑪需**

瑪雅」（Om Namah Shivaya）則表示「我和宇宙意識合一」。你也可以選擇其他梵咒，像是「哈利路亞」「我就是我」或反覆唸著「我」。

3. 靜靜地或唸、或唱、或誦、或（最好）在心中默唸梵咒，至少持續五分鐘。多練習之後，你就會感覺到思緒消退，梵咒的聲音充斥於你的覺知。最後，唸咒的時間可以延長到二十分鐘。如果思緒跑掉了，只要溫柔地將根鎖用力，把思緒拉回來再開始。

靠聽覺學習的人會覺得反覆唸咒很有幫助，更容易靜心。重複唸同樣的字或詞會有像是催眠的效果，幫助大腦冷靜。你所發出的聲音在體內迴盪，可以感覺到自己就在體內，更能察覺到自己就是「幕後的力量」。這會給你新的觀點，你就不需要那麼依賴大腦了。就算是默唸或心想著梵咒，你也能啓動對聽覺學習者會有效的神經迴路，腦子就會靜下來。

當你能在靜心時溫柔地住進身體和心裡、刻意放鬆所有肌肉，就能從這些練習中獲得最多益處。

此外，任何能從身體發出母音的聲音（像是**啊**、**咿**、**歐**、**嗚**），都能讓我們的能量中心上線，喚醒意識。如同表3-3所示，每個脈輪都有一個特定的音符，能用同樣的頻率振動。這就是爲什麼我們都喜歡音樂，也就是哼歌、口哨和唱歌會吸引我們的原因，因爲我們感受到了振動的頻率。古典音樂特別能把我們帶到完整的「琴鍵啓動」狀態，我們會覺得很欣喜、青春、靈光乍現。這是因爲古典音樂同時發出不同的振動頻率，以不同的韻律啓動我們的脈輪，讓我們感到很滿足。其他音調和振動的排列方式（如東方文化裡的唱頌）也會啓動能量中心，讓我們冷靜地體會當下，同時保持頭腦清楚。基於這些不同的原因，透過梵咒和音樂來調節身體的振動，能夠整合不同的能量中心與意識階層。

❊❊❊

我最常聽到在學靜心的人說：「我想要靜心，可是腦子就是一直**想**事情，停不下來。」這很正常，這就是**你需要靜心的原因！**擁抱這個體驗，不要批評，你要讓一直思考的大腦和有靈魂的自己建立更好的關係，漸漸愛上靜心。

每週靜心三、四次，靜心練習就會讓思緒停下來，你可以體驗到在處理思緒的大腦之**外**，你還有你自己，這樣你就能體驗到我們在尋找的深層存在。我們必須要充滿愛憐地讓天花板吊扇的扇葉慢下來，才能進入葉片和葉片、思緒和思緒之間，看到那空間裡有什麼。

下一個練習結合了許多強效的元素，搭配在一起創造出動態靜心，讓我們能夠進入有靈魂的自己。

☼第二項練習：運用中樞通道呼吸法在大自然中行走

當我們身處大自然，你比較放鬆，壓力消失了，感覺很自在，更接近「眞實的自己」，好像關於自己的錯誤認知都卸下了。你可能會覺得輕飄飄、樂陶陶的，或許還有更清楚透澈的思維。

自然的能量會緩和並活化我們，支持我們最具創造力的思考。這些能量會讓我們的生理機能脫離防禦性格的求生模式，讓有靈魂的自己開啓創造模式。當我們走在大自然裡，那裡的能量會讓我們冷靜、安定下來，讓我們恢復生氣，優美地展現自己。我們會感受到一股認知，不受錯誤的自我感受扭曲。大自然是地球上最強效的離子交換環境，在自然的振動迴響中，我們能獲得身體與能量的支持，完成量子翻轉。

本章進行的多數練習都是坐著靜心，讓我們處理能量場並進行中樞通道呼吸法。但這項練習會讓我們**動起來**，幫助我們在潛意識裡建立神經迴路，就能更清楚地看見眞實的本質自我。光靠靜心來接觸優美、靜態的有靈魂的自己還不夠（儘管這是個美好的起點），最終，我們必須要透過行動讓有靈魂的自我進入凡間。我們要**活出**有靈魂的自己，讓自己在日常生活中動起來，改變在具象有形世界的所有體驗，而不只是讓眞實的自己存在於靜心的眞空狀態。

走進大自然就是最完美的能量七密碼功課。大自然和有靈魂的自己擁有**相同的**振動頻率。當我們花時間待在大自然裡，就更能找到自己真正的頻率，和諧地讓靈魂安住在體內。中樞通道呼吸法可以提高能量場的覺知，創造新的神經迴路來喚醒我們的本質自我，並整合原本散逸或遲滯的能量，我們就能意識到自己的完整、活得更圓滿。當我們結合這兩者，把自然和規律的步行運動加進去，強效的煉金術就會發生在我們的身體內、大腦裡、呼吸中。

◆**步驟：**

1. 選一個自然環境（可以是樹林、草原、海岸、溪邊、山裡，甚至是你家附近……），只要能接觸到大自然都可以。
2. 把注意力帶到被稱作「第八脈輪」或「北極星」的能量中心，就在頭頂上方約五十公分處。你可高舉雙臂過頭，彈一下手指。記住那個位置，掌管我們人生目標的高頻能量就在這個脈輪裡。
3. 能量七密碼的四個錨點都要用力，進行中樞通道呼吸法，這次在呼吸的過程加入北極星。一樣，要感覺很輕鬆舒服。
4. 練習靠振動把大自然優美環境的感受和內在世界連結在一起，讓內在的庇護所去學習外在庇護所，讓兩者更一致，這是個很棒的練習！我的一位老師「每天都要走進自然一小時」，這確實深刻地幫助我體現靈魂。

大自然的元素可對應到我們的系統和進化循環的階段。例如，**水**對應情緒，和進化循環裡的**創造**階段有關。流水可以推動遲滯的情緒，並促進創意流。**土地**對應海底輪，和進化循環裡的**持續**階段有關，行走在樹林間能讓我們更穩定、更平衡。**火**的元素對應到心智思維和太陽輪，也就是進化循環裡的**摧毀**階段。火可以燒掉固有的舊思維，點亮心靈中受到陰影蒙蔽的範圍。**空氣**的元素（以風的形式出現在大自然裡）則對應到創造力的**空窗期**，風會讓能量擴張，協助擊破沉重的能量，讓新的循環出現。

這些能量結合在一起，會幫助我們整合能量。例如，原住民圍著營火跳舞時，就是踏實地傳承文化、分享回憶，同時燒掉沉重的能量與思維包袱，祈求更明晰的願景。當我們迎風站在山上，可能會覺得時間暫停了——因爲我們站在進化循環的空洞裡——但仍然錨定於數百萬年之久的山巒循環中。

當我們整合好，有了更多神經迴路，就能更準確而全面地詮釋體內進化的波動。我們的欲望來自內心的畫面，我們的選擇來自更高的境界，就存在於靈魂的使命中。我們的想法好像很創新、很有創意，那是因爲這些想法來自完整圓滿的能量。我們可以將這份完整圓滿與整合應用於每日生活中，更充分地活出有靈魂的自己。

沒錯，這一切都始於簡單的海濱漫步或森林健走。

☼ 第三項練習：專注當下，心無雜念

當大腦一直在想事情時，我們其實不在當下。我們在別的地方（過去或未來），或是心不在焉地重複習慣，不停地處理資訊，將自己置身於特定的處境中，因爲這是我們習慣或預期的狀態。我們對預測很買單，會預設一件事要有什麼發展，但有時生命根本還沒展開。要改變這行爲，我們一定要培養新的模式：心無雜念。

我的人生就是最好的例子。

從預測到當下

幾年前，在我還沒有活出有靈魂的自己之前，我張開眼的那瞬間，身體就已經感受到了一整天的張力——我要經營診所、看病人、管理醫師和員工、傳授父親的練習技巧……爲了完成這一切，我必須跟上要命的節奏。我腳還沒沾地，人就已經進入高績效表現模式了。因爲我在腦中創造出高績效表現與極端忙碌的現象，所以我本人也呈現出那種極端的能量模式，每天的生活不得不用那種方式展開。

自動導航就像是這樣。沒有成長的空間，沒有創意或隨興的空間，沒有空間讓有靈魂的自己（也就是眞正的我）出現，我當然無從認識有靈魂的自己。如果你進入了自動導航，**你**永遠都不可能擁有原本來凡間想要體驗的生活。

要脫離自動導航模式，我們必須深入核心，完全進入當下，也就是**此刻**所在的位置。畢竟，當你活在當下，不存在任何問題。你可以用這股不同的能量創造優勢。

現在，我每天都能好好醒來，展開這一天，不預設這天會發生什麼事。如果我發覺我的心思開始想要理解、詮釋、預測、分析或分類任何資訊，就會進行中樞通道呼吸法。當我專注呼吸，把注意力完全集中於有靈魂的自己，感受那慈愛的存在，就能打開迴路好好活著。

當我的學生爲了即將發生的事情感到焦慮或慌亂時，我就會請他們深入核心問自己：「這一刻，現在，我好嗎？我知道明天很恐怖，下禮拜可能很難熬，可是現在，我好嗎？」意識思緒必須承認，的確，「這一刻，這個當下，我沒事。」那下一刻呢？下下一刻呢？答案都一樣。

當你讓自己體驗這些當下之後，你就會逐漸醒過來，從潛意識發現如果你來到了**當下**這一刻，你其實好端端的根本沒事。只有當你超前進度，投射未來，沒有立足於當下，你才會覺得焦慮或害怕。

◆**步驟：**

1. 當你早上醒來、還沒下床前，做幾次中樞通道掃描，注意身體的反應，有沒有哪些部位已經啓動了或更需要你的注意。
2. 揉捏、按壓啓動的部位或能量無法輕鬆流動的地方，緩慢而溫柔地透過中樞通道把呼吸帶到那個部位去整合能量。

3. 利用脈輪表（見表3-3），看看這個身體部位影響了意識的什麼方面，或對應到哪個能量系統。一天之內，有意識地給這個部位更多注意力，注意這帶來哪些生活的提示，可能要你提升某個生活面向。

4. 當你把雙腳放到地面上開始行走時，觀察你能活在當下多久。當你離開床、看著鏡子、刷牙、用浴室時，可以觀察一下你的日常作息會不會讓你脫離當下，讓你開始想著未來或過去。只要享受你正在做的事就好，你愈是專注當下，就愈能快樂地活出有靈魂的自己。

剛開始，你可能會覺得自己必須慢動作前進才能活在當下。不過，當你建立了愈多神經迴路，準備就愈充分，可以更快速地運用「當下」的能力過生活。這是個很重要的習慣，最適合練習的時間就是起床後，這時大腦還沒有全面啓動自動導航。剛睡醒時，意識和潛意識之間的溝通最順暢，最能夠開發新功能和新模式。一天之中有愈多時間進入專注當下、心無雜念的狀態，就能夠建立愈多迴路，甚至在活動時也能維持內在深刻的沉靜。

當你能夠錨定、整合於當下，並且把需要的迴路都帶上線，就算你要想著未來，也能維持處於當下的生理機轉。你可以在非常自在舒適的感受中朝未來邁進，你會知道，每一個當下你都**很清楚**要做什麼，因爲你就是不斷地活在當下——沒有條件、沒有包袱、沒有批評、沒有拒絕、沒有恐懼。

第四項練習：整合兩種能量模式，投入有靈魂的自己

在身體裡或人生中，最快最直接的改變方式就是透過能量，因爲能量移動的速度比什麼都快——絕對比改變思考模式和信念更快！思緒的龐大力量可以主導光子，讓「實相」在具體有形的世界裡實現。在這個練習中，我們會同時處理思緒與能量，就更能體會和體現有靈魂的自己。

我們如何定義自己，會具體地影響我們所創造的人生。當我們用「我是」造句時，我們就創造了一個效果強大的指令，來排列我們的能量，而我們的具象世界便會以此爲藍圖逐步實現。因此，一定要很注意「我是」後面的句子怎麼完成。

現在，我要請你重新感受當你用「我是」造句時，體內有什麼感覺。不管後面接的是什麼，我們的體內都會有一股能量衝出來。防禦性格所造的「我是」和有靈魂的自己所造的「我是」，將帶來很不同的能量感受。

現在，我邀請你來認識透過有靈魂的自己發出主張時，體內能量流的模式（有靈魂的自己就是絕對不受波動的神性，存在於你的體內；而防禦性格代表著觀點、批評和狹隘信念所對照的世界。這個練習會讓兩種能量合而爲一）。注意體內哪裡有豐沛的能量？能量往哪裡

衝？在哪裡整合？哪個部分特別明顯？哪個部分好像退到了背景，在這過程中模糊了？

有個值得注意的模式是：身體外圍的肌肉在我們進入核心時會放鬆——如果有隻熊出現在屋子裡，戰或逃反應要用的肌肉會收縮；當我們把大腦的注意力帶到中樞通道，運用核心深處的肌肉，從那裡呼吸，這些外圍肌肉便會自動放鬆。我們的身體和情緒都會更集中，能量就會和身體的中央管線一致。

當我逐漸轉變爲有靈魂的自己、內在的導引開始整合時，我發現雙眼後方的肌肉有顯著的變化。當我開始建立迴路，由內而外運作，那裡的肌肉會規律地放鬆，不再從外而內地回應。當我打開第三眼，我的頂輪開始連結到另一個世界，看到的能量和生命都是能量體。

你也可以在完全進入核心時注意雙眼，肌肉會更容易放鬆，你可能會感覺到靈魂輕鬆不費力地在眼睛後面「坐下來」。當我注意到這一點，就開始將眼睛的焦點視爲一道門，讓我能有意識地進入有靈魂的自己。荷爾蒙密碼裡腦部瑜伽的時鐘呼吸法，能幫助我們啓動有靈魂的自己的能量。在瑜伽修行者的傳統中，這個練習稱爲**「凝視」**（drishti），用來提升或主導某個姿勢的能量，喚醒那個眼球動作對應的上腦中心——不過，你不需要隨時做腦部瑜伽也能獲得這個效果。

「整合兩種能量模式，投入有靈魂的自己」練習，會幫助你整合防禦性格與有靈魂的自己，最終協助你帶著愛與強大的力量投入凡間的角色——成爲絕對的、神性的你。

◆**步驟：**

1. 首先，要觸發你的防禦性格視角。先想著你不擅長但很希望自己會做的一件事，例如，你可能希望賺更多錢或有更好的身材。或許你也可以想想你今天要完成多少事，可是你認為你沒有足夠的時間。只要選一件事，讓你感覺比較不自在、不能幹或準備不足。你會感受到身體裡的壓力，因為這些想法為防禦性格建立了存在感。
2. 想一陣子，留意自己產生了什麼思緒和情緒。觀察你專心想著這些情境時，你的**身體裡**有什麼變化。有沒有覺得脖子緊緊的？有沒有覺得一陣能量穿過心頭？或是覺得雙腿無力？花一分鐘探索一下體內的能量怎麼了，然後記下來。
3. 現在，要發展更偉大的自我，請深入身體核心，將注意力集中於脊椎周邊、腹部和心窩。從那裡呼吸，深沉地放鬆到外圍的肌肉組織，同時對自己說：「我是。」當你這麼專心時，能量會劇烈改變。
4. 注意自己出現了什麼不一樣的思緒和情緒，然後**感受**體內能量的變化。你有沒有忽然覺得很踏實？或是心口膨脹？花點時間感受，讓大腦察覺所有來自核心的細微變化，然後記下來。
5. 現在，你要結合這兩種模式：深層流動的能量來自有靈魂的自己，讓這股來自核心的能量穿過中樞通道，進入防禦性格所造成的緊繃部位。「一起」呼吸這兩種感受，二者會合一，你會產生一種全新而正面的能量模式，消融了狹隘思維所帶來的舊模式。

電磁能量會以更加整合、穩固、不受波動的方式流動。你可以觀察自己這一天下來就算有狹隘的想法，也能安坐在內心絕對幸福的境地裡。這會讓你感覺很好！你會畫一條新的底線，不再一直拿自己和外在世界比較，新的神經迴路也會上線，讓你接受內在「我是」的指引。

透過這種方式連結這兩種獨立的能量模式，能讓潛意識獲得生理證據，知道我們要靠岸了，之前的問題不必再當成威脅了。你會讓潛意識看到你感覺更有力量了，因為當你回顧老問題時，身體更放鬆了。這很厲害！如果潛意識能體驗到能量的轉變，就會得到成功的反饋。潛意識會開始覺得：「你知道，我能改變這個。我只是把喉嚨裡面和肩膀上面被防禦性格卡住的那團巨大能量，轉變成系統裡真正的力量。」

能量七密碼的練習會改變身體原本的溝通系統，從單向的出口斜坡變成雙向高速公路，我們會持續感受到能量流動，立刻邀請能量進入其他帶來靈感、勝利感或擴張感的能量。我們會持續移動體內的能量，再配合我們想要的體驗，就能有意識地改變並創造人生。這就是真正的創造者。我們擁有所有的能力，可以**透過身體**創造出我們所愛的人生，只要我們更清楚能量運作的方式，妥善運用能量的精妙之處。

一旦你能辨別有靈魂的自己在身體裡的感覺，活躍的大腦就可以靠自我肯定和鼓勵大幅增加你充分體現靈魂的速度，你可以用字句或能量來肯定**自己**；換句話說，**我們**可以化解狹陰思維創造的能量，只要你利用「我是」來發揮創意造句，同時體現靈魂的能量模式。你可以用這個方法，不再用由外而內、從上而下等顛倒的方式改變自己和人生，開始用唯一有效的方式由內而外產生轉變。

靈魂密碼對應的脈輪：頂輪

頂輪是第七個脈輪，掌管更高的本質，有時稱爲「超意識」。梵文稱頂輪爲「千瓣蓮花」，這就是我們進入另一個維度的入口。

當頂輪的能量獲得整合，我們就愈能脫離想個不停又充滿恐懼的腦袋，進入超意識和毫無雜念的心境——換句話說，我們能脫離防禦性格，進入有靈魂的自己。一直想個不停的腦子終於能夠停下來。我們會感受到更平靜、更專心、更開放，做好準備且沒有偏見和評斷。當這一切發生，我們會將有靈魂的自己視爲一體，防禦性格的錯誤自我感會崩解、融解、瓦解——忽然間，我們這輩子第一次不在乎了！我們不在乎自己沒辦法再躲起來了；我們不在乎人生的發展能不能維持自己設定的形象了；我們覺得不加以防備好像也不要緊，不爭辯下去好像也無所謂。忽然間，我們能夠和那個刁難我們的人共同活在當下。有些話原本會造成衝突（像是「你不懂我」或是「你不夠格」），但這些話再也傷不了我們了。因爲我們錨定在自己的能量裡，連接上了眞實的靈性本源，我們不會驚慌失措、不會魂飛魄散，不會因爲別人的行爲或反應而失焦或忘記原本的意圖。我們累積了本質的能量，體現了有靈魂的自己，所以不管在什麼處境下，都不需要防備。我們只要留在心中，活在愛的當下，因爲我們知道生活中的所有轉折都是爲了更高的使命。

當我們成爲有靈魂的自己，所有防禦性格帶來的不安全感、麻木和自我質疑都會被拋到窗外。我們知道自己是誰，清楚什麼才重要。我們知道要怎麼行動，不會不情願、難堪或覺得丟臉。我們會很自在地成爲有靈魂的自己，在這個世界裡採取慈愛的行動。

若頂輪沒有整合，能量就會卡住。我們會覺得自己很孤立——沒辦法和別人、和靈魂，甚至自己的能量產生連結。這會導致意志或自尊之戰、想太多、憂鬱、焦慮和其他精神疾病，像是癲癇和阿茲海默症。相反地，當頂輪能量整合好，我們的能量系統就會像千瓣蓮花般綻放。我們會不斷擴張、不斷接收、不斷進化爲最自然的狀態：充滿愛的、活在當下的、有靈魂的自己。

【表10-2】整理了頂輪的重要特質。

表10-2，靈魂密碼對應頂輪

名稱	第七脈輪、頂輪、千瓣蓮花
位置	頭頂
顏色	紫色、白色
音符	B
影響的身體部位	頭顱上半部、皮膚、大腦皮層、右眼、右腦、中樞神經系統、松果體
覺醒模式背面的症狀	憂鬱症、過度思考、困惑、對汙染源敏感、慢性疲勞、癲癇症、阿茲海默症
覺醒模式正面的特點	神性人格、魅力、奇蹟般的成就、超然、泰然、能配合更高的使命、內在視覺。「我就是神性的存在」「我是那」「生命反映出我的本質」。
練習	· 找出屬於你的靜心風格 · 運用中樞通道呼吸法在大自然中行走 · 專注當下，心無雜念 · 整合兩種能量模式，投入有靈魂的自己
呼吸法	中樞通道呼吸法
整合頂輪的瑜伽動作	· 大休息 · 頭倒立 · 寬腿前彎 · 兔式

靈魂密碼的瑜伽動作

除了靈魂密碼的練習，下列瑜伽動作也會幫助你整合、平衡頂輪。

大休息（śavāsana / Corpse Pose）是瑜伽課結束前最常做的動作，通常也是大家最喜歡的動作！梵文指「攤屍式」，但其實就是靜止不動、放下一切。這個動作對中樞神經系統非常好，也對應到頂輪。

大休息

◆**步驟：**

1. 仰躺在瑜伽墊或地板上，雙腳打開與臀部同寬，雙臂放在兩側。讓雙腳落下，雙手放鬆，手掌朝天花板。讓頸子呈現最自然的曲線，後腦勺貼地。
2. 有意識地放鬆全身，先從雙腳開始。讓一股柔軟又能卸下防備的波浪往上拍向雙腿、臀部、核心、心臟，感覺到鬆弛感沿著手臂擴散到手腕和手掌，然後放鬆上胸腔、喉嚨、頸部、臉，以及頭皮。感覺能量自由流貫全身。
3. 讓呼吸放鬆地進入自然韻律——不要太深，也不要太淺。將注意力轉往內，如果有哪個身體部位沒有放鬆，讓大腦去發現，然後有意識地讓那個部位更鬆軟。全然進入什麼都不想的領域。

4. 維持這個放鬆狀態至少五至十分鐘（或更久，看你有多少時間）。

5. 當你準備好要結束大休息，溫柔地動動手指和腳趾。頭往兩側轉一轉，感覺到後腦勺接觸到瑜伽墊。當你準備好，把雙膝收到胸前，滾向側邊。用嬰兒式深呼吸一、兩回，慢慢坐起來。

現在，將靈魂密碼與身體覺醒瑜伽結合大休息：

1. 做這個動作時，仰臥在地上，感覺到下方六十公分處有一大股能量。

2. 能量波沿著身體而上時，有意識地讓能量隨著中樞通道，往上穿過全身，環形場的能量流則從核心出現。

3. 開始中樞通道呼吸法。每個身體部位放鬆時，更深入核心與大腦中央。讓大腦放鬆到思想以外的境地，讓心無雜念的狀態深深錨定在系統裡——也就是骨盆底部。

4. 開始**放鬆**每個身體部位，順序很像是在用「一千根小吸管呼吸法」放鬆肌肉。先從雙腳開始，一路向上到全身，但是心口和根鎖要最後放鬆。

5. 在這個深層沉靜的空間裡待幾分鐘，讓有靈魂的自己在意識表面浮現。

6. 當你準備要結束這個動作時，先從核心開始，溫柔地從體內揉捏四個錨點，並進行中樞通道呼吸法。從體內小聲地發出**「嘛」**的聲音，可以在這種時刻讓有靈魂的自己有更明確的表達。
7. 啟動核心之後，開始移動小肌肉群（手指、腳趾等）。記住，你要**由內而外**運用能量七密碼建立新的神經迴路。這個練習會強化這些迴路。

整合頂輪的其他瑜伽動作

除了大休息之外，你也可以利用下列瑜伽動作來強化靈魂密碼的練習。請記住，揉捏你想注意的部位很重要，但放鬆也很重要。

- 頭倒立（śirṣāsana / Headstand）
- 寬腿前彎（prasārita pādottānāsana / Wide Angle Forward Fold）
- 兔式（sasangāsana / Rabbit）

恭喜你！我們已經介紹完能量七密碼的七套練習。你現在擁有了所有工具與知識，可以進行量子翻轉、活出有靈魂的自己了。能量七密碼喚醒了你的能力，讓你拓展覺知、體現有靈魂的自己，並且讓有靈魂的自己得以表達，讓你成爲人生經驗的創造者。

接下來，你將在第三部學會如何讓能量七密碼成爲每天都能持續輕鬆進行的練習，加速量子翻轉。我們會介紹覺醒模式正面的人生，你會從這裡開始以創造者的角色拓展人生。

第3部

全新的生活方式：體現靈魂的人生

第十一章
量子翻轉，一天一次

本書第一部提供了全新的人生觀，讓我們能夠用全新的觀點看自己、看人生、看世界。我們學到了我們其實都是明亮的靈魂（能量體），在這條路上逐漸覺醒，明白自己的偉大，也更加清楚人生和生命中的一切發展都反映出我們哪裡需要覺醒。在第二部能量七密碼的練習裡，我們學會如何覺醒、用新的方式來和靈魂相處，也學會如何回應人生。在第三部中，我們要探討全新的生活方式——我們不能進行完一次量子翻轉就算了，還要持續建立迴路，讓自己活在覺醒模式的正面，才能夠在每一天都更加體現有靈魂的自己。

現在你已經體驗過「喚醒」有靈魂的自己是什麼感受了，你可能會想要把學到的所有技巧用最簡單的方式結合在一起，在生命中創造最顯著的差異。這就是本章的重點：用能量七密碼來建立新習慣和新的生活方式。我會提供你一些清楚又簡易的方式來落實能量七密碼，開始主動有效率地做這些練習，讓你完成化爲肉身來凡間的使命，體現有靈魂的自己。

再忙碌的人也能將這些練習無縫結合到每日作息中，你可以選擇用不同的方式來組合這些練習。如果你喜歡規律，可能會喜歡比較短、制式的練習法；如果你喜歡彈性，我也會分享一些能隨意搭配（但一樣有效）的每日練習。只要選出最適合你的練習，就可以開始，因爲這才是最重要的事……你**現在**就要開始有意識地投入能量體，那才是眞正的你。你要今天就有意識地活出你的自然本質，成爲有靈魂、也有肉身體驗的靈體。這個世界上沒有其他方法能讓你在人生中創造更卓越的改變了。

同樣地，這些練習的目標是要持續不斷建立神經迴路，讓高頻能量減輕你的能量負擔和包袱，啓動你尚未覺醒的意識和身體部位，讓有靈魂的自己甦醒。你體驗過能量整合之後就回不去了！不過，你要記得這種事情沒辦法「一勞永逸」。量子翻轉和覺醒模式正面的生活不能只是靠理解，要眞正達到量子翻轉並活在覺醒模式的正面，就要靠**體現**。

要讓粒子之間的空間產生轉變（那就是眞實的你所居住的位置），你就需要和這些練習共同**生活**，並持續進行，把這些練習當作是你在凡間的生活方式。這表示你要反覆做，才能訓練大腦。你希望大腦預設的角色就是服從體內流貫的能量，而不是保護和防備，要不然你的思想又會跟著腦袋裡的故事情節去反應。持續練習能量七密碼，能讓大腦不要再催促人生前進，那只會把你的注意力拖離核心，讓你遠離直覺的領域。

就和其他練習一樣，要訓練大腦察覺你的本質就是能量體，需要決心和勤奮。這得花一點時間（雖然不一定要**很久**），你才能徹底運用整個系統，在身體各處建立新迴路，完整地在身體裡體驗有靈魂的自己。如果你專注做這些練習，便會幾乎立刻感覺到差異——不過充分整合並不會馬上達成，要有耐心。你可以用最適合個人進化的節奏來整合能量，這會符合你來到凡間前在靈魂轉運站所做的決定。

別擔心——你會覺得很棒！開始規律練習，就會有動力。細胞記憶很接近肌肉記憶：你一回應新的、高頻的振動（來自有靈魂的自己），所有的整合練習都會結合在一起。換句話說，你不必每天從頭開始，你每次做能量七密碼的練習，就會從原本累積的進度開始。這個練習會讓你支持自己持續下去。

你決心要覺醒並體現神性本質的振動，會加到這個複合效果上，因爲眞正的決心是一種愛的形式，決心的振動**就是**有靈魂的自己在振動。你的決心會帶你到你想去的地方，你眞誠、發自內心、寶貴的意念會產生一股能量，就和你的終點站一樣。對能量來說，這股振動和上腦中心一樣，比原始腦更高。只要用這個方法，你就會在大腦領悟之前就展開旅程。當你透過眞誠的決心體現這股振動……你就抵達終點了！

我在本書一開始就說過的話很值得在這裡重申：你可以變成全新的自己——更健康、更快樂、擁有更多力量，只要幾個月，甚至幾個禮拜就能做到。不過你必須**應用**所學才有可能。不管你做了什麼選擇，時間都會過去，就看你怎麼運用時間。我想請你以決心、熱情和使命感擁抱這份功課，讓你拓展能量、體現靈魂。我保證，你會很感謝自己做了這個決定。

讓我們來看看你要怎麼做才能有效地把這一切都應用在日常生活中。我常常被學員問到：「我該在什麼時候做這些練習？」我的答案就是：「永遠沒有不適合的時機！」

永遠沒有不適合的時機！

經歷過靈魂出竅的體驗後，我就一心想要再創造一次這個體驗。身為醫師，我用科學的方法來進行，能夠有系統（並持續）地重現大家認為很奧祕也無法進入的狀態。在我的研究過程中，我發現這些練習可以隨時隨地進行——不管你在做什麼！我不是要你和我一樣狂熱，但我相信你應該每天練習能量七密碼。我們幾乎可以在從事所有活動的同時開發感官神經迴路，你愈常在日常活動中做這些建立神經迴路的練習，就愈能夠輕鬆不費力地建立迴路。

你可以挑戰自己，看你能多頻繁地在不同的日常活動中加入兩個最基礎的練習——中樞通道呼吸法和主體—客體—主體、讓身體來處理。你可以和自己比賽，看你一天之內可以花多少時間利用這些練習來建立迴路，同時持續正常作息。讓這些「入門」方式為你打開靈魂的大門。

你可以從這些練習開始同步建立迴路，這張清單可以沒完沒了，所以你也能把你的活動事項加進去。

你在做這些事情時都可以建立神經迴路：

- 躺在床上
- 講電話
- 傳簡訊
- 上網
- 看電視
- 烹飪
- 吃飯
- 洗碗
- 上廁所
- 洗澡
- 走路、慢跑或做其他運動（參閱〈人體化學密碼〉中「有意識的運動」）
- 排隊
- 做瑜伽（一箭雙鵰！）
- 購物
- 花時間在大自然裡（又一箭雙鵰！）

- 照顧寵物
- 開車
- 通勤上下班
- 閱讀
- 用電腦工作
- 性行為
- 上課或演講
- 決策過程
- 洗衣服
- 針對某個挑戰苦思時
- 刷牙
- 園藝
- 度假
- ＿＿＿＿＿＿＿＿（你想做什麼都可以！）

在開發能量七密碼、隨時隨地建立新迴路時，我用一個很簡單的動作提醒自己把握機會練習，像是開車前要繫安全帶時，我只是稍微做了一些調整：伸手到肩膀上方去拉安全帶，然後從身體內部揉揑心口，沿著中樞通道上下吸氣和吐氣，這樣一來我就建立了新迴路——卻完全沒有打斷一天的進展。然後我又多做了一步：接著我要看著後照鏡倒車，這時我會有意識地把頸子多轉一點，收下巴，感覺到雙眼後方的力量。接下來我會把氣吸上來進入頭腦的中央，從頭頂呼氣出去——又建立了通往上腦中心的迴路，開啓了一條高速公路，從我的心連結到我的創意天才。

當你用這種方式過日子，人生的偉大冒險變成了：「我要怎麼在買菜時建立迴路呢？還有我搬行李箱的時候？或是從儲藏室拿出箱子時？除了專心妥善地抬起這些物品，像是膝蓋微彎，重物要靠近身體才不會傷背，我是不是也能沿著中樞通道上下呼吸？」

我要請你看看自己多麼有創意，既能進行練習又能**繼續過生活**。你還想得到哪些方法呢？如果你想要有更多點子，歡迎你一起來討論。請加入我的臉書專頁（請上臉書搜尋：**DrSueMorter**），你會找到各種支援和相關討論，了解我的學員和其他人怎麼進行練習。

要展開這種全新的生活方式，剛開始你可能需要時時提醒自己，你可以把便利貼放在目光所及之處——浴室的鏡子上、冰箱上、車子的儀表板上。你也可以在手機或其他數位裝置上設定鬧鐘（例如每十五分鐘、每三十分鐘或每六十分鐘），或在進行日常活動時搭配能量七密碼練習，這樣不管在做什麼都能同時練習。我的一個學員就建立了習慣，每次去洗手間就做中樞通道呼吸法。她剛開始是用這方法來自然療癒尿道發炎（確實在二十四小時內見效），然後她就把這列爲新的能量七密碼功課了。她想：「有何不可？要不然我那時候還能做什麼？我可以好好運用時間啊！」

以下介紹其他方法，讓你將能量七密碼整合到生活中，不必「另外找時間」。

坐太久了要動一動

現代最常見的健康警訊之一就是坐太久很傷身，建議要經常休息。有些專家說，每坐半小時，就必須站八至十分鐘，運動兩分鐘，我想請你利用這個休息時間做幾組身體覺醒瑜伽動作。做瑜伽比單純站起來伸展更有益，那是完全不同的效果。瑜伽會讓身體進入神聖的幾何形狀，讓更高頻的能量自動流過，把身體變成廣播頻道電台，不必費力就能接收有靈魂的自己和我們的終極目標。每次練習時，你可以只針對一個脈輪做一個瑜伽動作（目標是一天之內把七個脈輪都做完）；或者在休息時快速掃描全身，看哪個脈輪需要你的注意，然後選一個瑜伽動作來因應（請參閱後面的「三十分鐘可以做什麼？」，裡頭列出了根據每個脈輪推薦的瑜伽動作）。若不做瑜伽，你可以在休息時做莫特步法或其進階版，這對中樞神經系統和電磁系統也有強大的整合功效。

還有一個方法也能有效利用你「起身動一動」的時間，那就是呼吸練習。你可以在每次要從椅子上起身時練習蕨葉呼吸法：準備要站起來時，身體先往前捲，然後一節一節打開脊椎，緩緩站直。做一千根小吸管呼吸法也同樣有效。

如果你休息時不能站起來，可以把右手放到後面去，從右邊拉住椅背，右腳往前，左腳在身體後方，或許放在椅子下。收縮四個錨點，左手橫過身體去碰右膝，下巴轉過去碰左肩，然後沿著中樞通道深呼吸，把氣往上帶，通過雙腿，穿過身體，從頭頂呼出去。再回到自然坐姿，從頭頂深呼吸，把氣擠到心裡，穿過身體，再從雙腿往下呼氣到地底。換邊再重複。利用呼吸搬運能量，就和站著一樣有效，也能建立迴路，活化重要通道，讓我們體現靈魂。

你可以選擇任何一種呼吸法，就看你那天察覺到自己有什麼需求：船式呼吸法能帶來創意和智慧，太陽輪呼吸法可以給你力量，和諧一心呼吸法可以給你愛與歡樂，實現呼吸法讓你說出眞相，視線呼吸法可以強化你的內在視覺，看到人生的奧祕。每一個呼吸法都能爲身體中央核心帶來更多生命力，整合並保留能量，讓能量不要散逸或在一天之內逐漸減少（稍後我會爲大家複習這些練習）。

持續內觀

最後，本章的重點雖然是如何**積極地**開發迴路，但我想要提醒讀者，你要「隨時內觀」並練習「讓身體來處理」遇到的處境。每次只要你感覺到情緒上湧，能量場突然有變化，就讓身體來處理。這是最快最直接的路徑，讓你的意識進化（並療癒人生），因爲透過身體的感受，你會直接從有靈魂的自己得到方向，知道你最需要朝哪裡努力。

我總是讓身體來處理。當我在想事情、思考未來的計畫或考慮是否要回應邀請時，總是注意體內有什麼變化。我不斷參照核心的內在流動，注意我在想事情的時候能量有沒有流動。如果沒有（可能是因爲能量淤積或斷層），那我就會著手建立迴路，揉捏身體能量特別緊繃或有感受的部位，用呼吸帶進中樞通道。別把這當成正規的練習，這是隨時都可以進行的功課。

當我們用「隨時都可以做」的態度來面對人生，就會發現每個體驗、每個當下都是建立迴路的機會，可以協助我們療癒、擴張和進化——換句話說，讓我們覺醒爲有靈魂的自己。這取決於我們想要在多短的時間內看到變化。如果你和我以及眾多學員一樣，迫不及待想迎接自己在覺醒模式正面的生活，你可以隨時保持專注！盡量練吧，你不可能練太多的。

這種內在的參照、呼吸和畫面，會讓**你的存在感更強烈**——不管是當下那一瞬間或是整個人生。這會喚醒你，讓你保持警覺，避免你又回到自動導航的機械式生活方式，因爲你隨時都會更留意深層的核心，擁有更多原生的資源，讓你有更強大的能力可以優雅、輕鬆又有意識地面對人生際遇。這也會讓你更準備好去愛。

※※※

我們先來看一些比較固定的選擇，協助你把能量七密碼整合到每日行程裡。你可以從中挑選，也可以全部都做——看你有多少時間。做愈多愈好，這些練習不會互相排斥！

早晨與睡前流程

最適合建立神經迴路的時間就是上午剛醒來和晚上入睡前。在這半睡半醒的狀態裡，意識和潛意識的活門最爲敞開，兩者可以輕易地互相溝通。當意識和潛意識連接在一起，我們深處的眞相就會在意識中浮現，導引我們以最眞誠的方式完成心之所願。我要請你養成習慣，以能量七密碼來開始和結束每一天。在這套流程中，你會用中樞通道掃描來開始每一天，結束時則會沐浴在愛的振動中，逐漸轉變。

☼ 早晨掃描

開啓一天的生活之前，趁你還在床上，可以做靈魂密碼裡的「專注當下，心無雜念」練習：掃描中樞通道，從身體內部揉捏、按壓需要你注意的部位，整合那裡的能量。訂下當日目標，優先運用這些能量。可參考【表3-3】來決定你那天要注意什麼，然後鼓勵能量流到那些部位去，規律地把呼吸帶過去。

假設你在掃描時發現脖子會痛，回應這股知覺，揉捏、按壓你的脖子，讓呼吸穿越那個部位，連結到中樞通道。參考表格，了解喉輪還會影響哪裡，把【表3-3】裡吸引到你注意的部分記下（或許是「完美主義」或「無法表達情緒」特別醒目），那一天請好好觀察。訂下目標，放下完美主義，讓自己盡力表達情緒，同時讓呼吸穿過喉部，連結到中樞通道。你的身體在提示你需要注意哪些地方，才能準備好下一回的進化。

睡前感恩

晚上爬上床時，我總是說：「哦，我愛我的床！」難道你不愛你的床嗎？你的床就是一個完美的繭，非常適合用來做這個練習，因為我們在床上覺得很安全、備受呵護。在床上建立迴路的效果最棒了。要效果最強大，那就要**活在愛的當下，呼吸愛的能量**。愛就是一股振動，可以打開意識和潛意識之間的活門。當下是全然的專注與覺知，呼吸則會把能量或靈魂帶到身體各處。你可以舒服地在床上培養，不需理由就能感受到愛的能力。

完美的睡前儀式是「建立愛的存在感」練習（請翻到〈心的密碼〉進行），可以搭配日間的「專注當下，心無雜念」。和早晨的流程一樣，你可以躺在床上做，就在入睡之前。讓你全身充滿愛和深沉的感激，透過中樞通道呼吸把那股振動錨定在能量場裡。注意中樞通道的流動有沒有干擾，在逐漸沉睡的過程中把迴路建立在干擾的區域。

若要加強效果，可在睡前做莫特步法進階版，兩邊至少各做一次。

※※※

每個人都在討論感恩的重要，但我想從人生創造者的角度來談。做睡前的感恩練習時，我們刻意把創造出感激之意的事情帶到思緒裡——不是為了在外面的世界追求什麼結果，而是為了要學習如何體驗感激。我們表達感恩以創造出有靈魂的自己的振動頻率（喜悅、愛、欣賞、存在），最後，我們能夠隨時自行創造出這種振動。當我們有能力想著感謝的事物、召喚感恩的振動時，就能進行下一步——在沒有任何理由時也能心懷感激，這會協助我們達到「不管今天我的人生發生了什麼，我都很感激，沒有任何事、任何人能影響我！」的境界。當我們知道不管外在處境如何，自己就是內在體驗的主宰，當我們感覺到自己就是創造者，會給我們強大的力量。

十分鐘可以做什麼？

如果你能每天騰出十分鐘練習能量七密碼，本章會提供很多充分整合能量的方式讓你妥善利用時間。理想狀況下，我們會很習慣能量七密碼的練習，所以你不必去思考要做什麼，可以讓能量（也就是眞實的自己）來引導思緒，理解身體需要什麼。愈是熟悉所有的練習，要從工具箱裡找到當下需要的練習就愈容易。不過，以下列出了幾個不同的流程，幾乎不花時間就能給你完整的支持。

☼ 十分鐘的「專注當下，心無雜念」

在「專注當下，心無雜念」的練習中，我們讓失控的思緒停下來，不要一直想著過去和未來，讓大腦全然而有意識地專注於當下這一刻，沒有任何想法。這和自動導航相反。我們走進每一天、每一刻，都是全新的，沒有期望，面對無限可能，我們只要觀察前方和心裡有什麼在逐漸展開就好。

我鼓勵你慢慢把這個練習增加到十分鐘。如果在忙碌的一天裡，你的思緒急馳中，休息的時候進行更有效，不過當然任何時候做都很有幫助。練習時四個錨點都要用力，再加上中樞通道呼吸法。**要成爲體內的能量**，沿著中樞通道移動，不要只是想像那股能量跑上跑下。要把有靈魂的自己視爲一體，集中意念進入通道，**成爲**那股能量，不要想其他事——全然專注**化爲**那股能量，進入體內。

你不妨挑戰自己：「我能不能放鬆思緒，利用四個錨點來連成一線，放鬆所有肌肉，但是**維持專注**於核心的存在，以中樞通道呼吸——我能不能做十分鐘？」

十分鐘的脈輪呼吸

吐納密碼以古老的傳統呼吸法爲基礎（梵文稱爲**「調息」**）。瑜伽修行者運用這些練習研究意識，來整合不同層次的存在，建立動能，逐漸證悟。一個接著一個做這些呼吸練習，可以在體內建立覺知，最終會讓你喚醒有靈魂的自己，不只是深呼吸而已。

在十分鐘內，你可以做完六項基礎脈輪呼吸法，每項練習給自己九十秒（約五至十回呼吸）。我們來簡短複習一下：

1. **中樞通道呼吸法（第一與第七脈輪）**：首先，啓動根鎖、揉捏心口、收縮喉嚨，然後輕輕把眼睛往上轉。沿著中樞通道上下呼吸。
2. **船式呼吸法（第二脈輪）**：進行中樞通道呼吸法最後一次吸氣時，盡量把肚皮往外、往前撐。要吸氣時，把和根鎖一起往上提的肌肉往下壓；吐氣時，把肚皮收回來靠近脊椎。進行船式呼吸法可以讓創意自由奔馳。
3. **太陽輪呼吸法（第三脈輪）**：接下來，往上進行太陽輪呼吸法。收縮上半身所有肌肉，以及肚臍下方的肌肉。利用呼吸讓肋骨下方的空間膨脹、縮小、膨脹、縮小，就像葡萄柚和棒球一樣——進行太陽輪呼吸法可以獲得個人力量。

4. **和諧一心呼吸法（第四脈輪）**：從太陽輪呼吸法吸氣變成彌勒佛的大肚子時，繼續往上呼吸，進入太陽輪區域，把氣帶到胸腔和上肺部，這樣你就會用一大口氣同時吸進腹部和上肺部。繼續吸氣，直到呼吸貫穿全身，然後像一個大球從四面八方吐氣。現在，從這個大球把氣吸進腹部，然後繼續吸氣，直到上肺部充飽氣為止。這會啓動你的愛與喜悅。

5. **實現呼吸法（第五脈輪）**：緊接著和諧一心呼吸法，把氣全部吐光，再吸氣。收縮喉嚨以下的身體部位，將注意力全用來強化通過喉輪的呼吸，盡量打開喉嚨，就好像在打呵欠，可是嘴巴要閉起來（這樣吸氣可以打開喉嚨），從頭頂呼氣出去。現在反過來，從頭頂吸氣進入喉嚨，用同樣的方式打開喉嚨，然後從全身往下吐氣入地。這個練習很接近中樞通道呼吸法，可是交換點在喉嚨，而不是核心、心臟或腹部。

6. **視線呼吸法（第六脈輪）**：眼睛往上轉，感覺到眼睛後方在用力，確認第六脈輪的位置，記住這個位置。把注意力集中在一樣東西上（例如燭火、護身符、石頭、花，或空間裡任何一樣東西），放在面前六十至九十公分處。呼吸時想像空中有一條線，從視線焦點連向大腦中央，想像吸氣時會把注意的焦點「移向」你，靠近第六脈輪的中心（或第三眼）。從後腦勺將氣吐出一樣的距離（用想像）。然後反過來，從後腦勺吸氣，前方吐氣。現在把視線呼吸法和熟悉的中樞通道呼吸法連在一起，但這一次交換點是第三眼，而不是中樞通道的其他地方。

一天之中，你可以隨時做十分鐘呼吸法：可以是休息十分鐘時、等其他人開午餐會議時、在才藝班門口接小孩時，或是在月台等車時；換句話說，你不必好好坐著、閉上眼睛，集中精神，以致必須迴避公共場所（但盡量不要做鬼臉哦）。這個練習既安全又能整合能量，所以你還是能維持正常活動（當然，我不建議你在操作重機具或動手術時練習，除此之外應該都沒問題）。如果偶爾你需要多點支持穩定新的振動模式，可以散散步再回去工作，以徹底整合新迴路。

☼十分鐘的腦部瑜伽

利用腦部瑜伽（見317頁）活化重要的上腦中心時，要維持頭部不動，讓眼睛轉一圈，並沿著中樞通道呼吸。在這十分鐘內，我建議你：①前六、七分鐘做腦部瑜伽，這樣應該足夠順時鐘、逆時鐘各做一回。接下來可以：②花三、四分鐘做幾次錨定密碼的瑜伽動作，③搭配中樞通道呼吸法。這個順序很重要，腦部瑜伽能夠加速啓動上腦中心，所以我們要確定能穩固地整合身體裡的變化。如果你感覺頭重腳輕，那就再繼續做。熟練之後，一整天任何時間都可以更輕鬆地做這組練習。

☼ 十分鐘的蕨葉呼吸法

這組練習：①蕨葉呼吸法做五至七分鐘後，接著：②做幾次錨定密碼的瑜伽動作，③搭配中樞通道呼吸法（若需要複習蕨葉呼吸法，請見280頁）。這個練習要**丹田**（大型能量儲存槽）用力，並且整合脊椎裡的能量流。透過能量七密碼產生的變化，可藉由這組精細的整合運動更加持久。

三十分鐘可以做什麼？

同樣地，如果你能傾聽身體的需求來選擇能量七密碼的練習最好，設計一組三十分鐘的練習也能更快、更強效地產生變化。如果你能騰出三十分鐘，需要規畫好的練習幫你有效建立迴路，就從以下幾組練習中選擇吧。

呼吸法與靜心

這套組合比單獨靜心的整合功效更強。利用這組練習，你可以選擇適合你的靜心風格，讓你在最符合自己學習風格的狀態下（聽覺、動覺或視覺）自然收效。首先，要做脈輪呼吸，這很重要，因爲這麼做能讓**能量**流貫系統（就像前導一樣），接著靜心就能大幅增強效果，在建立迴路的過程中有所突破。

這套「生活靜心」是我過去十七年教授靜心課的重點。這套方法可以結合日常生活與靜心體驗，感覺到能量的傳遞和**整合**。這對我的病患和學員特別有幫助。其他靜心法會讓內在與外在世界的**差異**更明顯，但我們是要融合兩個世界（體驗人間天堂），而不是要排除其中一個世界。

這套組合可以幫助入門新手和老手從靜心過程中獲得最大功效。我們從靜心美好的體驗中獲益，再結合到神經系統中。

◆**步驟：**

1. 坐在椅子上或盤腿坐在地上、瑜伽墊上。
2. 進行十分鐘脈輪呼吸。
3. 接下來花五分鐘做火呼吸（或稱頭顱光明淨化呼吸法）。這和其他呼吸法一樣，只是節奏比較快。這套呼吸法有淨化系統內電磁迴路的效果，就像是能量的除舊布新大掃除，把能量包袱都燒掉。

4. 先從鼻子把氣都吐乾淨，腹部裡完全沒有空氣，讓下腹部靠近脊椎，然後放鬆，讓腹部自動吸入更多空氣，再用力從鼻子吐氣。重複一遍，加快速度。你會發現其實專注地用力吐氣，吸氣是反射動作，可自動進行，你只要在呼氣之間放鬆腹部肌肉就行。要完整地練習，就把火呼吸加上幾次深沉緩慢的中樞通道呼吸法（中樞通道呼吸法可以替換為鼻呼吸，讓腦部更平衡，若需影片講解，請看drsuemorter.com/energycodesbook）。

5. 現在徹底放鬆，不必管呼吸法，全身肌肉也都鬆開。接下來的十五至二十分鐘，坐著用適合你的方式靜心。

6. 結束靜心時，兩側各輪流做兩回脊椎扭轉，伸展、彎曲，讓身體整合能量並記住你剛才的體驗。仰躺在地上，沿著中樞通道上下呼吸，彎起膝蓋，放到身體左側，脊椎、頸子、下巴右轉。放鬆之後換邊重複一次（如果你因故不能躺在地上，也可以坐在椅子上轉。利用椅背來支撐，膝蓋朝前，脊椎、頸子、下巴先往右轉，再往左轉）。

7. 躺在地上（或坐在椅子上）要彎曲脊椎時，先收縮身體正面，讓自己蜷成一顆球，抱著膝蓋屈向胸口，愈緊愈好。要伸展脊椎，就做駱駝式，或趴在地上，雙手放兩側伸直，將胸口往上抬（你也可以小心地在椅背較低的椅子上往後伸展，把胸口往上抬，同時保護你的背）。

瑜伽會讓能量主動流貫全身。不過，一堂愉快的瑜伽課最後幾分鐘做完大休息，我們往往就坐起身，下課離開了。如果我們能在大休息之後，坐起來靜心一會兒，就能整合剛剛在瑜伽墊上獲得的更多能量。我知道有些瑜伽教室可能沒辦法讓你留在裡面靜心，所以我建議你到教室外找個安靜的地方或坐在車上迅速靜心，再離開停車場。

當你進入奇妙的當下，若能多花十分鐘滲入核心內在的自我，會對身體裡的迴路工程非常有幫助。記得要等神智清醒後再開車！

三十分鐘的身體覺醒瑜伽

瑜伽本身就有很強的整合功效，尤其是配合能量七密碼的專注呼吸。在本書中，我提供了很多基礎瑜伽動作，可以打開每一個脈輪，增加能量流。你可以按照順序來做這些動作，或整合到你的能量流練習中，逐一啓動所有脈輪。爲了更方便練習，我把討論過的瑜伽動作都列在這裡，按照影響最顯著的脈輪來分類。

我還把這些動作組合成短時間就能發揮高效的身體覺醒瑜伽流程（表11-1），幫助你建立能恢復能量的神經迴路，讓你重新設定防禦性格，啓動有靈魂的自己。

表11-1

身體覺醒瑜伽

第一脈輪

- 椅子式
- 戰士一式
- 金字塔式
- 樹式
- 站姿前彎

第二脈輪

- 船式
- 鴿式
- 單車式
- 坐姿扭轉
- 火呼吸

第三脈輪

- 駱駝式
- 弓式
- 反向桌面式
- 新月戰士式
- 火呼吸

第四脈輪

- 三角式
- 穿針引線
- 魚式
- 仰臥脊椎扭轉

第五脈輪

- 眼鏡蛇式
- 鋤式
- 橋式
- 唱誦

第六脈輪

- 下犬式
- 肩立式
- 嬰兒式
- 反向戰士式（戰士四式）
- 平衡式

第七脈輪

- 大休息
- 頭倒立
- 兔式
- 寬腿前彎

三十分鐘的療癒呼吸法

如果你受了傷、身體虛弱、疼痛，或有健康狀況（這都表示你身體裡有個部位能量不通或淤積），可能會想要花三十分鐘在那個部位進行療癒呼吸。假設你持續尿道發炎，或好了又反覆發作，你可以花半小時深呼吸，刻意讓呼吸通過第一和第二脈輪。當你想到現有的症狀時，就讓身體來處理。你也可以運用「生物能量同步療法解放版」來清除潛意識的擾動與尚未化解的情緒，這些因素都可能會造成身體持續出問題（像是尚未化解的憤怒經常導致尿道炎）。讓你的身體來告訴你要清理什麼情緒，解決之道可能就會自然出現。如果你膝蓋疼痛，在呼吸的過程中，膝關節要施加足夠的壓力才能突顯膝蓋的感受，如影片所示，把呼吸帶到關節部位。一天之內，可利用短暫時間做一回、兩回或三回不同身體部位的特定練習。記住，不管你的症狀是什麼，練習的方法都一樣，這樣你就能舉一反三，將這套練習用來面對頭痛、膝蓋痛、肩膀痛、胃部緊繃、腸胃不適、呼吸急促或身體任何感覺緊繃、異常之處。

能量一直設法沿著身體往上行，努力整合，所以能量淤積一定是在疼痛或沒有反應的部位**上方**。一定要從下往上讓呼吸**穿過**那個部位，這樣效果最好。記得最後的呼吸要流過全身，結束前做「一千根小吸管呼吸法」。

本章的所有練習都會放大有靈魂的自己。整合能量時，身體會覺得很棒，身體本來就希

望可以恢復能量流。它原本就配備了自我療癒、自我調節、自我啓發的能力——就是要前往眞實的、有靈魂的自然與原生狀態；換句話說，身體原本就**被設計**用來做我們現在要它做的事。身體只需要大腦和意念的一點幫助，然後它原有的動能就可以接手了。我們的任務就是要協助身體開始，然後順著自然的流動。當我們把正在尋求的蛻變視爲能量的流動而非行爲的改變，就會更容易蛻變，這是因爲防禦性格比較願意擁抱能量流，而不願意擁抱改變。

只要我們把防禦性格視爲一體，就很難迎接改變；但是當我們把有靈魂的自己視爲一體，就會感覺到變化，當成是能量的流動——能量動起來，感覺就很好。當我們進入身體核心，讓能量流動，胃就不痛了、脖子就不痛了，原本虛弱的體質也逐漸強壯了，因爲帶給我們力量的生命力流貫了全身。我們會注意到「改變」正在發生——但其實重點不在改變，重點是能量流。當我們允許能量流動，改變自動會發生。變化會從後門鑽進來，很美妙的！

⁂

現在，你已經獲得了一套容易操作的練習，能夠建立迴路，察覺到有靈魂的自己，並活出有靈魂的自己，接下來我們要探索迴路，建立美好的人生。那就是量子翻轉後，覺醒模式正面的人生。

第十二章　覺醒模式正面的人生：以充滿靈魂的方式生活

在開啓有靈魂的自己七年之後，我受邀到科羅拉多銅山的女性會議演講。演講結束後，觀衆席有個人朝我走來，問我有沒有興趣隔年在另一個大型會議中簡報。「好啊！」其實我並不曉得自己答應了多麼盛大的活動。

神奇的「心流」

沒多久，會議主辦單位聯繫我，問我有沒有演講影片，能讓他們知道我的簡報會是什麼樣子。我沒有影片紀錄，但當時正著手製作影片，因爲美國最暢銷的管理學與組織行爲學大師東尼．羅賓斯（Tony Robbins）的管理顧問團隊也請我提供影片，這樣我才能去演講。所以我趕快完成了影片寄出去，馬上就得到了回覆。他們不但希望我能去演講，還邀請我擔任第一天上午的開幕演講貴賓！

這個機會讓我大喜，我開始想我要說什麼、用什麼方式來說……令我意外又失落的是，我的腦子一**片空白**！我雖然很努力，但腦子裡就是什麼都沒有。我就要在美國講師協會的年度大會中，在兩千多名專業講者面前演講了——這是他們年度最大的盛會——而這個「腦子一片空白」的狀態簡直幫倒忙！我的舊迴路深信我得做好計畫，而我持續試圖做計畫。

我的思緒都集中在那場演講應該如何進行，順勢而爲的念頭根本沒出現過。

離那場會議還有好幾個月，我每隔幾天就會坐下來想一想。儘管紙筆都準備好了，我腦中還是沒想法。過了幾週、又過了幾個月，我想到就慌，每次要構思就愈來愈緊張。我甚至覺得是紙筆的問題，所以丟下了紙筆去開電腦！但還是一樣……什麼都沒有。

很快地，距離會議只剩兩週了，然後剩一週。我**還是**完全不知道自己該說什麼。我很確定想講一個主題，但那只要十五分鐘就說完了，而我上場的時間有一**小時**又十五分鐘！我決定要提早飛去會場——「離開這裡」，我腦袋就會比較清楚。我在飯店房間裡待了一天半，還是什麼都沒有。就在上台前夕，我還在苦思。我熬到半夜才睡，隔天一早就醒來，希望能靈光一閃。「去洗澡吧！天才的靈感總是在洗澡時出現！」我很樂觀地想要說服自己。我奮力一搏，但上場前還是毫無斬獲。那天上午，我換好了衣服，沿著走廊朝電梯走去，感覺自己的職業生涯還沒起飛就完了。那是我人生中最痛苦的一段路！

工作人員在後台幫我別麥克風時，我聽到他們在介紹我，提到了我的名字，然後親切的舞台總監推了我一下，說：「我想他們在叫你了！」沿著緩坡走上舞台時，我覺得自己好像在海盜船的跳板上。末日近了，我感覺得到。

當我從幕後現身，走進燈光裡，有個龐然大物出現在我體內，換他來當家。就好像尼加拉瓜大瀑布突然從我頭頂傾瀉而下，灌注我全身！我能做的就是活在當下，讓我身上的每個細胞都去傳遞從我心中湧現的字句。我在巨大的舞台上，從一邊飛到另一邊，覺得自己根本沒碰到地面。當我望著觀眾席，我可以看得出來他們都全神貫注在聽，那是我人生中最魔幻的一刻。當我說完最後一句話，朝計時器看了一眼——太神奇了，就在我目光瞥過去的瞬間歸零。在我的場次結束之前，觀眾起立鼓掌了三回。

我回到後台又開始呼吸，協會主席熱淚盈眶地走向我，說我的演講「遠遠超乎期待」，還「拉高了未來演講的標準」！

那場會議之後，許多人寄信或電子郵件來讓我知道那場演講的影響多麼深遠。有些人引用了演講界專家的話，問我有沒有拜他們爲師（我一個也沒聽過）。他們深信我一定彩排了無數次，反覆鑽研演說結構才能這麼順利無瑕。不，其實那天發生的事遠超過我所能研究、計畫或彩排的能力，我的理性思維絕對沒辦法創造出這等精采。我那天的表現純粹就是**進入當下**，那就是**心流**。這改變了我，從此我能夠由內往外發揮的能力也變了。

這也改變了其他人。七年後，當我回到美國講師協會的年會，很多人在走廊上和我打招呼，容光煥發地描述多年前的那一場演講帶給他們的影響。我的能量流也改變了他們——我相信這程度遠勝過我自己能給他們帶來的影響。在那之後，我總是讓直覺主導並帶領打從內心湧現的能量流，來回應觀衆的需求。有靈魂的自己就是用這種方式運作。有靈魂的自己可以獲得完整且高深的認知，我們的智能完全無法預測。

這個美好的經驗（儘管我一直抗拒到最後一刻）說明了我們在意識進化的過程中身處何方。有了能量七密碼，我們都能變成漏斗，讓靈魂純粹的存在毫無阻擋地流過，往外散播，神奇地改變自己和別人的生活。當我們建立了能量流，且明白靈魂的存在**就是**眞實的我們，就能進行徹底而全面的量子翻轉。

雖然我無意間在第一次出竅時窺見了內在本質的眞相，我們還是需要建立迴路才能完整地體現靈魂，每天都活出有靈魂的自己。沒關係！這就是人生。你不會忽然抵達終點，經歷超完美的一生，而是會逐步理解自己究竟是誰，一瓣接一瓣，逐漸綻放爲盛開的蓮花。我們開始在不同的層次上療癒康復，豐盛而完整地拓展我們深處的美麗與偉大。

在本書最後一章，我想要讓你看看當我們眞的**成爲**漏斗，讓有靈魂的自己將能量流暢地注入，生命會是什麼樣貌。覺醒模式正面的人生對每個人來說都很獨特，各有不同的表現方式，但有些共同的特質會組成新的人生觀，讓我們和諧互動。

正面的人生：大格局

覺醒模式正面的人生最顯著的特色，就是我們不會再讓心智思維主導生活，而會認同有靈魂的自己。我們經常用「我的想法」或「我的意見」來表示客觀的第三方，而不會覺得我是我、靈魂是靈魂。我們不會再以大腦爲尊，因爲大腦會自動退位，成爲觀察者、輔助者。在覺醒模式的正面，我們的狀態就是不一樣——我們會信任宇宙、信任能量流。

一旦到了正面，我們會很篤定地知道內在的世界就是眞實的世界，外在世界只是反映了內在。因此我們會知道，不管發生了什麼，「我們都能處理。」一直分析的大腦會退到幕後，不再過度思考，它會知道我們**就是**自己所察覺到的本質能量，我們要順勢而爲，不必抗拒。沒什麼要我們去「做」的，我們只需要做眞實的自己就好了。

我們的想法會符合更崇高的善意，也會在未來的處境中看到更崇高的善意。我們不會再懷疑，會清楚知道所有的人生際遇都是要讓能量擴張——讓每個人的能量擴張——不管發生什麼，「都是爲了我們好。」因此，愛會自動出現。沒有批評，沒有拒絕，只有接納和全面的關懷，踏實地整合在能量裡。

我們會信任自己的欲望，因爲我們知道愛已經過濾了欲望。我們不會不敢說出欲望或不敢實現欲望，我們將透過遠見採取大膽又充滿愛的行動。我們知道自己由善念組成，所以會信任自己的欲望和行動，毫無遲疑，沒有保留，我們全力以赴！我們會很清楚，之所以會有欲望，是因爲這個欲望是我們的一部分，準備要誕生在這個星球上了——就算它看起來和我們想得很不一樣。我們會放下執著，不強求人生該以什麼方式展開，因爲我們踏實地活在人間天堂，最終一切都會讓人生至善至美。

當我們宣告自己的欲望、願景和力量，其他人就會開始體會並察覺到我們的存在和能力，他們就會想要靠近。我們說話時，他們就會聽。我們會發現自己獲得升遷的機會、事業往前邁進，或是接下了開創未來的角色，儘管這可能不是我們追逐的目標。我在本章開頭所分享的故事就提到，生命會流向我們、流過我們、成爲我們的一部分，遠超過我們的想像。

記得我們在轉運站的終極計畫是要體驗我們的神性——天堂之愛。因此，我們可以把即將面對的難關當成是最有力的支持，這是爲了讓我們完成目標。經營家庭關係、財務和工作都會用到我們的迴路，再帶領我們面對自己在轉運站訂製的重大關卡，讓我們發現自己的偉大與愛的力量。例如，當我發現父親在遺囑中排除我之後，我讓身體來處理，每次感覺到受傷，就召喚愛的存在感，逐次建立愛的迴路，讓愛又能在家人間順流（甚至有一天，我興高采烈收到了一個包裹，裡面就是我母親珍藏的茶杯！）。我們每個人都能辦到。

有時眞的很難相信我們可以選擇**「去愛就好」**，然後讓能量在生活裡運作。我想再度邀請你試試。多數人（包括我）都不是在這種環境下長大的，沒有人教我們「去愛就對了」原來是這麼聰明的一件事，甚至我們可以就這麼做。但當你用這種方式接納了你自由意志的力量，就會開始體驗到你在凡間是個充滿愛與力量的存在。

這份愛毫無條件，因爲你不需要條件就能體驗愛，只需要做出有意識的選擇。**眞實的你**，那個人生故事幕後、住在眞實本質裡的你就是人生食譜裡唯一的成分，你擁有足夠的力量可以整合散逸的能量、化解河流中的淤泥、轉化自己和身邊衆人的人生，以宇宙的力量實現願望。

通往使命的道路：爲世界帶來覺醒模式正面的影響

我們來到凡間是爲了成爲人生的創造者，主宰我們的實相。生命中的每件事都是能量，**代表你可以打造一切**。你在這段人生中所經歷和遭遇的一切都完美反映了你的內在世界，代表你才有能力打開屬於你的人間天堂。這是你的命運，你的任務就是要實踐你眞實的偉大潛能，並且讓你的力量從內湧現；你要做的就是建立迴路，來體現流過你身上的光明與智慧。運用能量七密碼，你的靈魂可以安居在體內，讓你從內體會眞實。你會在核心建立自我，學會透過有靈魂的自己生活，逐漸擴增愛的容量。你每次呼吸就會將更多生命帶入細胞中，活化之間的空隙，喚醒你眞實的創造潛力。最後，你會完整地連接上靈魂，打開你的系統，擁抱更偉大的自己，因你體現了眞相，你知道自己就是由愛所組成，生命中的一切都是爲了你好。

自從你離開轉運站在凡間著陸之後，每一刻、每一個處境、每一個體驗，人生都在提供你進化所需的磨練，讓你更能夠體會愛——只要你還在凡間，人生就會繼續給你機會。這個世界在愛裡創造，你的人生使命就是要發掘你體內的創造者；你在人生開展的路上。

你就是生命的呼吸，如果你希望有靈魂的自己能好好活過來，就要吐納更多生命的呼吸到體內，而不是把能量放到外在世界裡。當你認眞、誠懇、恭敬地將注意力轉往內，沿著中樞通道上下呼吸，就能爲社群和人類做出極大的貢獻。

要在這個世界上發揮最大的影響力，你不需要有人追隨，只需要有某個崇高的外在任務或使命。你只要**更成爲你自己**——有靈魂的自己，剩下的一切就會自然發生。

當你把注意力都轉向內，轉變很快就會發生，因爲你所喚醒的自己不受時空的限制。例如，原本別人說你的專案要五年才會實現，但這時可能在一年內就帶來豐厚的收益。靈感和資源會忽然冒出來，讓你在眞實道路上走得更遠。複雜的難題輕鬆解決了，而且皆大歡喜。所有人都是贏家。

當你愈來愈活在體內愛、平靜、豐盛與和諧的振動裡，就會開始察覺到身邊也有同樣的特質，就像是與一個所見、所聞、所感受到的一切都是爲了「善」的電台調頻一致。當你允許自己「不論如何都要愛」，外在世界就不得不回應無條件的愛。這會花一點時間，但成果會遠播。不可能**不**遠播！當你住在感激、歡慶、喜悅的空間裡，接納了所有人——歡迎所有人，你也在人群中看到了自己——你體內的**創造者**便終於能夠獲得此行來凡間要過的生活了。

把有靈魂的自己當成是和宇宙**相連**的自己。我在課堂中總是說：「我們就是宇宙萬物。」當我們活在這個空間裡，自然就能夠從連結的振動頻率去觀看。事實上，打從一開始，我們就透過防禦性格一直在尋找這份連結。我們花了一輩子，在感情裡、活動中和自己的期待裡想找到這份連結，最終卻發現根本不可能找到，因爲外在世界只是反映了我們如何體現內在這股「連結的頻率」。我們愈是專注於啓動有靈魂的自己，就愈會注意到有靈魂的自己，讓有靈魂的自己在人生中與這個世界更爲具體。我們會找到一直在尋覓的連結——其實它一直都在，它就是人間天堂，是讓我們體驗創造者的完整潛力、眞正過著我們想要的生活的無線電台。還有什麼比這更有意義的呢？

※ ※ ※

我們一同展開了一段旅程，現在已經來到了旅程盡頭，我想要分享最後一個重點，幫助你把學到的一切帶回現實生活，那就是……

保持親密：你的內心深處是很脆弱的。傾聽內心的聲音，聽聽你該注意什麼，然後不要評斷，也不要編故事，直接去處理。當你能親密地和有靈魂的自己連結，就能察覺到哪裡最需要你下工夫，支持你以更眞誠的態度投入這個世界，表達你自己。

用神聖的態度順勢而爲：宇宙表達的方式非常深奧，但值得你擁抱接納，因爲你**就是**宇宙。

最後……**好好練習**。盡量多做，練習時保持愉悅、全心全意。這是你在凡間最重要的功課。

如果你想要和其他人分享這些練習，就送他們這本書，然後一起討論，獲取豐富的心得。當我們互相支持、一同成長，就能建立充滿愛的信任感，創造出這世界原本就要給我們的外在體驗——人生逐漸拓展，讓我們發現自己的偉大。

一個人對眞實的自己說「好」，就會有強大的力量——永遠不要低估這份力量。現在，你要選擇你的人生經歷了。你的覺醒會啓動你身旁的能量場，你的振動迴響能夠影響**全世界**。實踐你的力量本來就是你的命運，你要成爲愛的神性能量體。人間天堂等著你，只要你願意在此時此地實現。你說好嗎？

這不是我送你的禮物，這是**你**送給世界的禮物，因爲當你投入、體現靈魂，就能獲得完整的力量而成爲人生的創造者，全世界都會受益。

獻上我滿滿的愛，來自有靈魂的我內心深處。

蘇醫師

Eurasian Publishing Group
圓神出版事業機構
用心與你對話・視野無限寬廣
方智出版社
Fine Press

www.booklife.com.tw　reader@mail.eurasian.com.tw

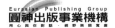

方智好讀 129

能量七密碼：

療癒身心靈，喚醒你本有的創造力、直覺和內在力量

作　　者／蘇・莫特醫師（Dr. Sue Morter）
譯　　者／葉妍伶
發 行 人／簡志忠
出 版 者／方智出版社股份有限公司
地　　址／台北市南京東路四段50號6樓之1
電　　話／（02）2579-6600・2579-8800・2570-3939
傳　　真／（02）2579-0338・2577-3220・2570-3636
總 編 輯／陳秋月
副總編輯／賴良珠
主　　編／黃淑雲
責任編輯／溫芳蘭
校　　對／溫芳蘭・黃淑雲
美術編輯／林韋伶
行銷企畫／詹怡慧・楊千萱
印務統籌／劉鳳剛・高榮祥
監　　印／高榮祥
排　　版／莊寶鈴
經 銷 商／叩應股份有限公司
郵撥帳號／ 18707239
法律顧問／圓神出版事業機構法律顧問　蕭雄淋律師
印　　刷／祥峰印刷廠
2020年6月　初版
2024年1月　10刷

定價 400 元　ISBN 978-986-175-555-7

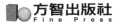

你本來就應該得到生命所必須給你的一切美好！
祕密，就是過去、現在和未來的一切解答。

——《The Secret 祕密》

國家圖書館出版品預行編目資料

能量七密碼：療癒身心靈，喚醒你本有的創造力、直覺和內在力量 / 蘇．莫特（Sue Morter）著；葉妍伶譯. -- 初版. -- 臺北市：方智, 2020.06
400 面；14.8×20.8公分 --（方智好讀；129）
譯自：:The energy codes : the 7-step system to awaken your spirit, heal your body, and live your best life
ISBN 978-986-175-555-7（平裝）
1. 另類療法 2.能量 3.健康法
418.995 109005219